未来型
血液治療学

HEMATOLOGY

HEMOSTATIC AND THROMBOTIC DISEASES

THERAPEUTICS

MYELOID DISEASES

ERYTHROID DISEASES

LYMPHOID DISEASES

小松則夫／編集

順天堂大学医学部血液内科 主任教授

中外医学社

●執筆者 (執筆順)

藤 原　　亨　東北大学大学院医学系研究科血液免疫病学分野講師

張 替 秀 郎　東北大学大学院医学系研究科血液免疫病学分野教授

山 﨑 宏 人　金沢大学附属病院輸血部准教授

廣 川　　誠　秋田大学大学院医学系研究科総合診療・検査診断学教授

亀 崎 豊 実　自治医科大学地域医療学センター地域医療支援部門教授

西 村 純 一　大阪大学大学院医学系研究科血液・腫瘍内科学講師

和 田 秀 穂　川崎医科大学血液内科学主任教授

清 水 律 子　東北大学大学院医学系研究科分子血液学分野教授

清 井　　仁　名古屋大学大学院医学系研究科血液・腫瘍内科学教授

山 内 高 弘　福井大学医学部病態制御医学講座血液・腫瘍内科教授

宮 﨑 泰 司　長崎大学原爆後障害医療研究所血液内科学研究分野教授

松 村　　到　近畿大学医学部血液・膠原病内科主任教授

桐 戸 敬 太　山梨大学医学部血液・腫瘍内科教授

枝 廣 陽 子　順天堂大学医学部血液内科

小 松 則 夫　順天堂大学医学部血液内科主任教授

竹 中 克 斗　愛媛大学大学院医学系研究科血液・免疫・感染症内科教授

松 井 利 充　西脇市立西脇病院血液内科部長

片 山 義 雄　神戸大学医学部附属病院血液内科講師

長藤宏司	久留米大学医学部内科学講座血液・腫瘍内科部門主任教授
青木定夫	新潟薬科大学薬学部病態生理学教授
永井宏和	国立病院機構名古屋医療センター臨床研究センター長
宮崎香奈	三重大学大学院医学系研究科血液・腫瘍内科学
磯部泰司	聖マリアンナ医科大学血液・腫瘍内科講師
石澤賢一	山形大学大学院医学系研究科血液・細胞治療内科学教授
高折晃史	京都大学大学院医学研究科血液・腫瘍内科学教授
山口素子	三重大学医学部附属病院血液内科講師
佐々木 純	順天堂大学医学部血液内科先任准教授
新井文子	聖マリアンナ医科大学内科学（血液・腫瘍内科）教授
柏木浩和	大阪大学大学院医学系研究科血液・腫瘍内科学講師
久保政之	奈良県立医科大学輸血部
松本雅則	奈良県立医科大学輸血部教授
兼松 毅	名古屋大学医学部附属病院検査部
松下 正	名古屋大学医学部附属病院輸血部教授
嶋 緑倫	奈良県立医科大学小児科教授
和田英夫	三重県立総合医療センター／大学院連携講座教授
大森 司	自治医科大学医学部生化学講座病態生化学部門教授

序　文

　このたび，私が会長を務める第 81 回日本血液学会学術集会（2019 年 10 月開催）に合わせる形で「未来型血液治療学」を発刊することとなった．学生の頃，慢性骨髄性白血病の 10 年生存率はわずか 10％程度であったが，チロシンキナーゼ阻害薬の登場によって今や 10 年生存率は 90％と治療成績は著しく向上している．同様の傾向は，多発性骨髄腫や悪性リンパ腫などの分野にも広がりをみせている．

　このように血液領域の治療は日進月歩の進歩を遂げていることから，血液内科医への最新情報提供という目的はもとより，血液内科医を目指し日夜勉強に励んでいる研修医の先生方に血液学の魅力をお伝えしたいとの思いから，今回このような斬新な本の編集をさせていただいた．タイトルからも了然としている通り，まさに治療に特化した内容であり，さらには最新の治療法の紹介に加え，近未来の治療薬や治療法を紹介する「未来への展望」というコーナーを新たに設けた．

　血液学の領域は診断から治療まで全てのプロセスに関わることができる唯一の診療科である．したがって血液内科医は基礎的な知識と臨床的な知識を併せ持つ，いわゆる "Physician scientist" でなければならないが，と同時に高いコミュニケーション能力を持つことが要求される．そういう意味で私は，陸上の 10 種競技の勝者である "キング・オブ・アスリート" になぞらえて血液内科医は "キング・オブ・ドクター" であるとの高い誇りを持っている．ただ現状を顧みれば，残念ながら全国的にみても血液内科医を目指して教室に入局してくる研修医は少ない．この本を通し，読者の方々が感じ取った近未来の血液学がどんなにエキサイティングで魅力的な領域であるのか，研修医の先生方に熱く伝えていただければ，"キング・オブ・ドクター" としての血液内科医を目指す医師は確実に増えると信じている．

　先に述べた「未来への展望」のコーナーでは，各執筆者の先生方に，「今後の血液治療学に対し大きな期待を込めた内容で」と非常に難しい課題を課してしまった．多忙な先生ばかりで，大変なご負担をおかけすることとなったが，私の勝手な要望に応えていただき，各領域の第一線で活躍している先生方の個

性と血液学の未来に対する真摯な思いが随所に表れており，非常に読み応えのある内容となった．編者として心から満足している．

　最後に，快く執筆してくださった先生方，このような貴重な編集の機会をくださり，編集にあたって貴重なご助言をいただいた中外医学社の桂彰吾氏と高橋洋一氏にこの場を借りて深謝したい．

　　　　　　令和元年9月　教授室から

　　　　　　　　　　　　　　　　　　　小 松 則 夫

目　次

1章　赤血球系疾患

Ａ　鉄欠乏性貧血 ……………………………〈藤原　亨　張替秀郎〉　1

1. 鉄欠乏性貧血の病態 ……………………………………………… 1
2. 鉄欠乏性貧血の診断 ……………………………………………… 1
3. 鉄欠乏性貧血の治療方針 ………………………………………… 2
　　A. 経口鉄治療 …………………………………………………… 3
　　B. 鉄静注療法 …………………………………………………… 3
■ 未来への展望 ■ …………………………………………………… 4
1. 鉄欠乏性貧血に対する新たな治療選択肢 …………………… 4
2. 鉄欠乏性貧血の分子病態研究に関する今後の展望 ………… 5

Ｂ　再生不良性貧血 ………………………………………〈山﨑宏人〉　9

1. 輸血の回避を目指したシクロスポリン療法 ………………… 9
2. CsA 投与のコツ ………………………………………………… 10
3. 輸血からの離脱を目指した ATG 療法 ……………………… 10
4. ATG＋CsA 療法の実際 ………………………………………… 11
5. 未治療例に対する EPAG の併用 …………………………… 11
6. 免疫抑制療法不応例に対する EPAG ………………………… 12
7. 第 2 の TPO 受容体作動薬 …………………………………… 13
■ 未来への展望 ■ …………………………………………………… 14
1. 期待されるこれからの再生不良性貧血診療 ………………… 14
　　A. 早期診断技術の開発 ………………………………………… 14
　　B. ATG＋CsA＋ROMI ………………………………………… 16
　　C. ATG を使用しない薬物療法 ……………………………… 16
　　D. iPS 細胞由来血小板 ………………………………………… 17

C 赤芽球癆 〈廣川 誠〉 21

1. 概念 21
2. 病因・病態・分類 21
3. 疫学 22
4. 診断 22
   - A. 急性型と慢性型の診断 22
   - B. 病因の診断 22
   - C. 後天性慢性赤芽球癆の鑑別診断 23
5. 治療 23
   - A. 初期治療 23
   - B. 病因別治療 23
   - C. 胸腺腫関連赤芽球癆 23
   - D. 大顆粒リンパ球性白血病関連赤芽球癆 24
   - E. 悪性リンパ腫 24
   - F. 持続性 HPV–B19 感染症 24
   - G. ABO major 不適合同種造血幹細胞移植 24
   - H. 免疫抑制療法 25
   - I. 再発・難治例の治療 26
6. 予後 26

■ 未来への展望 ■ 27

1. 現在進行中の研究 27
   - A. 後天性慢性赤芽球癆の長期予後に関する
     前向き観察研究（PRCA2016） 27
   - B. 次世代シーケンシングによる再発・難治性後天性赤芽球癆の
     診断と治療に関する研究（PRCA-NGS2017） 27
2. 今後の展望 28

D 自己免疫性溶血性貧血 〈亀崎豊実〉 32

1. 自己免疫性溶血性貧血の治療 32
2. 特発性温式 AIHA に対する標準治療法 33
   - A. ステロイド治療不応時の治療法：第2選択治療 33
   - B. 輸血療法 35

3. CAD の治療 ··· 35

■ 未来への展望 ■ ······································· 36

1. 温式 AIHA に対する新規治療薬 ····················· 36

  A. C1 エラスターゼ阻害薬（C1-INH） ············· 36

  B. 抗 CD20 モノクローナル抗体 ··················· 36

  C. シロリムス ······································· 37

  D. ボルテゾミブ ····································· 37

  E. ホスタマチニブ ··································· 37

  F. FcRn 阻害薬 ······································ 37

  G. C3 阻害薬 ··· 38

2. CAD に対する新規治療薬 ···························· 38

  A. ボルテゾミブ ····································· 38

  B. エクリズマブ ····································· 38

  C. 抗 C1s 抗体 ······································· 38

  D. C3 阻害薬 ··· 39

E 発作性夜間ヘモグロビン尿症 ···················〈西村純一〉42

1. 発作性夜間ヘモグロビン尿症の病態 ················· 42

2. PNH の治療 ··· 42

3. 抗 C5 抗体エクリズマブの効果 ······················ 43

4. エクリズマブの課題 ··································· 44

  A. 髄膜炎菌感染症とその対策 ······················· 44

  B. 血管外溶血 ······································· 45

  C. C5 遺伝子多型によるエクリズマブ不応症 ··········· 45

■ 未来への展望 ■ ······································· 45

1. 新規治療薬の開発 ····································· 45

2. 今後の展望 ··· 47

F 遺伝性球状赤血球症とサラセミア ···············〈和田秀穂〉50

1. 遺伝性球状赤血球症 ··································· 50

  A. 病態 ··· 50

  B. 誤診しやすい疾患とその鑑別のポイント ············· 50

C. 治療	……	51
2. サラセミア	……	52
A. 病態	……	52
B. 治療	……	53
■ 未来への展望 ■	……	53
1. 遺伝性球状赤血球症に対する部分脾臓摘出術	……	54
2. 重症型サラセミアに対する遺伝子治療	……	55

G 腎性貧血	〈清水律子〉	57
1. 腎 EPO 産生細胞：REP 細胞	……	57
2. REP 細胞の性質：可逆的と非可逆的形質転換と EPO 産生	……	58
3. 腎性貧血の治療：EPO の補充療法	……	58
■ 未来への展望 ■	……	59
1. 経口腎性貧血治療薬：PHD 阻害薬	……	59
2. 腎臓以外から EPO を誘導する：GATA 阻害薬	……	60

2章　骨髄系疾患

A 急性骨髄性白血病	〈清井 仁〉	63
1. 初発 AML 患者に対する標準的治療	……	63
A. 寛解導入療法	……	63
B. 寛解後療法	……	65
2. unfit AML に対する治療	……	67
■ 未来への展望 ■	……	67
1. 今後期待される AML に対する治療戦略	……	67
A. 分子病態に基づく予後層別化	……	67
B. AML に対する新規治療薬	……	68

B 急性前骨髄球性白血病	〈山内高弘〉	72
1. 急性前骨髄球性白血病	……	72
2. 初発寛解導入療法	……	73

3. 初発 ATRA 併用化学療法による寛解後の地固め療法 ……………… 75

4. 初発寛解例に対する維持療法 …………………………………………… 76

■ 未来への展望 ■ ……………………………………………… 77

1. 2018〜2019 での報告 ………………………………………… 77

  A. 経口 ATO ……………………………………………………… 77

  B. 超高齢者 APL ………………………………………………… 77

  C. ATO の上乗せ効果 ………………………………………… 77

  D. 経口ヒ素 ……………………………………………………… 78

  E. ATRA の必要性 ……………………………………………… 78

2. 現在進行中の臨床試験 ……………………………………………… 79

C 骨髄異形成症候群 ……………………………………… 〈宮﨑泰司〉 82

1. 治療の現状 …………………………………………………………… 82

  A. リスク層別化 ………………………………………………… 82

  B. 低リスクへの治療 …………………………………………… 83

  C. 高リスク例への治療 ………………………………………… 84

■ 未来への展望 ■ ……………………………………………… 85

1. 現在の臨床試験と将来の展望 ……………………………………… 85

D 慢性骨髄性白血病 ………………………………………… 〈松村 到〉 88

1. CML 治療の進歩 …………………………………………………… 88

2. 治療効果と臨床的意義 ……………………………………………… 90

3. 第 1 世代 TKI vs. 第 2 世代 TKI …………………………………… 91

4. TKI 中止の試み ……………………………………………………… 93

■ 未来への展望 ■ ……………………………………………… 93

1. CML 治療の未来 ―夢― ………………………………………… 93

E 真性赤血球増加症 ………………………………………… 〈桐戸敬太〉 96

1. 治療方針 ……………………………………………………………… 96

2. リスク評価と治療のアルゴリズム ………………………………… 96

3. PV に対する薬物療法 ……………………………………………… 96

  A. アスピリン …………………………………………………… 96

目 次 v

B. 抗凝固薬 ……………………………………………… 97

C. ハイドロキシウレア …………………………………… 98

D. ルキソリチニブ ………………………………………… 99

■ 未来への展望 ■ ………………………………………… 100

1. IFN の作用 ……………………………………………… 101

A. PV に対する IFN 治療 ………………………………… 101

B. IFN 治療の課題 ……………………………………… 102

C. IFN の治療効果を高めるための戦略 ………………… 102

F　本態性血小板血症 ………………………〈枝廣陽子　小松則夫〉105

1. 治療目標 ………………………………………………… 105

2. 薬物療法の実際 ………………………………………… 106

A. 低用量アスピリン（バイアスピリン®）………………… 106

B. ハイドロキシウレア（ハイドレア®）………………… 106

C. アナグレリド（アグリリン®）………………………… 107

■ 未来への展望 ■ ………………………………………… 108

1. インターフェロン（IFN）……………………………… 108

2. 徐放型アナグレリド …………………………………… 109

3. 現在進行中の臨床試験 ………………………………… 110

4. 非薬物療法 ……………………………………………… 110

G　原発性骨髄線維症 …………………………………〈竹中克斗〉114

1. PMF 治療の実際 ………………………………………… 114

A. 治療方針の考え方 …………………………………… 114

B. 無症候性の低リスク・中間-1 リスク群の治療 ……… 115

C. PMF に伴う貧血の治療 ……………………………… 116

D. PMF に伴う脾腫に対する治療 ……………………… 116

E. PMF の根治を目指す治療：同種造血幹細胞移植 …… 117

■ 未来への展望 ■ ………………………………………… 118

1. PMF の未来型治療 ……………………………………… 118

A. クリニカルシークエンス導入による高リスク群の選別 ……… 118

B. JAK2 阻害薬の同種造血幹細胞移植前治療への組み込み …… 119

C. PMF に対する新規薬剤 ……………………………………… 120

H 好酸球増多症候群・慢性好酸球性白血病

……………………………………………… 〈松井利充　片山義雄〉124

1. 原発性 HES /CEL の治療 ………………………………………… 125
   A. M-HES の治療 ………………………………………………… 125
   B. CEL，NOS の治療 …………………………………………… 127
   C. 家族性 HES に対する治療 ………………………………… 128
2. 二次性 HES: lymphoid HES（L-HES）に対する治療 ………… 128
3. 特発性 HES の治療 …………………………………………… 128
   A. 従来行われてきた治療 ……………………………………… 128
   B. HES には未承認だが期待される既存の生物学的製剤 ……… 129
   C. 好酸球数減少効果のある経口低分子化合物：
      デクスプラミペキソール ………………………………… 130

■ 未来への展望 ■ …………………………………………… 130

1. 未来型 HES の診断と治療 …………………………………… 130

3章 リンパ系疾患

A 急性リンパ性白血病 …………………………… 〈長藤宏司〉134

1. 急性リンパ性白血病の現時点での達成 ……………………… 134
   A. CR と MRD ………………………………………………… 134
   B. 新規薬剤 ……………………………………………………… 135
   C. 6MP のオーダーメイド医療 ……………………………… 137

■ 未来への展望 ■ …………………………………………… 137

B 慢性リンパ性白血病 …………………………… 〈青木定夫〉142

1. 診断 …………………………………………………………… 142
2. 治療の適応 …………………………………………………… 142
3. 治療法の選択 ………………………………………………… 143

4. 初回治療 ……………………………………………………………… 144

   A. fit の場合 …………………………………………………………… 144

   B. unfit の場合 ……………………………………………………… 145

■ 未来への展望 ■ ……………………………………………………… 145

1. CLL の治療が目指すもの ………………………………………… 145

   A. 分子標的薬 ………………………………………………………… 146

   B. イブルチニブ ……………………………………………………… 147

   C. MRD 陰性化と治癒 ……………………………………………… 148

C ホジキンリンパ腫 …………………………………… 〈永井宏和〉151

1. ホジキンリンパ腫: どうして限局期と進行期が分けられて
　　開発されたか ……………………………………………………… 151

2. 限局期ホジキンリンパ腫の現時点での標準療法と課題 ………… 152

3. 進行期ホジキンリンパ腫の現時点での標準療法と課題 ………… 152

4. 新規薬剤を用いたホジキンリンパ腫の治療開発の現況 ………… 153

■ 未来への展望 ■ ……………………………………………………… 155

1. ホジキンリンパ腫の未来型治療 …………………………………… 155

   A. ホジキンリンパ腫の再分類 …………………………………… 155

   B. ホジキンリンパ腫の予後予測 ………………………………… 155

   C. 患者意見を取り入れた治療開発 ……………………………… 156

D びまん性大細胞型 B 細胞リンパ腫 …………… 〈宮崎香奈〉158

1. 治療（治療アルゴリズム） ………………………………………… 158

   A. 初発限局早期 DLBCL …………………………………………… 158

   B. 初発進行期 DLBCL ……………………………………………… 159

■ 未来への展望 ■ ……………………………………………………… 160

1. R-CHOP 療法を越える新たな治療法の開発 …………………… 160

   A. 強化化学療法 …………………………………………………… 160

   B. COO に基づく新規治療薬 ……………………………………… 161

   C. 細胞療法 ………………………………………………………… 162

   D. DLBCL 治療の未来 ……………………………………………… 163

E　濾胞性リンパ腫 ……………………………………〈磯部泰司〉166

　1．濾胞性リンパ腫とは？ ……………………………………… 166

　2．組織診断・臨床病期診断がついたらすぐ治療を開始すべきか？　167

　3．FL の予後推定は？ ……………………………………… 169

　4．治療介入時にどんなレジメンを選択するか？ …………………… 172

　■ **未来への展望** ■ ……………………………………… 175

　1．FL に対する新規治療 …………………………………… 175

F　MALT リンパ腫 ………………………………………〈石澤賢一〉181

　1．MALT リンパ腫治療の現状 ……………………………… 181

　　A．MALT リンパ腫とは 　………………………………… 181

　　B．初回治療 …………………………………………… 182

　■ **未来への展望** ■ ……………………………………… 184

　1．MALT リンパ腫治療の今後の展望 …………………………… 184

　　A．主な臨床試験 ………………………………………… 184

　　B．再発 MALT リンパ腫の今後の治療 ………………………… 187

G　成人 T 細胞白血病・リンパ腫 ……………………〈高折晃史〉190

　1．ATL の臨床病態と予後 …………………………………… 190

　2．ATL 薬物治療の現状 ……………………………………… 191

　　A．化学療法 …………………………………………… 191

　　B．同種造血幹細胞移植術 ………………………………… 191

　　C．抗ウイルス療法 ……………………………………… 192

　　D．新規薬剤（分子標的薬を中心に） ……………………… 192

　■ **未来への展望** ■ ……………………………………… 193

　1．新規治療開発 …………………………………………… 193

　　A．免疫療法 …………………………………………… 194

　　B．新規分子標的治療薬の開発 …………………………… 194

目　次　● ix

H NK/T 細胞リンパ腫 ……………………………〈山口素子〉197

1. 現在の治療方針 ………………………………………………… 197
   - A. Ⅰ期および鼻腔〜頸部リンパ節浸潤までのⅡ期 ENKL の
     初回治療方針 …………………………………………… 198
   - B. A 以外の ENKL に対する初回治療方針 ……………… 198
   - C. 再発または難治 ENKL に対する治療方針 …………… 199

■ 未来への展望 ■ ………………………………………………… 199
1. ENKL 治療の未来 ……………………………………………… 199
   - A. ENKL 診断の迅速化 …………………………………… 200
   - B. 限局期治療の標準化 …………………………………… 200
   - C. 新規治療薬の導入 ……………………………………… 200
   - D. 放射線治療のさらなる進歩 …………………………… 201
   - E. 細胞免疫療法 …………………………………………… 201

I 多発性骨髄腫 ………………………………………〈佐々木 純〉204

1. 多発性骨髄腫の治療の現状は ………………………………… 204
2. MRD 評価とこれを用いた治療戦略 ………………………… 205

■ 未来への展望 ■ ………………………………………………… 206
1. 近未来の多発性骨髄腫の治療は ……………………………… 206
   - A. 寛解導入療法は ………………………………………… 206
   - B. サルベージ療法は ……………………………………… 208
2. CAR-T 療法の現在 …………………………………………… 208
3. 多発性骨髄腫治療の問題点 …………………………………… 210

J 原発性マクログロブリン血症 …………………〈磯部泰司〉213

1. 原発性マクログロブリン血症とは？ ………………………… 213
2. WM の治療指針 ………………………………………………… 214
3. WM/LPL における *MYD88* と *CXCR4* 遺伝子変異 ……… 218

■ 未来への展望 ■ ………………………………………………… 221
1. WM/LPL に対する期待される新規治療 …………………… 221

K　慢性活動性 EB ウイルス感染症　　　　　　　　　　〈新井文子〉223

　1. 歴史と疫学　　　　　　　　　　　　　　　　　　　　　　223

　2. 臨床像　　　　　　　　　　　　　　　　　　　　　　　　223

　3. 診断　　　　　　　　　　　　　　　　　　　　　　　　　224

　　A. 抗体検査　　　　　　　　　　　　　　　　　　　　　224

　　B. EBV-DNA 定量検査　　　　　　　　　　　　　　　　225

　　C. 感染細胞の同定　　　　　　　　　　　　　　　　　　226

　4. 治療法　　　　　　　　　　　　　　　　　　　　　　　　226

　■ 未来への展望 ■　　　　　　　　　　　　　　　　　　　227

　1. 病態解明と予後の改善に向けて　　　　　　　　　　　　　227

　　A. 発症機構解明の試み　　　　　　　　　　　　　　　　227

　　B. 治療法の開発　　　　　　　　　　　　　　　　　　　228

　　C. 今後の展望　　　　　　　　　　　　　　　　　　　　228

4章　血小板・凝固線溶系疾患

A　特発性血小板減少性紫斑病　　　　　　　　　　〈柏木浩和〉231

　1. 従来の ITP の治療　　　　　　　　　　　　　　　　　　231

　2. 治療参照ガイドの改訂：2nd Line 治療の変更　　　　　　233

　■ 未来への展望 ■　　　　　　　　　　　　　　　　　　　234

　1. 現在の治療の問題点と近未来の ITP 治療の展望　　　　　234

　　A. 特異的診断法の開発　　　　　　　　　　　　　　　　234

　　B. 新規発症 ITP の初回治療成績の向上　　　　　　　　234

　　C. 2nd Line 治療の選択基準の確立　　　　　　　　　　235

　　D. 難治性 ITP に対する治療法の開発　　　　　　　　　235

B　血栓性血小板減少性紫斑病　　　　　　　〈久保政之　松本雅則〉239

　1. TTP の病態　　　　　　　　　　　　　　　　　　　　　239

　2. 後天性 TTP の診断　　　　　　　　　　　　　　　　　240

　3. 後天性 TTP の治療　　　　　　　　　　　　　　　　　240

■ **未来への展望** ■ ……………………………………… 242

1. 後天性 TTP 治療の課題と新規治療薬 …………………… 242
   A. 発症早期の致死的な血栓症 ………………………… 242
   B. 難治例，早期再発例 ………………………………… 242
   C. 高い再発率 …………………………………………… 243

C　von Willebrand 病 ………………………〈兼松 毅　松下 正〉246

1. von Willebrand 病について ……………………………… 246
2. VWF 補充療法 …………………………………………… 247
3. デスモプレシン（DDAVP）……………………………… 248
4. その他の補助療法・特殊な状況における治療 ………… 249

■ **未来への展望** ■ ……………………………………… 249

1. 遺伝子組換え VWF 製剤 ………………………………… 249
2. 遺伝子治療 ………………………………………………… 250

D　血友病 A・B ……………………………………〈嶋 緑倫〉253

1. 血友病治療の現状 ………………………………………… 253
   A. 血友病治療の現状 …………………………………… 253
   B. 凝固因子製剤の進化 ………………………………… 253
   C. 第Ⅷ因子 / 第Ⅸ因子製剤による補充療法の課題 ……… 255
   D. 第Ⅷ因子代替バイスペシフィック抗体の概要 ……… 255
   E. エミシズマブによる新たな血友病 A の治療概念 ……… 256

■ **未来への展望** ■ ……………………………………… 257

1. 非凝固因子製剤の開発と展望 …………………………… 257
   A. 抗 ATsiRNA 製剤 …………………………………… 257
   B. 抗 TFPI 抗体製剤 …………………………………… 258
2. 遺伝子治療 ………………………………………………… 258
   A. 血友病 B の遺伝子治療臨床研究の実際 …………… 258
   B. 血友病 A の遺伝子治療臨床研究の動向 …………… 259
   C. 遺伝子治療の課題 …………………………………… 259

E 播種性血管内凝固 ………………………………〈和田英夫〉263

  1. DIC 治療の変遷 ……………………………………………… 263

  2. 現在の DIC 治療 …………………………………………… 264

  ■ **未来への展望** ■ ……………………………………… 266

  1. 未来の DIC 治療 …………………………………………… 266

    A. 補充療法 ………………………………………………… 266

    B. 生理的プロテアーゼ阻害薬（PPI）………………… 266

    C. 抗凝固療法 ……………………………………………… 268

F 先天性血栓性素因 ………………………………〈大森 司〉270

  1. 成因 ………………………………………………………… 270

  2. 病態生理 …………………………………………………… 271

  3. 疫学 ………………………………………………………… 272

  4. 診断 ………………………………………………………… 273

  5. 治療 ………………………………………………………… 273

  ■ **未来への展望** ■ ……………………………………… 274

  1. 内因系凝固反応を介した病的血栓増幅メカニズム ……………… 275

  2. 新たな抗血栓薬ターゲットとしての第XI因子，第XII因子 ……… 275

索引 ………………………………………………………………… 279

略　語

全生存期間 / 率	Overall survival	OS
無増悪生存期間 / 率	Progression-free survival	PFS
無イベント生存期間 / 率	Event-free survival	EFS
全奏効率	Overall respose rate	ORR
完全奏効	Complete response	CR
不確定完全奏効	Complete response uncertain	CRu
部分奏効	Partial response	PR
完全寛解	Complete remission	CR
部分寛解	Partial remission	PR
安定	Stable disease	SD
無病生存期間 / 率	Desease-free survival	DFS
無白血病生存期間 / 率	Leukemia-free survival	LFS
無再発生存率	Relapse-free survival	RFS
移植片対宿主病	Graft versus host disease	GVHD

1章 赤血球系疾患

A 鉄欠乏性貧血

1 鉄欠乏性貧血の病態

　鉄欠乏性貧血は，ヘムの構成成分である鉄が体内で不足することにより，ヘモグロビンの合成が低下することにより起こる小球性低色素性の貧血である[1,2]．生体内の鉄の総量は約3〜4gであり，健常者では鉄の供給と喪失がそれぞれ約1mg/日程度とバランスが保たれているが，鉄の需要増大（成長期，妊娠，授乳），過剰喪失（月経，出血）あるいは供給量の減少（偏食，摂食不良）により体内貯蔵鉄が失われ鉄欠乏が引き起こされる．鉄欠乏性貧血の原因としては，月経のある女性では過多月経や子宮筋腫が多く，男性および閉経後女性では消化管出血が原因のことが多い．さらに近年，ピロリ菌（*Helicobacter pylori*）による萎縮性胃炎が鉄欠乏性貧血の原因となりうることも示唆されている[3]．

2 鉄欠乏性貧血の診断

　貧血とは，赤血球に含まれるヘモグロビン濃度が基準値以下（成人男性で13.0g/dL，成人女性で12.0g/dL未満）に低下した状態である[4]．鉄欠乏状態が続くとまず貯蔵鉄が減少し，次いで血清鉄，最後にヘモグロビン鉄が減少し貧血が明らかとなる．したがって，貧血に至る前の「潜在性鉄欠乏」状態を経て，さらに鉄欠乏が進むと鉄欠乏性貧血の発症に至ることになる．このように鉄欠乏性貧血はゆっくり進行することが多いため，動悸・息切れ・易疲労感などの自覚症状に乏しく，たまたま健診などでみつかることも少なくない．他覚的には，舌炎，口角炎，匙状爪，Plummer-Vinson症候群（舌，咽頭粘膜の萎縮による固形物の嚥下困難），異食症（氷をかじる）も鉄欠乏状態を示唆する参考所見となる．

　鉄欠乏性貧血の診断においては，ヘモグロビンの他に，血清フェリチン値が貯蔵鉄欠乏の診断指標として最も重要である[5,6]．さらに，補助診断指標として，総鉄結合能 TIBC（total iron binding capacity）を用いる．表1-1に示す

表 1-1 ■ 鉄欠乏性貧血と潜在性鉄欠乏の診断基準

	ヘモグロビン (g/dL)	総鉄結合能 (TIBC) (μg/dL)	血清フェリチン (ng/mL)
鉄欠乏性貧血	<12	≧360	<12
潜在性鉄欠乏	≧12	≧360 or <360	<12
正常	≧12	<360	≧12

ように，日本鉄バイオサイエンス学会は，鉄欠乏性貧血の診断基準として，ヘモグロビン 12g/dL 未満，TIBC 360μg/dL 以上，血清フェリチン値 12ng/mL 未満をあげている[2]．さらに，平均赤血球容積（MCV：mean corpuscular volume），平均赤血球ヘモグロビン量（MCH：mean corpuscular hemoglobin），平均赤血球血色素濃度（MCHC：mean corpuscular hemoglobin concentration）の赤血球恒数は，貧血が小球性・正球性・大球性であるか，あるいは低色素性・正色素性・高色素性であるかの判別に用いられ，鑑別診断を行ううえで有用である．鉄欠乏性貧血では小球性低色素性貧血を呈するが，大球性貧血の代表であるビタミン B12 欠乏や肝障害の存在により，相殺されて小球性を呈さないこともあり注意が必要である．その他，末梢血の血液像も診断上有用であり，鉄欠乏性貧血では一般に中心の色素を欠き（central pallor），リング上で厚みの足りない像を示す．骨髄検査は鉄欠乏性貧血では通常施行しないが，典型例では赤芽球系過形成，健常者では 30～50％みられる鉄可染性の赤芽球（鉄芽球：sideroblast）が 10％以下まで著減している[7]．

　鉄欠乏性貧血の診断を得たら，その成因を精査することが重要である．月経のある女性では，過多月経や子宮筋腫が多く，男性および閉経後女性では，消化管出血が原因のことが多いが，明らかな原因が同定されないこともある[8]．

③ 鉄欠乏性貧血の治療方針

　治療の原則は鉄欠乏となる原因を治すことであるが，ただちに貧血が改善するとは限らないので，鉄欠乏性貧血に対しては鉄剤の投与を行う．治療は，鉄剤の経口投与と静脈内投与があるが，たとえ貧血が高度であっても日常生活に支障がない限り第 1 選択は経口鉄剤である．また，鉄欠乏性貧血に対して赤血球輸血は不要であることがほとんどである．

　治療を開始するにあたって次のことを患者に説明し同意を得るのが重要であ

る．①検査結果と診断の根拠，②鉄欠乏性貧血の原因とその対策，③治療法の選択（経口・静注），④貧血の回復に要する日数，来院回数など，⑤再発の可能性，⑥治療の中止と以後の追跡検査に関すること[5]．

A 経口鉄治療

成人では，鉄として1日50mgから200mgまで分1～2で投与する（副作用対策として少量から始めるのが望ましい）．ビタミンCは鉄を還元型として鉄吸収を増加させるが，副作用の消化器症状を増悪させる可能性がある．またタンニン酸，炭酸マグネシウム，胃酸分泌抑制薬，テトラサイクリン，一部のセフェム系抗生剤の併用は鉄吸収を低下させうるため注意を要する．一方，緑茶を用いての服用は鉄吸収を低下させるが，鉄剤は鉄の量が多いので実臨床ではほとんど問題とならない．

鉄剤投与後数日で網状赤血球の増加が見られ，2週間で最高に達する．また，ヘモグロビン値は6～8週で正常化する．自覚症状の改善もすみやかであり，ヘモグロビンの改善に先立って認めることもある．しかし，この時点では貯蔵鉄が十分に回復しておらず，鉄剤中止後には貧血が再燃しやすい．したがって鉄剤投与は引き続き継続し，貧血が治癒し，かつ血清フェリチンが正常化した時点で中止を考慮する．

経口鉄剤服用患者の10～20％に副作用を訴えるが，大部分は消化器症状で，悪心，便秘，腹痛，下痢，嘔吐である．これには剤型の変更，あるいは服用時間の変更（朝を眠前に変更など）で対応できることが多い．一方，鉄剤の内服でヘモグロビンの増加がみられない場合は，①鉄剤を処方通りに服用していない，②鉄の喪失が多い，③鉄が吸収されない，④他の慢性疾患を合併しているなどの可能性などを考慮する必要がある．さらに最近，鉄の内服に奏効しない鉄欠乏性貧血にピロリ菌の関与があげられている[3]．ピロリ菌による萎縮性胃炎と無酸症が鉄欠乏を起こすことが示唆され，ピロリ菌の除去で貧血は改善する．したがって，ピロリ菌感染が確認できた鉄剤不応性貧血症例に対しては，ピロリ菌除菌を試みる必要があると思われる．

B 鉄静注療法

静注鉄剤（含糖酸化鉄）による治療の適応は，①副作用が強く経口鉄剤が飲めない，②出血など鉄の損失が多く経口鉄剤で間に合わない，③消化器疾患で

内服が不適切，④鉄吸収がきわめて悪い，⑤透析や自己血輸血の際の鉄補給である．

　生体内には過剰な鉄を排泄する機能が備わっていないため，静脈内投与を開始するにあたっては鉄過剰に陥らないように，まず総鉄投与量を必ず計算する．本邦においては，中尾の式：総鉄必要量＜mg＞＝｛2.7×（16−Hb）＋17｝×体重＜kg＞がよく使用されているが[7]，この他にも様々な計算例がある[2]．必要量から総投与量を求め，1日あたり鉄として 40〜120mg を連日投与（5〜20％ブドウ糖液 20mL に希釈し 2 分以上かけて緩徐に静注）し，必要量に達した時点で治療を中止する．鉄剤投与後ヘモグロビンは 1 日 0.15〜0.30g/dL の割合で増加するため，経口鉄剤に比べて治療は短期間で終了するメリットがある[9]．貯蔵鉄のモニタリングには血清フェリチンが有用であるが，静脈内投与された鉄はまず網内系に取り込まれるため，鉄がヘモグロビンと貯蔵鉄に分配された後に比して血清フェリチン値が高く，投与開始直後は貯蔵鉄量を正確に反映しない．したがって，鉄剤投与終了 2 週後より測定するのが望ましい．さらに，治療終了後も血清フェリチン測定による貯蔵鉄の状態をモニターすることが重要である．

未来への展望

1 鉄欠乏性貧血に対する新たな治療選択肢

　上述のように，鉄欠乏性貧血に対する経口鉄剤は消化器系の副作用と貯蔵鉄の正常化までに時間がかかる点，静注用鉄剤は頻回の注射が必要になる点が診療上重要な問題であった．そこで，鉄欠乏性貧血に対する新たな治療選択肢として，新たな静注用鉄剤（フェインジェクト®）が本邦でも 2019 年承認された．本剤は，カルボキシマルトース第二鉄を有効成分とするデキストラン非含有静注鉄剤で，鉄欠乏性貧血あるいは鉄欠乏症の治療薬としてすでに世界 76 カ国で承認されている．本剤の特徴は，1 回あたり鉄として 500mg の静脈内注射あるいは静脈点滴投与が可能となっており，既存の静注用鉄剤と比べて，より少ない投与回数で必要な鉄の量を投与することが可能な点である．本剤は水和された酸化第二鉄とポリ［D-グルコピラノシル（1 → 4）］-D- グルコン酸との複合体でコロイド状の溶液となっており，まず細網内皮系のマクロファージに取り込まれて分解

された後に初めて鉄が遊離され，これが血漿トランスフェリンと結合して体内を循環し，主に骨髄赤芽球でのヘモグロビン合成に利用される[10]．投与法としては1回あたり500mgの本剤を週1回（最大投与量1,500mg），緩徐に静注あるいは点滴静注する．

　本剤の有効性・安全性を証明した臨床試験はすでに海外で多く報告されているが，本邦での臨床試験の結果も近年報告された．国内第Ⅲ相試験（検証的試験）では，過多月経を伴う鉄欠乏性貧血女性患者238例を対象に，カルボキシマルトース第二鉄あるいは従来の静注用鉄剤（含糖酸化鉄）を鉄として同量，静脈内投与する無作為化非盲検平行群間比較試験を行い，カルボキシマルトース第二鉄群の含糖酸化剤に対する非劣性が検証された[11]．また，消化器障害に伴う鉄欠乏性貧血患者39例（男性含む）を対象とした国内第Ⅲ相試験（一般臨床試験）でもカルボキシマルトース第二鉄の有効性・安全性が証明された[12]．今後も本邦におけるさらなる症例の蓄積が必要である．

　鉄欠乏性貧血は，消化器・婦人科系疾患だけでなく，心不全や腎不全にも伴うなど原疾患は多彩であるため，今後は各々の病態を考慮した上での鉄管理に関する治療ガイドラインの改定が望まれる．

❷　鉄欠乏性貧血の分子病態研究に関する今後の展望

　近年，著者らの研究グループは鉄欠乏性貧血のモデルマウス系を樹立して解析を行った結果，鉄欠乏性貧血は単なる鉄の不足によるヘモグロビン合成不全の結果に留まらず，鉄欠乏状態が赤芽球におけるDNAメチル化修飾および広範な遺伝子発現変化をもたらしていることを明らかとした（図1-1）[13]．さらに，ヘムに応答する抑制性転写因子Bach1が，鉄欠乏により合成が低下するヘムの量に対応してグロビンの発現を低下させることでヘムとグロビンのバランスを調節していることも明らかにした（図1-1）[13]．これらの知見は，鉄欠乏性貧血の病態および鉄の生体内での機能のより詳細な理解につながることが期待される．

　一方，赤血球造血に伴う鉄代謝機構に関してはなお不明な点が多く残されている．赤芽球は取り込んだ大量の鉄を，主にミトコンドリアにおけるヘムの合成に利用するが，鉄自体が細胞に有害な活性酸素の産生に繋がるため，余分な鉄はフェリチン鉄として細胞質に貯蔵される．このフェリチ

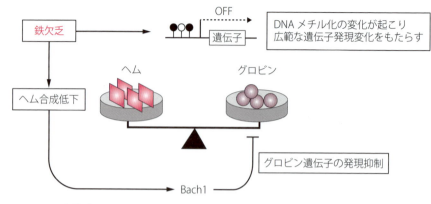

図 1-1 ● 赤芽球における鉄欠乏に伴う変化

ンへの鉄の輸送に関わるのが poly(rC)-binding protein 1/2（PCBP1/2）である[14]．しかしながら，鉄のミトコンドリアへの輸送における PCBP1/2 の関与は不明である．ミトコンドリアへの鉄の輸送に関しては，鉄を含むエンドソームがミトコンドリアへ直接接触し，鉄の輸送を行う"kiss-and-run"仮説が近年提唱されたものの[15]，本機序に深く関わる分子の同定には至っていない．一方，赤芽球の鉄の取り込みに関してはトランスフェリン受容体を介した機序が重要であるが，非トランスフェリン結合鉄の取り込みに関わる DMT 1（divalent metal transporter 1）および ZIP 8/14（zinc transporter protein 8/14）の意義については不明である．著者らのグループは，ヒト造血幹細胞および iPS（induced pluripotent stem）細胞由来の赤芽球細胞株の in vitro 赤血球分化系における二価鉄の重要性を報告しているが[16]，DMT 1 や ZIP 8/14 の関与についてはさらなる検討が必要である．また，赤血球の分化・成熟においてはマクロファージが大きく関わっており，赤芽球がマクロファージを取り囲んだ細胞集団を赤芽球島（血島）（erythroblastic island）と呼ばれている．しかし現在のところ実際にマクロファージが鉄を直接赤芽球に供給しているか，その場合はどの輸送機構を介し得るかについては今後の課題である[17]．赤血球分化における鉄代謝に関わるこれらの未知の機構を明らかにすることが，鉄欠乏性貧血の病態のさらなる理解において重要である．

■文献

1) Camaschella C. Iron-deficiency anemia. N Engl J Med. 2015; 373: 485-6.
2) 藤原 亨, 張替秀郎. 鉄欠乏性貧血の診断・診断基準. (内田立身, 監修). In: 日本鉄バイオサイエンス学会治療指針作成委員会, 編. 鉄剤の適正使用による貧血治療指針. 改訂第3版. 札幌: 響文社; 2015. p.22-6.
3) Hudak L, Jaraisy A, Haj S, et al. An updated systematic review and meta-analysis on the association between *Helicobacter pylori* infection and iron deficiency anemia. Helicobacter. 2017. doi: 10.1111/hel.12330.
4) Lewis SM. Reference ranges and normal values. In: Lewis SM, Bain BJ, Bates I, editors. "Dacie and Lewis Practical Hematology". 9th ed. London: Churchill Livingstone; 2001. p.9-18.
5) Cook JD. Clinical evaluation of iron deficiency. Semin Hematol. 1982; 19: 6-18.
6) Niitsu Y, Kohgo Y, Yokota M, et al. Radioimmunoassay of serum ferritin in patients with malignancy. Ann N Y Acad Sci. 1975; 259: 450-2.
7) 新津洋司郎, 小船雅義. 鉄欠乏性貧血. In: 浅野茂隆, 他監修. 三輪血液病学. 第3版. 東京: 文光堂; 2006. p.1000-17.
8) Andrews NC. Iron deficiency and related disorders. In: Greer JP, et al., editors. Wintrobe's Clinical Hematology. 12th ed. Philadelphia: Lippincott Williams & Wilkins; 2008. p.810-34.
9) Anderson NSE. Experimental and clinical investigation into the effect of parenterally administered iron. Acta Med Scand. 1950; 138 (Supple 241); 1-71.
10) Keating GM. Ferric carboxymaltose: a review of its use in iron deficiency. Drugs. 2015; 75: 101-27.
11) Ikuta K, Hanashi H, Hirai K, et al. Comparison of efficacy and safety between intravenous ferric carboxymaltose and saccharated ferric oxide in Japanese patients with iron-deficiency anemia due to hypermenorrhea: a multi-center, randomized, open-label noninferiority study. Int J Hematol. 2019; 109: 41-9.
12) Ikuta K, Ito H, Takahashi K, et al. Safety and efficacy of intravenous ferric carboxymaltose in Japanese patients with iron-deficiency anemia caused by digestive diseases: an open-label, single-arm study. Int J Hematol. 2019; 109: 50-8.
13) Kobayashi M, Kato H, Hada H, et al. Iron-heme-Bach1 axis is involved in erythroblasts adaptation to iron deficiency. Haematologica. 2017; 102: 454-65.
14) Shi H, Bencze KZ, Stemmler TL, et al. A cytosolic iron chaperone that delivers iron to ferritin. Science. 2008; 320: 1207-10.
15) Hamdi A, Roshan TM, Kahawita TM, et al. Erythroid cell mitochondria receive endosomal iron by a "kiss-and-run" mechanism. Biochim Biophys Acta. 2016; 1863: 2859-67.
16) Saito K, Fujiwara T, Hatta S, et al. Generation and molecular characterization of human ring sideroblasts: A key role of ferrous iron in erythroid differentia-

tion and ring sideroblast formation. Mol Cell Biol. 2019: 39(7). doi: 10.1128/MCB.00387-18.

17) Yeo JH, Colonne CK, Tasneem N, et al. The iron islands: Erythroblastic islands and iron metabolism. Biochim Biophys Acta Gen Subj. 2019; 1863: 466-71.

〈藤原 亨　張替秀郎〉

1章　赤血球系疾患

B 再生不良性貧血

　再生不良性貧血診療の最も理想的な経過は，「輸血が必要になる前の造血回復」である．検査技術の進歩や鉄キレート療法の導入により安全性が増したとはいえ，輸血に伴う合併症はいまだ克服されてはいない．

　輸血が必要になる前に造血回復を得るには，病勢が進行する前の早期診断・早期治療がカギとなる．しかし，再生不良性貧血の疾患概念は，病態ではなく骨髄や末梢血の「血球減少」という現象面から定義されているため，他の骨髄不全症との鑑別が難しい．新規治療薬の開発と同時に，簡便な診断技術の開発も治療成績の向上につながるものと期待される．

① 輸血の回避を目指したシクロスポリン療法

　赤血球や血小板の輸血を必要とせず，自覚症状もほとんどない非重症例は，通常，ゆっくり進行する慢性型に多い．慢性型では，骨髄に造血巣がまだらに残存していることが多く，たまたま骨髄の低形成を示せないこともある[1]．その上，貧血よりも血小板減少が先行することが多いため，診断確定に躊躇し無治療で経過観察されることが多い．しかし，非重症の小児再生不良性貧血患者の自然経過を解析した報告によれば，造血の自然回復が得られる例は少なく，罹病期間が長くなると免疫抑制療法が奏効しにくくなることが示されている[2,3]．成人患者においても，最初に血小板減少を指摘されてから治療までの期間が長い例では，重症度が低くてもシクロスポリン（cyclosporine: CsA）に対する反応が乏しいことは，しばしば経験する．このため，このような非重症例こそ，早期診断・早期治療が必要となる．

　従来，免疫病態マーカーが陽性を示す例への CsA 投与が提案されてきた．しかし，実臨床では，こうした指標が利用できない施設も多い．臨床的には「巨核球増加を伴わない血小板減少」がみられたら，CsA を試みてもよいと思われる[4]．一方，貧血および白血球減少の 2 項目で診断基準を満たしても，血小板数が 10 万 /μL 以上の場合は，一般に免疫病態の関与が乏しいので，蛋

白同化ステロイドの投与か経過観察が望ましい.

なお，抗胸腺細胞グロブリン（anti-thymocyte globulin：ATG）療法では血小板輸血が必須のため，輸血を必要としない非重症例に対する ATG の適応は慎重に判断すべきである.

2 CsA 投与のコツ

添付文書に記載された CsA の投与量は 6mg/kg/ 日の 2 分割だが，この量の継続は腎機能の悪化をきたすことが多いため，外来治療が中心となる非重症の患者では忍容性が低い. このため，1 日当たり 3.5mg/kg/ 日の比較的少量を 2 分割投与で開始し，内服後 2 時間目の血中濃度（C2）が 600ng/mL 以上となる最少用量を続けることが勧められている[5]. 十分な血中濃度が得られない場合は，食事の 30 分前か，10 時・22 時などの空腹時に投与すると安定した C2 が得られやすい. C2 を指標にした上記の投与方法であれば，腎機能が悪化することは少ないが，血清クレアチニン値が投与前の 150％以上に上昇した場合には投与量を 75％に減量する. トラフ値（C0）の高値が続くと腎障害を引き起こすが，腎機能のモニタリングは採血当日に結果が出る血清クレアチニン値で代用できるため，頻回に C0 を測定する意義は少ない. また，治療開始当初は，至適投与量を決めるために C2 測定は必須であるが，C2 値が目標値に達した後は頻回に測定する必要はない.

血球数が回復傾向にある間は CsA の投与を続ける. 血球数の上昇が頭打ちとなり 3 カ月以上変化が見られない場合には 1mg/kg 減量し，3 カ月経過をみて血球減少の再燃がみられない場合にはさらに同量を減量する. このように反応性をみながらゆっくりと減量すれば，再燃のリスクを下げられる.

3 輸血からの離脱を目指した ATG 療法

輸血を必要とする重症例では，同種造血幹細胞移植や ATG を含む強力な免疫抑制療法が選択される. どちらの治療を選択するかは，患者の年齢と HLA 適合同胞ドナーの有無を指標として決定される.

移植に伴う治療関連毒性が強い 40 歳以上の患者や，40 歳未満であっても HLA 適合同胞ドナーが得られない患者では，ATG＋CsA の免疫抑制療法が優先される. 一方，HLA 適合同胞ドナーが得られる 40 歳未満の若年者では，同種骨髄移植が第 1 選択となる. ただし，本邦では，20 歳未満は絶対適応とさ

れるものの，治療関連毒性が強くなる 20 歳以上 40 歳未満の患者では，患者の病状や希望に応じて免疫抑制療法を第 1 選択にすることも可能とされている．これは，同種骨髄移植は治療関連毒性が強いものの，生着が得られれば安定した造血が得られる一方，免疫抑制療法は再発率が高く骨髄異形成症候群（myelodysplastic syndrome：MDS）や急性骨髄性白血病（acute myeloid leukemia：AML）へ移行する例もあるため，failure-free survival が低下するからである[6]．

4 ATG＋CsA 療法の実際

本邦で唯一保険適用のあるウサギ ATG（サイモグロブリン®）は従来のウマ ATG に比べて治療成績が劣るとの報告が相次ぎ，懸念が拡がった[7-9]．しかしその後，両者に差がないとの報告もあり[10-15]，ウサギ ATG についての評価はいまだ一致していない．本邦では，サイモグロブリン®の至適投与量を探る前方視的臨床試験が実施されたが，2.5mg/kg と 3.5mg/kg の両群間に生存率の差はなかった[16]．血中濃度のばらつきが大きかったことが原因の 1 つと考えられている．

ウサギ ATG 投与後には EBV の再活性化が高頻度に起こり[17]，致死的な EBV 関連リンパ増殖性疾患を合併することもある[18]．細胞性免疫が最も強く抑制される投与 2〜4 週後は EBV-DNA 量を慎重にモニタリングする．EBV-DNA 量が著増し，発熱・リンパ球増多・リンパ節腫大などが認められた場合，異常リンパ球の CD20 陽性が確認されれば「免疫抑制状態下の CD20 陽性 B 細胞リンパ増殖性疾患」と診断して，躊躇せずにリツキシマブを投与する．

G-CSF の併用は免疫抑制療法後の再発率を有意に低下させるものの，治療の反応性や予後には影響しない[19]．また，長期投与によって予後不良の 7 番染色体異常の出現頻度が高くなることが報告されており[20]，必ずしも併用する必要はない．ただし，治療前にすでに感染症を合併している場合は，G-CSF と十分な抗菌薬・抗真菌薬を積極的に使用し感染症を終息させてから免疫抑制療法を開始する．

5 未治療例に対する EPAG の併用

アメリカ国立衛生研究所（National Institutes of Health：NIH）から，92 例の未治療重症再生不良性貧血患者に対して，ウマ ATG＋CsA にトロンボポエ

チン（thrombopoietin：TPO）受容体作動薬であるエルトロンボパグ（eltrom-bopag：EPAG）を併用した臨床試験の結果が発表された[21]．EPAG を併用する期間の違いによって，①ウマ ATG（ATGAM®）療法後 day 14 から 6 カ月（30 例），② day 14 から 3 カ月（31 例），③ day 1 から 6 カ月まで（31 例）の 3 つのコホートに分けられ，6 カ月時点での血液学的反応が検討された．それぞれのコホートにおける総反応率は 80％，87％，94％，完全反応率は 33％，26％，58％ときわめて良好であり，従来の ATG＋CsA 療法に比べて治療成績は明らかに優れていた．一方，MD アンダーソンがんセンターが報告した ATG＋CsA＋EPAG と ATG＋CsA との比較試験では，全反応率（EPAG 併用 vs 免疫抑制療法のみ＝76％ vs 71％；P＝0.72），完全寛解率（38％ vs 29％；P＝0.73），反応までの期間の中央値（84 日間 vs 57 日間；P＝0.30），2 年全生存率（82％ vs 91％；P＝0.82）のいずれも有意差がなかった[22]．しかし，本試験では EPAG の開始時期が統一されておらず，数カ月経過をみてから開始されている例も多かった．また，治療開始前の好中球数や網状赤血球数が EPAG 併用群で有意に少なかったことから，EPAG 併用群では反応する残存造血幹細胞が少なかったにもかかわらず同等の治療成績が得られた可能性がある．

　こうした結果をふまえて，本邦でも ATG＋CsA による免疫抑制療法時の EPAG 併用による治療成績の向上が期待されている．しかし，適応症例の選択には注意が必要である．NIH からの報告では，治療開始後 2 年の時点で 5 例のモノソミー 7 を含む 7 例（8％）に新たな染色体異常が出現した[21]．これは EPAG を併用しない過去の ATG＋CsA 療法後の出現率と同程度であったものの，EPAG 併用群はヒストリカルコントロールに比べ観察期間が短いので，さらなる慎重な経過観察が必要である．再生不良性貧血診療の参照ガイドでは，免疫抑制療法後のクローン性疾患併発が EPAG によって助長されるか否かはいまだ明らかではないため，若年患者に対する EPAG の適用は慎重に判断すべきと記載されている[5]．

6 免疫抑制療法不応例に対する EPAG

　EPAG の登場により最も恩恵を受けたのは，免疫抑制療法不応のため長期にわたり輸血依存状態であった患者である．NIH のグループは，免疫抑制療法不応の重症再生不良性貧血患者 43 例に EPAG を投与したところ，16 週の

時点で17例（40％）に1系統以上の造血回復が得られ，最終的には7例（16％）に3系統の造血回復が得られたと報告した[23, 24]．8週間以上にわたって治療効果が持続した5例では，EPAGを減量・中止後も造血を維持し，骨髄の細胞密度も正常化したことから，輸血依存性の再発・難治例に対するサルベージ療法として注目を浴びた．

その後もEPAGを継続することによって，ゆっくりと造血が回復してくる例があったことから，反応がなくてもモノソミー7などの予後不良を示唆する染色体異常が新たに検出されない限りはEPAGの投与を24週間継続し効果判定を行う新しい臨床試験が追加された[25]．本試験では40例中20例（50％）に奏効が得られ，そのうちの5例（25％）は12週の時点では反応がなかった患者であった．

一方，先行の試験も含め，計83例中16例（19％）にclonal evolutionがみられ，MDS/AMLに移行した1例を除いた15例には，治療前には認められなかった新たな染色体異常が出現した．このうち，7例に7番染色体の異常が検出されたが，7例中6例はEPAG不応例であり，7例中6例は投与開始6カ月以内の比較的早期に検出された．一方，7番以外の染色体異常は，その後に消失してしまうことが多く，必ずしもEPAG中止の必要性がないことが示された．さらに，遺伝子変異の獲得と染色体異常の出現とは関連性を見い出せず，遺伝子変異のモニタリングはクローン性獲得の予測にはつながらなかった．

なお，従来の免疫抑制療法時の反応性予測マーカーはいずれも有効ではなく，唯一，治療前の網状赤血球数が保たれていることのみが，好反応の予測因子であった[24]．

7 第2のTPO受容体作動薬

最近，本邦ではロミプロスチム（romiplostim: ROMI）も治療抵抗性の再生不良性貧血に対する適応を取得した．アメリカ血液学会で発表された報告によれば，27週の時点で31例中26例（83.9％）に何らかの血液学的反応が得られ，8例（25.8％）で3系統の反応が得られた[26]．また，ROMI投与前は15例が血小板輸血依存性であったが，12例（80％）が輸血を離脱できた．本邦で先行して行われた「ATGに治療抵抗性または再発，もしくはATG治療が受けられない再生不良性貧血患者を対象としたEPAGの国内第II/III相試験」

では，投与開始6カ月後の時点で1系統以上の反応がみられたのは47.6％（10/21），3系統の反応がみられたのは1例のみであったことから[27]，単純比較はできないものの，ROMIはEPAGより高い効果が得られるのではないかと期待されている．ROMIは週1回の皮下注射が必要のため，経口薬のEPAGに比べて患者の利便性は劣るが，EPAGさえも奏効しなかった例においても造血回復が得られるか，今後の検証が必要であろう．

未来への展望

1 期待されるこれからの再生不良性貧血診療

再生不良性貧血患者に造血回復をもたらすためには，免疫学的な造血障害機序の解除と，反応する造血幹細胞を増加させることである．しかし，免疫抑制の強化は，いずれも治療効果向上にはつながらなかった[28, 29]．一方，TPO受容体作動薬であるEPAGの併用は，ゴールドスタンダードであったATG＋CsAの治療成績を初めて向上させた[21]．しかし，NIHの臨床試験では，CsAを6カ月で中止した場合は再発率が高かったと報告されており，新規発症例をTPO受容体作動薬のみで完治させるのは困難であることが予想される．また，免疫抑制療法に対するEPAG併用の効果はウマATGでしか示されておらず，同じ効果がウサギATGで得られるかどうかも，今後の検証課題である．

A 早期診断技術の開発

再生不良性貧血は，汎血球減少と骨髄の低形成で診断されるが，実際は除外診断である．輸血を必要としない非重症例には，ゆっくり進行する慢性型が多いが，こうした例は低リスクMDSや特発性血小板減少性紫斑病（idiopathic thrombocytopenic purpura：ITP）との鑑別に難渋するため，診断が曖昧のまま無治療で経過観察されていることが多い．これは，再生不良性貧血には，造血器腫瘍でしばしば診断の根拠となる染色体・遺伝子異常や特定の細胞表面抗原の発現といった疾患特異的なマーカーが存在しないためである．そのため，速やかに診断できる簡便なマーカーの開発が求められている．

免疫抑制療法の適応という観点からは，対象となる骨髄不全患者が，免

疫学的機序が原因で発症したか否かを判別することが重要である．したがって，これまでに免疫病態マーカーとして報告されている PNH 型血球[30]や HLA クラス I アレル欠失血球[31]を検出すること自体が診断確定のマーカーになり得る．

末梢血検体のみを使用した未来の診断手順案を図 1-2 に示す．血漿 TPO が高値なら，巨核球減少による血小板産生低下状態であることが示され[32]，PNH 型血球あるいは HLA クラス I アレル欠失血球が検出されれば，その血球減少に免疫学的機序が関与していることを示すことができる．このような手順を踏めば，患者にとって侵襲性の高い骨髄検査を避けることができるかもしれない．ただし，これらのマーカーを用いても，現時点では免疫学的機序が関与した全ての骨髄不全症を診断できるわけではない．その他，未成熟血小板割合（IPF％）や WT-1mRNA・FISH 検査によるモノソミー 7 の検出も参考になるであろう．

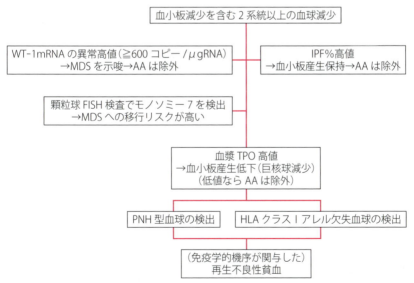

図 1-2 ● 未来の診断手順（私案）
AA: aplastic anemia, MDS: myelodysplastic syndrome, IPF: immature platelet fraction, TPO: thrombopoietin, PNH: paroxysmal nocturnal hemoglobinuria

B ATG＋CsA＋ROMI

　現在，本邦と韓国・台湾との国際共同治験として，免疫抑制療法未治療の再生不良性貧血患者を対象とした ROMI の第Ⅱ/Ⅲ相試験が実施されている．先に紹介した免疫抑制療法に不応または免疫抑制療法が適用とならない成人再生不良性貧血患者を対象とした試験では登録症例数は少ないながらも比較的好成績を収めたことから[26]，併用効果に期待が高まっている．

C ATG を使用しない薬物療法

　ATG＋CsA は再生不良性貧血，特に重症例に対する標準的な治療法である．しかし，ATG は異種蛋白であるため，アレルギー反応が強くでることがある上に，強力な免疫抑制により EBV や CMV に代表されるウイルス感染症の合併リスクも高い．そのため，高齢患者では ATG の投与を躊躇することがある．

　海外では，重症再生不良性貧血に対して ATG を併用しない CsA＋EPAG の臨床試験が動いている．ヨーロッパでは，すでに実臨床においても中等症例を中心に第 1 選択として EPAG 単独あるいは EPAG＋CsA 療法が実施されており，5 割程度の奏効率を得ている[33]．また，重症再生不良性貧血患者に対して EPAG＋CsA＋G-CSF を投与したところ，7 例中 3 例で完全な血液学的反応が得られたとの中国からの報告もある[34]．

　後方視的研究ではあるが，最近，フランスから興味深い報告があった[35]．高齢などの理由で ATG 治療歴がない 11 例（コホート A）と，1〜3 回の ATG 治療歴がある 35 例（コホート B）の 2 群が後方視的に検討された．コホート B は治療抵抗例が 70％，再発例が 30％を占めた．何らかの血液学的反応が得られた割合は，A 群で 64％，B 群で 74％，3 系統ともに反応が得られたのは A 群で 27％，B 群で 34％であった．この報告で興味深いのは，ATG の前治療歴がない例では，EPAG に対する治療効果の立ち上がりが遅いことである．B 群では治療開始後 1 カ月で 36％が輸血から離脱し，最終的には 49％に達した．一方，A 群では 11 例中 5 例に CsA 投与が継続されていたが，治療開始から 3 カ月間は輸血離脱例がなく，Hb 値や血小板数の回復も B 群に比べてゆっくりであった．しかし，ATG 治療歴がない例であっても，64％で何らかの反応が得られたことから，

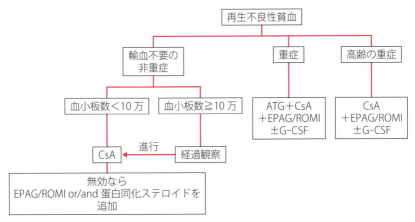

図 1-3 ● 再生不良性貧血に対する未来の治療指針（私案）
CsA: cyclosporine, EPAG: eltrombopag, ROMI: romiplostim,
ATG: antityhymocyte globulin

　高齢などの理由で ATG が投与できない例に対しては，EPAG 投与が推奨されるとしている．この結果を参考に提案されたフランスの治療指針では，ATG 治療歴がない場合は反応が得られるまでに時間を要するので，治療効果の判定を 6 カ月後とし，反応がない場合は 9 カ月まで EPAG を継続すべきとしている．

　以上を踏まえて免疫抑制療法のみによる未来の治療指針案を図 1-3 に示す．

D iPS 細胞由来血小板

　再生不良性貧血患者ではたとえ高度の血小板減少を伴っていても，実際に出血症状がなければ血小板輸血は極力避けることが推奨されている．これは，頻回の輸血により，抗 HLA 抗体が産生され，血小板輸血に不応性になるからである．

　京都大学 iPS 研究所では，かねてより，iPS 細胞由来血小板を大量生産する研究が進められてきたが[36]，2018 年 7 月に血小板輸血不応症を合併したある特定の再生不良性貧血患者を対象とした「iPS 細胞由来血小板の自己輸血に関する臨床研究」を厚生労働大臣に申請した[37]．費用の検証は必要だが，この試みが成功すれば，今後，iPS 細胞由来血小板の臨床展開

にもつながるものと思われる.

■文献

1) Yamazaki H, Nakao S. Border between aplastic anemia and myelodysplastic syndrome. Int J Hematol. 2013; 97: 558-63.
2) Howard SC, Naidu PE, Hu XJ, et al. Natural history of moderate aplastic anemia in children. Pediatr Blood Cancer. 2004; 43: 545-51.
3) Nishio N, Yagasaki H, Takahashi Y, et al. Natural history of transfusion-independent non-severe aplastic anemia in children. Int J Hematol. 2009; 89: 409-13.
4) Saito C, Ishiyama K, Yamazaki H, et al. Hypomegakaryocytic thrombocytopenia (HMT): an immune-mediated bone marrow failure characterized by an increased number of PNH-phenotype cells and high plasma thrombopoietin levels. Br J Haematol. 2016; 175: 246-51.
5) 中尾眞二, 小島勢二, 濱 麻人, 他. 再生不良性貧血診療の参照ガイド 2018 年改訂 (http://zoketsushogaihan.com/file/guideline_H30/02.pdf). Accessed 2019 Aug 10.
6) Frickhofen N, Heimpel H, Kaltwasser JP, et al. Antithymocyte globulin with or without cyclosporin A: 11-year follow-up of a randomized trial comparing treatments of aplastic anemia. Blood. 2003; 101: 1236-42.
7) Scheinberg P, Nunez O, Weinstein B, et al. Horse versus rabbit antithymocyte globulin in acquired aplastic anemia. N Engl J Med. 2011; 365: 430-8.
8) Marsh JC, Bacigalupo A, Schrezenmeier H, et al. Prospective study of rabbit antithymocyte globulin and cyclosporine for aplastic anemia from the EBMT Severe Aplastic Anaemia Working Party. Blood. 2012; 119: 5391-6.
9) Takahashi Y, Muramatsu H, Sakata N, et al. Rabbit antithymocyte globulin and cyclosporine as first-line therapy for children with acquired aplastic anemia. Blood. 2013; 121: 862-3.
10) Shin SH, Yoon JH, Yahng SA, et al. The efficacy of rabbit antithymocyte globulin with cyclosporine in comparison to horse antithymocyte globulin as a first-line treatment in adult patients with severe aplastic anemia: a single-center retrospective study. Ann Hematol. 2013; 92: 817-24.
11) Sakamoto T, Obara N, Kurita N, et al. Effectiveness and safety of rabbit anti-thymocyte globulin in Japanese patients with aplastic anemia. Int J Hematol. 2013; 98: 319-22.
12) Vallejo C, Montesinos P, Polo M, et al. Rabbit antithymocyte globulin versus horse antithymocyte globulin for treatment of acquired aplastic anemia: a retrospective analysis. Ann Hematol. 2015; 94: 947-54.
13) Zhang L, Jing L, Zhou K, et al. Rabbit antithymocyte globulin as first-line therapy for severe aplastic anemia. Exp Hematol. 2015; 43: 286-94.
14) Chuncharunee S, Wong R, Rojnuckarin P, et al. Efficacy of rabbit antithymo-

cyte globulin as first-line treatment of severe aplastic anemia: an Asian multicenter retrospective study. Int J Hematol. 2016; 104: 454-61.

15) Suzuki T, Kobayashi H, Kawasaki Y, et al. Efficacy of combination therapy with anti-thymocyte globulin and cyclosporine A as a first-line treatment in adult patients with aplastic anemia: a comparison of rabbit and horse formulations. Int J Hematol. 2016; 104: 446-3.

16) Narita A, Zhu X, Muramatsu H, et al. Aplastic Anaemia Working Party of the Asia-Pacific Blood, Marrow Transplantation Group. Prospective randomized trial comparing two doses of rabbit anti-thymocyte globulin in patients with severe aplastic anaemia. Br J Haematol. 2019. [Epub ahead of print]

17) Scheinberg P, Fischer SH, Li L, et al. Distinct EBV and CMV reactivation patterns following antibody-based immunosuppressive regimens in patients with severe aplastic anemia. Blood. 2007; 109: 3219-24.

18) Ohata K, Iwaki N, Kotani T, et al. An Epstein-Barr virus-associated leukemic lymphoma in a patient treated with rabbit antithymocyte globulin and cyclosporine for hepatitis-associated aplastic anemia. Acta Haematol. 2012; 127: 96-9.

19) Teramura M, Kimura A, Iwase S, et al. Treatment of severe aplastic anemia with antithymocyte globulin and cyclosporin A with or without G-CSF in adults: a multicenter randomized study in Japan. Blood. 2007; 110: 1756-61.

20) Kojima S, Ohara A, Tsuchida M, et al. Risk factors for evolution of acquired aplastic anemia into myelodysplastic syndrome and acute myeloid leukemia after immunosuppressive therapy in children. Blood. 2002; 100: 786-90.

21) Townsley DM, Scheinberg P, Winkler T, et al. Eltrombopag added to standard immunosuppression for aplastic anemia. N Engl J Med. 2017; 376: 1540-50.

22) Assi R, Garcia-Manero G, Ravandi F, et al. Addition of eltrombopag to immunosuppressive therapy in patients with newly diagnosed aplastic anemia. Cancer. 2018; 124: 4192-201.

23) Olnes MJ, Scheinberg P, Calvo KR, et al. Eltrombopag and improved hematopoiesis in refractory aplastic anemia. N Engl J Med. 2012; 367: 11-9.

24) Desmond R, Townsley DM, Dumitriu B, et al. Eltrombopag restores trilineage hematopoiesis in refractory severe aplastic anemia that can be sustained on discontinuation of drug. Blood. 2014; 123: 1818-25.

25) Winkler T, Fan X, Cooper J, et al. Treatment optimization and genomic outcomes in refractory severe aplastic anemia treated with eltrombopag. Blood. 2019; 133: 2575-85.

26) Tomiyama Y, Jang JH, Lee JW, et al. Efficacy and safety of romiplostim in patients with acquired aplastic anemia ineligible or refractory to immunosuppressive therapy: Interim Analysis of Phase 2/3 Clinical Trial. Blood. 2018. 132: 1306.

27) Yamazaki H, Ohta K, Iida H, et al. Hematologic recovery induced by eltrombopag in Japanese patients with aplastic anemia refractory or intolerant to immunosuppressive therapy. Int J Hematol. 2019; 110: 187-96.

28) Scheinberg P, Nunez O, Wu C, et al. Treatment of severe aplastic anaemia with combined immunosuppression: anti-thymocyte globulin, ciclosporin and mycophenolate mofetil. Br J Haematol. 2006; 133: 606-11.

29) Scheinberg P, Wu CO, Nunez O, et al. Treatment of severe aplastic anemia with a combination of horse antithymocyte globulin and cyclosporine, with or without sirolimus: a prospective randomized study. Haematologica. 2009; 94: 348-54.

30) Sugimori C, Mochizuki K, Qi Z, et al. Origin and fate of blood cells deficient in glycosylphosphatidylinositol-anchored protein among patients with bone marrow failure. Br J Haematol. 2009; 147: 102-12.

31) Zaimoku Y, Takamatsu H, Hosomichi K,et al. Identification of an HLA class I allele closely involved in the autoantigen presentation in acquired aplastic anemia. Blood. 2017; 129: 2908-16.

32) Seiki Y, Sasaki Y, Hosokawa K, et al. Increased plasma thrombopoietin levels in patients with myelodysplastic syndrome: a reliable marker for a benign subset of bone marrow failure. Haematologica. 2013; 98: 901-7.

33) Ecsedi M, Lengline É, Knol-Bout C, et al. Use of eltrombopag in aplastic anemia in Europe. Ann Hematol. 2019; 98: 1341-50.

34) Wu B, Cai J, Yingshi L, et al. Eltrombopag combined with G-CSF and cyclosporine could effect for severe acquired aplastic anemia. Blood. 2018; 132: 5110.

35) Lengline E, Drenou B, Peterlin P, et al. Nationwide survey on the use of eltrombopag in patients with severe aplastic anemia: a report on behalf of the French Reference Center for Aplastic Anemia. Haematologica. 2018; 103: 212-20.

36) Ito Y, Nakamura S, Sugimoto N, et al. Turbulence activates platelet biogenesis to enable clinical scale ex vivo production. Cell. 2018; 174: 636-48.

37) Akabayashi A, Nakazawa E, Jecker NS. The world's first clinical trial for an aplastic anemia patient with thrombocytopenia administering platelets generated from autologous iPS cells. Int J Hematol. 2019; 109: 239-40.

〈山﨑宏人〉

1章 赤血球系疾患

C 赤芽球癆

1 概念

　骨髄における赤血球系前駆細胞の増殖・分化の障害により，骨髄赤芽球の著しい低形成と網赤血球の減少を伴う貧血を特徴とする疾患であり，その原因は多様である．

2 病因・病態・分類

　赤血球系前駆細胞の増殖・分化障害のメカニズムとして，①先天的・後天的な遺伝子変異，②薬剤・ウイルスによる細胞傷害，③自己傷害性リンパ球や自己抗体による傷害，④ABO major 不適合同種造血幹細胞移植後における不適合血球凝集素による赤血球系前駆細胞の破壊，⑤エリスロポエチンに対する抗体産生などがある[1,2]．

　赤芽球癆は先天性と後天性に大別される．先天性赤芽球癆としてDiamond-Blackfan 貧血が良く知られており，通常乳児期に大球性貧血で発症し，約40%の症例で種々の体表奇形がみられる．Diamond-Blackfan 貧血の50%以上の症例において遺伝子異常が検出され，リボソーム蛋白関連遺伝子あるいは *GATA1* 遺伝子の異常がみられる[3-5]．成人で診断される赤芽球癆の多くは後天性であるが，米国における登録研究（Diamond Blackfan Anemia Registry of North America: DBAR）によると Diamond-Blackfan 貧血の40歳における生存率が75.1%であるため，同疾患の成人例が存在することを考慮に入れておく必要がある[6]．後天性赤芽球癆には原因を特定できない特発性と，基礎疾患を有する続発性に分類される[2]．

　続発性赤芽球癆の基礎疾患は，胸腺腫，大顆粒リンパ球性白血病や悪性リンパ腫などのリンパ系腫瘍，リウマチ性疾患，薬剤，固形腫瘍，ウイルス感染症，妊娠，ABO 不適合同種造血幹細胞移植などがある．わが国における成人の後天性慢性赤芽球癆の3大病因は，特発性（39%），胸腺腫関連（23%），リンパ系腫瘍関連（14%）である[7]．リンパ系腫瘍で最も多いのは大顆粒リン

パ球性白血病, 次いで悪性リンパ腫である. 赤芽球癆との関連が指摘された薬剤はエリスロポエチン製剤をはじめとして 50 種類以上に及ぶ[2]. 抗エリスロポエチン抗体による薬剤性赤芽球癆は, 特定の製剤によるアジュバント効果と推察されている.

3 疫学

後天性慢性赤芽球癆はまれな疾患で, 日本血液学会の血液疾患登録によるとわが国で 1 年間に約 100 人の新たな赤芽球癆の発症がみられる.

4 診断

末梢血液学的検査で正球性正色素性貧血と網赤血球の減少 (1% 未満) を認め, 骨髄で赤芽球の著減を確認すれば赤芽球癆と診断できる. 通常白血球数と血小板数は正常であるが, 続発性の場合基礎疾患によっては異常を呈しうる[1, 8].

A 急性型と慢性型の診断

臨床経過により急性型と慢性型に分類され, 診断後 1 カ月以内に自然軽快するものは急性型, 自然軽快しないものを慢性型とする. 急性と慢性の鑑別が重要な理由は, 急性には薬剤性やヒトパルボウイルス B19 (HPV-B19) の急性感染症による self-limited なタイプの赤芽球癆が含まれ, 慢性には免疫抑制療法を必要とする特発性赤芽球癆や胸腺腫・リンパ増殖性疾患に伴う続発性赤芽球癆が多く含まれるからである.

B 病因の診断

貧血の発症に先行する感染症の有無と薬剤服用歴の聴取はきわめて重要で, もし被疑薬があれば中止ないしは他剤へ変更し, 約 1 カ月間経過観察する. 続発性赤芽球癆の基礎疾患を診断するための検査として画像検査, 骨髄細胞の染色体分析, 末梢血リンパ球サブセット, T 細胞抗原受容体クロナリティ解析, 血清エリスロポエチン濃度および抗エリスロポエチン抗体の測定などを行う. 免疫不全を背景とした持続性 HPV-B19 感染によって慢性赤芽球癆が引き起こされることがあるので, 必要時 HPV-B19-DNA を検査する. 妊娠可能年齢の女性に慢性赤芽球癆をみた際には妊娠の可能性について検討する[9].

22 1 章 赤血球系疾患

C 後天性慢性赤芽球癆の鑑別診断

　赤芽球癆が骨髄異形成症候群に先行して発症することがあるため，骨髄細胞染色体分析は初診の診断時に重要である[10, 11]．免疫抑制療法が奏効しない慢性赤芽球癆においても骨髄細胞の染色体異常の有無について再検討することが推奨される．

5 治療

A 初期治療

　貧血による日常生活への影響が大きい場合には赤血球輸血を考慮する．薬剤性の疑いがあれば被疑薬を中止・変更し，また感染症による急性型赤芽球癆が疑われる場合には約1カ月間の経過観察を行う[7, 8]．薬剤や急性感染症による赤芽球癆であれば通常3週間以内に貧血は改善する．ただしエリスロポエチン製剤の投与による赤芽球癆の自然寛解はまれであり，免疫抑制療法が必要とされている[12]．妊娠関連赤芽球癆は出産後自然軽快することが多いとされているが，報告が少なく疫学調査研究の必要な課題の1つである．被疑薬の中止・変更後1カ月経過しても貧血・網赤血球減少が改善しない場合，あるいは基礎疾患の治療を行っても貧血が改善しない場合および特発性慢性赤芽球癆には免疫抑制療法を考慮する[1, 13]．特発性後天性赤芽球癆は指定難病であり，ステージ3以上の場合に治療費の一部が公費補助対象となる．

B 病因別治療

　続発性赤芽球癆では基礎疾患の治療を優先する．特発性慢性赤芽球癆，胸腺腫関連赤芽球癆，大顆粒リンパ球性白血病関連赤芽球癆では免疫抑制療法を行う．薬剤として副腎皮質ステロイド，シクロスポリン，シクロホスファミドなどを単剤あるいは併用して用いられる．慢性赤芽球癆では多くの場合貧血が改善した後も寛解維持療法が必要である．免疫抑制療法中は日和見感染の予防，特にニューモシスチス肺炎の予防に努める．

C 胸腺腫関連赤芽球癆

　特発性造血障害に関する調査研究班（小峰班）が2004年と2006年に行った調査研究によると胸腺腫合併赤芽球癆41例中，16例に胸腺摘出術後に赤芽球癆を発症している症例が存在することが判明した[14]．また，Mayo Clinicか

ら報告された 50 年間 13 例の解析結果では，手術の有効性が確認された症例は皆無であった[15]．したがって，赤芽球癆における胸腺腫摘出術の役割は，赤芽球癆に対する治療というよりも，胸腺腫そのものに対する治療と考えるのが妥当と考えられる．特発性赤芽球癆と同様に免疫学的機序により発症すると推察されており，免疫抑制療法が有効である[14, 16]．

D 大顆粒リンパ球性白血病関連赤芽球癆

大顆粒リンパ球性白血病に対する標準的治療は確立されていないが，赤芽球癆を合併した大顆粒リンパ球性白血病に対するシクロホスファミド，シクロスポリン，副腎皮質ステロイドなどによる治療経験が報告されている[17, 18]．

E 悪性リンパ腫

悪性リンパ腫と赤芽球癆の発症は同時である場合と，悪性リンパ腫の治療後に赤芽球癆が発症する異時症例とに分けられる[19]．同時発症例ではリンパ腫に対して化学療法が有効であった場合，貧血の改善も期待される．

F 持続性 HPV-B19 感染症

臓器移植後や HIV 感染症，リンパ球に作用する抗体薬を併用した化学療法後にみられる慢性 HPV-B19 関連赤芽球癆に対して静注用ガンマグロブリンが有効な治療法である[20, 21]．

G ABO major 不適合同種造血幹細胞移植

ABO major 不適合ドナーから同種造血幹細胞移植を受けた患者において，レシピエントに残存する不適合血球凝集素により赤血球造血の回復遅延，ときに赤芽球癆を発症しうることは 1990 年代より知られている[22]．血漿交換，免疫吸着，免疫抑制薬の急速減量，ドナーリンパ球輸注，副腎皮質ステロイド，エリスロポエチン，リツキシマブなどの有効例が症例報告として散見されるが，標準的治療は確立されていない．特発性造血障害に関する調査研究班と日本造血細胞移植学会は共同で 2009 年度に疫学調査を行い，46 例の ABO major 不適合同種造血幹細胞移植後赤芽球癆合併例を集積した[23]．解析対象症例数が限られた後方視的観察研究であるため結果の解釈には注意を要するが，少なくとも赤芽球癆に対する治療介入が赤血球系造血の回復に貢献することを

24 ● 1 章 赤血球系疾患

支持するエビデンスは得られなかった．したがって，現時点における移植後赤芽球癆に対する標準的マネジメントは，輸血を中心とする保存的治療であると考えられる．

ABO major 不適合同種造血幹細胞移植後の赤芽球癆発症のリスク因子について最近興味深い報告が谷口らの研究グループからなされた[24]．移植片が骨髄あるいは末梢血幹細胞であった ABO major 不適合同種造血幹細胞移植 57 例中 5 例に赤芽球癆の合併をみたが，臍帯血移植 106 例中赤芽球癆の発症はみられなかったと報告された．前述の特発性造血障害に関する調査研究班の調査研究で集積した 46 例においても臍帯血を移植片とする症例は含まれておらず[23]，なぜ移植片の違いが ABO major 不適合移植後赤芽球癆発症に影響を与えるのか解明が待たれるが，和田らは臍帯血中の幹細胞に由来する赤血球上のA・B 抗原発現が低いためであると推察している[24]．

H 免疫抑制療法

後天性慢性赤芽球癆に対する免疫抑制療法は古くから行われているが[25]，まれな疾患であることから，免疫抑制薬に関する無作為前方視的介入試験は行われていない．

寛解導入療法に用いられる免疫抑制薬として，副腎皮質ステロイド，シクロホスファミド，シクロスポリンが主に使われており，奏効率はおおむね 2/3である[1,8,13]．特発性および胸腺腫ではシクロスポリン 1 日 5〜6mg/kg を 2 回に分けて投与するか，またはプレドニゾロン 1 日 1mg/kg を 2 回に分けて投与する．大顆粒リンパ球性白血病ではシクロホスファミド 1 日 50〜100mg を 1〜2 回に分けて投与するのも選択肢となる．シクロスポリン，プレドニゾロン，エンドキサンの投与にあたってはそれぞれ腎障害，糖尿病の悪化，骨髄抑制に注意する[1,8]．

特発性造血障害に関する調査研究班の全国調査により，多くの後天性慢性赤芽球癆患者で寛解維持療法が必要であることが明らかにされている[7,14,17]．2年以上寛解を維持している症例におけるシクロスポリン維持量は初期投与量の約 40％であることも判明した．このことから，シクロスポリン初期投与量の50％程度まで減量後はより慎重に減量を行うべきと考えられる[7]．寛解維持のために必要なシクロスポリンの血中トラフ濃度は明らかではない．寛解維持に最適な薬剤は，有効性と有害事象の両面から考慮しなければならない．特に，

シクロホスファミドの長期投与に伴う二次がんリスクの増加と生殖器毒性，副腎皮質ステロイド長期投与に伴う糖尿病，感染，骨折リスクの増大などに対する配慮が必要となる．

1 再発・難治例の治療

免疫抑制療法不応の場合，免疫抑制薬の投与量および投与期間について再検討する．特発性赤芽球癆に対する免疫抑制療法の効果判定にはおおむね3カ月間を要する．また，赤芽球癆の病因について，特に骨髄異形成症候群や免疫不全を背景とした持続性ヒトパルボウイルスB19感染症の可能性について再検討する必要がある．輸血依存症例では鉄キレート療法を行い輸血後鉄過剰症による臓器障害を防ぐ[26]．

6 予後

特発性造血障害に関する調査研究班が2004年度と2006年度に集積した成人慢性赤芽球癆の長期予後調査によると，わが国における特発性赤芽球癆，胸腺腫関連赤芽球癆および大顆粒リンパ球性白血病関連赤芽球癆の予測平均生存期間は11.8～17.7年と推定されている[27]．これら3つの病因による赤芽球癆

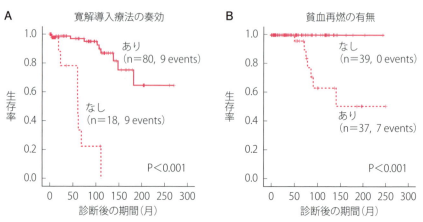

図 1-4 ● 免疫抑制療法の反応性と貧血再燃の予後に与える影響
免疫抑制薬による寛解導入療法に対する奏効の有無（A）および寛解を得た症例における貧血再燃の有無（B）による生存率の差について，治療奏効は時間依存性変数のためMantel Byar法により検討した．（Hirokawa M, et al. Br J Haematol. 2015; 169: 879-86[27]より改変）．

の生存期間は統計学的に有意差がない．免疫抑制療法の適応となった慢性赤芽
球癆の予後不良因子は治療不応と貧血の再燃であり，主な死因は感染症と臓器
不全である（図1-4）[27]．

未来への展望

1 現在進行中の研究

A 後天性慢性赤芽球癆の長期予後に関する前向き観察研究（PRCA2016）

特発性造血障害に関する調査研究班（黒川班・荒井班・三谷班）は日本
血液学会血液疾患登録事業の協力を得て2016年度から新たな前向き観察
研究を開始している．目的は後天性赤芽球癆の予後と予後因子を明らかに
することであり，プライマリエンドポイントは全生存，セカンダリエンド
ポイントは免疫抑制療法の奏効率，治療失敗の原因，輸血依存例における
鉄過剰症治療後の予後などである[28]．

B 次世代シーケンシングによる再発・難治性後天性赤芽球癆の診断と
治療に関する研究（PRCA-NGS2017）

前述の造血障害班による調査研究により免疫抑制療法の奏効と貧血の再
燃は生命予後と関連していることが判明したが，これらの事実は成人慢性
赤芽球癆における病態のheterogeneityを示唆するものと考えられる（図
1-4）．再発・難治性赤芽球癆のメカニズムとして造血幹細胞・前駆細胞
のクローン化あるいは自己傷害性リンパ球のクローン化を作業仮説として
（図1-5），筆者を含む研究グループは国立研究開発法人日本医療研究開発
機構（AMED）の支援を受けて，難治性赤芽球癆の病態診断と治療方針の
決定に資するバイオマーカーの同定と検証を目的とするエビデンス創出研
究を2017年度から開始している．方法としては再発・難治性赤芽球癆に
おける造血・リンパ組織のクローン性について，次世代シーケンサーによ
る骨髄系腫瘍関連遺伝子変異およびSTAT3遺伝子などの変異解析を行う
ものである[29-31]．

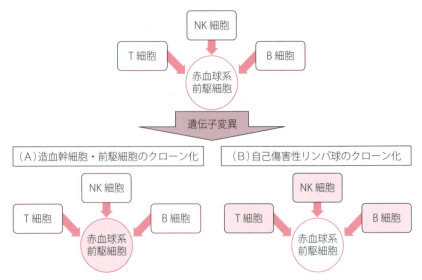

図 1-5 ● 再発・難治性赤芽球癆の病態に関する作業仮説
自己免疫学的機序による慢性赤芽球癆の再発・難治化に関わるメカニズムについて，遺伝子変異をきっかけとする造血幹細胞・前駆細胞のクローン化（A）と自己傷害性リンパ球のクローン化（B）を想定した．

2 今後の展望

　最近信州大学の研究グループより，STAT3 変異のある後天性赤芽球癆はシクロスポリンに対する反応性が低いことが報告された[30]．今後前向き観察研究によって検証される必要があるが，免疫抑制療法の効果予測に有用なバイオマーカーとなり得ることを示唆する貴重な知見である．骨髄系腫瘍関連遺伝子変異に関する知見も得られつつある[29]．難治性疾患実用化研究事業・エビデンス創出研究事業の推進により慢性赤芽球癆の多様な病因・病態が一層明らかとなり，最適な治療選択と新たな治療標的分子の同定に発展することが期待される．

■文献

1) Sawada K, Fujishima N, Hirokawa M. Acquired pure red cell aplasia: updated review of treatment. Br J Haematol. 2008; 142: 505-14.

2) Narla A, Lipton J, Means R. Red cell aplasia: acquired and congenital disorders. In: Greer JP, et al. editors. Wintrobe's Clinical Hematology. 14th ed. Wolters Kluwer; 2019. p.990-1001.

3) Konno Y, Toki T, Tandai S, et al. Mutations in the ribosomal protein genes in Japanese patients with Diamond-Blackfan anemia. Haematologica. 2010; 95: 1293-9.

4) Sankaran VG, Ghazvinian R, Do R, et al. Exome sequencing identifies GATA1 mutations resulting in Diamond-Blackfan anemia. J Clin Invest. 2012; 122: 2439-43.

5) Ludwig LS, Gazda HT, Eng JC, et al. Altered translation of GATA1 in Diamond-Blackfan anemia. Nat Med. 2014; 20: 748-53.

6) Vlachos A, Muir E. How I treat Diamond-Blackfan anemia. Blood. 2010; 116: 3715-23.

7) Sawada K, Hirokawa M, Fujishima N, et al. Long-term outcome of patients with acquired primary idiopathic pure red cell aplasia receiving cyclosporine A. A nationwide cohort study in Japan for the PRCA Collaborative Study Group. Haematologica. 2007; 92: 1021-8.

8) Means RT, Jr. Pure red cell aplasia. Blood. 2016; 128: 2504-9.

9) Choudry MA, Moffett BK, Laber DA. Pure red-cell aplasia secondary to pregnancy, characterization of a syndrome. Ann Hematol. 2007; 86: 233-7.

10) Garcia-Suarez J, Pascual T, Munoz MA, et al. Myelodysplastic syndrome with erythroid hypoplasia/aplasia: a case report and review of the literature. Am J Hematol. 1998; 58: 319-25.

11) Cerchione C, Catalano L, Cerciello G, et al. Role of lenalidomide in the management of myelodysplastic syndromes with del (5q) associated with pure red cell aplasia (PRCA). Ann Hematol. 2015; 94: 531-4.

12) Verhelst D, Rossert J, Casadevall N, et al. Treatment of erythropoietin-induced pure red cell aplasia: a retrospective study. Lancet. 2004; 363: 1768-71.

13) Sawada K, Hirokawa M, Fujishima N. Diagnosis and management of acquired pure red cell aplasia. Hematol Oncol Clin North Am. 2009; 23: 249-59.

14) Hirokawa M, Sawada K, Fujishima N, et al. Long-term response and outcome following immunosuppressive therapy in thymoma-associated pure red cell aplasia: a nationwide cohort study in Japan by the PRCA collaborative study group. Haematologica. 2008; 93: 27-33.

15) Thompson CA, Steensma DP. Pure red cell aplasia associated with thymoma: clinical insights from a 50-year single-institution experience. Br J Haematol. 2006; 135: 405-7.

16) Nitta H, Mihara K, Sakai A, et al. Expansion of CD8+ /perforin+ effector

memory T cells in the bone marrow of patients with thymoma-associated pure red cell aplasia. Br J Haematol. 2010; 150: 712-5.

17) Fujishima N, Sawada K, Hirokawa M, et al. Long-term responses and outcomes following immunosuppressive therapy in large granular lymphocyte leukemia-associated pure red cell aplasia: a Nationwide Cohort Study in Japan for the PRCA Collaborative Study Group. Haematologica. 2008; 93: 1555-9.

18) Lacy MQ, Kurtin PJ, Tefferi A. Pure red cell aplasia: association with large granular lymphocyte leukemia and the prognostic value of cytogenetic abnormalities. Blood. 1996; 87: 3000-6.

19) Hirokawa M, Sawada K, Fujishima N, et al. Acquired pure red cell aplasia associated with malignant lymphomas: a nationwide cohort study in Japan for the PRCA Collaborative Study Group. Am J Hematol. 2009; 84: 144-8.

20) Koduri PR, Kumapley R, Valladares J, et al. Chronic pure red cell aplasia caused by parvovirus B19 in AIDS: use of intravenous immunoglobulin—a report of eight patients. Am J Hematol. 1999; 61: 16-20.

21) Song KW, Mollee P, Patterson B, et al. Pure red cell aplasia due to parvovirus following treatment with CHOP and rituximab for B-cell lymphoma. Br J Haematol. 2002; 119: 125-7.

22) Gmur JP, Burger J, Schaffner A, et al. Pure red cell aplasia of long duration complicating major ABO-incompatible bone marrow transplantation. Blood. 1990; 75: 290-5.

23) Hirokawa M, Fukuda T, Ohashi K, et al. Efficacy and long-term outcome of treatment for pure red cell aplasia after allogeneic stem cell transplantation from major ABO-incompatible donors. Biol Blood Marrow Transplant. 2013; 19: 1026-32.

24) Wada S, Asano-Mori Y, Yamamoto H, et al. No post-transplant pure red cell aplasia development in 106 major ABO incompatible cord blood transplantation. Bone Marrow Transplant. 2019; 54: 765-8.

25) Clark DA, Dessypris EN, Krantz SB. Studies on pure red cell aplasia. XI. Results of immunosuppressive treatment of 37 patients. Blood. 1984; 63: 277-86.

26) Suzuki T, Tomonaga M, Miyazaki Y, et al. Japanese epidemiological survey with consensus statement on Japanese guidelines for treatment of iron overload in bone marrow failure syndromes. Int J Hematol. 2008; 88: 30-5.

27) Hirokawa M, Sawada K, Fujishima N, et al. Long-term outcome of patients with acquired chronic pure red cell aplasia (PRCA) following immunosuppressive therapy: a final report of the nationwide cohort study in 2004/2006 by the Japan PRCA collaborative study group. Br J Haematol. 2015; 169: 879-86.

28) Fujishima N, Hirokawa M, Sawada K, et al. Overall survival in acquired pure red cell aplasia in adults following immunosuppressive therapy: preliminary results from the nationwide cohort study (PRCA2016). Blood. 2018; 132 (Suppl 1): 2593.

29) Hirokawa M, Kohmaru J, Koyota S, et al. Somatic mutations of myeloid malignancy-associated genes in acquired pure red cell aplasia in adults. Blood. 2018; 132 (Suppl 1): 3858.

30) Kawakami T, Sekiguchi N, Kobayashi J, et al. Frequent STAT3 mutations in CD8＋ T cells from patients with pure red cell aplasia. Blood Adv. 2018; 2: 2704-12.

31) Ishida F, Matsuda K, Sekiguchi N, et al. STAT3 gene mutations and their association with pure red cell aplasia in large granular lymphocyte leukemia. Cancer Sci. 2014; 105: 342-6.

〈廣川 誠〉

1章　赤血球系疾患

D　自己免疫性溶血性貧血

1　自己免疫性溶血性貧血の治療

　自己免疫性溶血性貧血（autoimmune hemolytic anemia：AIHA）の自然歴での死亡率は31〜53％だが[1]，ステロイド療法を行った場合の1年以内の死亡率は8.5〜9.1％と著しく低く，有効性も65〜84％とおおむね良好であり，現在も第1選択治療法とされている[2]．

　わが国におけるAIHAの標準治療法について，特発性造血障害研究班「自己免疫性溶血性貧血診療の参照ガイド」[3]に沿って解説する．なお，現在，わが国ではリツキシマブは保険適用外だが，有効性や安全性について複数の報告があり[4-6]，2017年英国血液学会ガイドライン（図1-6）[7,8]では，ステロイド不応性特発性温式AIHAの第2選択，特発性cold agglutinin disease（CAD）

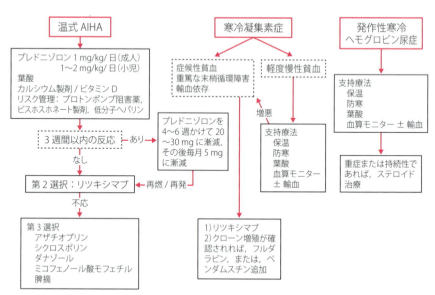

図1-6 ● AIHA病型別治療フローチャート（英国血液学会ガイドライン 2017）
(Hill QA, et al. Br J Haematol. 2017; 176: 395-411)[7]

の第1選択の治療法として推奨されており，将来的に標準治療として位置づけられる可能性がある．

2 特発性温式 AIHA に対する標準治療法[2,3,9-11] （図 1-7）

特発性温式 AIHA の治療の第1選択は副腎皮質ステロイド薬であり，プレドニゾロン 1mg/kg/ 日を 4 週間前後経口投与する．寛解（Hb＞10g/dL）後，2 カ月前後で 10〜15mg まで減量して初期維持量とし，数カ月かけて 5mg/ 日に減量し最少維持量とする．初期のステロイド投与に 2/3 程度が反応し，その 1/3（全体の 2 割）程度はステロイド投与終了後も寛解を維持できるが，多くは維持療法を必要とする．ステロイドが有効な場合には，長期投与が予想されるので多彩な副作用に注意する．

A ステロイド治療不応時の治療法：第 2 選択治療

3 週間以内に反応のない不応例やステロイド薬の維持量が 15mg/ 日以上必要な場合，副作用・合併症や再発・再燃を繰り返す場合は，まず悪性腫瘍など

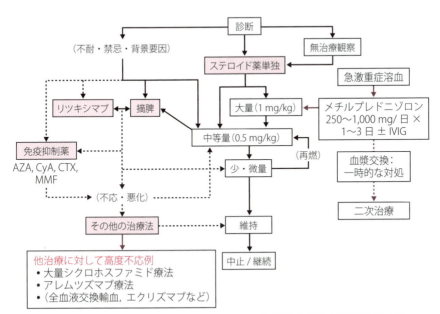

図 1-7 ● 特発性温式 AIHA に対する標準治療法（特発性造血障害研究班 2016）
〔金倉 譲, 他. 特発性造血障害疾患の診療の参照ガイド（平成 28 年度改訂版）[3]より改変〕

の続発性 AIHA や IgM 温式 AIHA を検索する[12]. 基礎疾患がない場合は特発性温式 AIHA として複数の治療法が考慮されるが, 優先順位や適応条件についての明確な基準はなく, いずれの治療法も AIHA への保険適用はない. 唯一, 脾摘とリツキシマブについては, 短期の有効性が実証されており, 脾摘が標準的な二次治療として推奨されている[9]. なお, 英国血液学会ガイドライン[7]では, 脾摘の有効率が 70% とリツキシマブよりやや低く, 脾摘後に重症感染症の危険性[13]があるため, 特発性温式 AIHA 治療の第 2 選択としては, 脾摘の前にリツキシマブ治療が薦められている.

1. 脾摘[2, 3]

日本では特発性 AIHA の約 15% で脾摘が行われ, 有効率は約 60% で, 20% 程度が治癒に至るが, 有効性の予測因子は明らかになっていない. 腹腔鏡下手術で比較的安全かつ容易に行うことができるが, 脾摘後は敗血症のリスクが増えるため, 術前のワクチン接種や発熱時の抗菌薬使用が推奨される. 脾摘後の血栓症や肺高血圧のリスクに対しては抗凝固薬による予防も必要となる.

2. ヒト化抗 CD20 モノクローナル抗体 (リツキシマブ)

ステロイド不応性の温式 AIHA に対するリツキシマブ (週 1 回 375mg/m² 4 回点滴静注) 治療の有効率は 70～80%, 完全寛解率は 40% であり, 安全性に関しても大きな問題はない. 脾摘が困難な場合 (重度の肥満や血栓症の合併など) や手術拒否の場合の選択肢と考えられる. リツキシマブ治療に不応もしくは再発時には, 脾摘やリツキシマブ再投与が推奨されている[9].

ステロイド単独とステロイド・リツキシマブ併用療法のランダム化前向き比較試験の結果, 3 年後の寛解維持率は併用群で 70%, ステロイド単独群で 45% であり, 第 1 選択治療としてもリツキシマブ併用の有用性が示されている[14].

低用量 (週 1 回 100mg 4 回投与) のリツキシマブと短期間のステロイド投与の併用治療では, 従来量と同等の有用性 (有効率 89%, 完全寛解率 67%, 3 年間無再発率 68%) とステロイド減量効果が示されている[15-17].

新規に診断された成人の温式 AIHA32 例に対して, 標準的なステロイド治療に併用したリツキシマブのプラセボ対照二重盲検無作為化試験が行われ, 有効かつ安全であることが示された[6].

3. 免疫抑制薬[3]

ステロイド薬に次ぐ薬物療法の二次選択として, シクロホスファミド (50

〜100mg/日）やアザチオプリン（50〜100mg/日）などがステロイド薬と併用される．ステロイド薬の減量効果など35〜40％の有効率が得られる．

4. その他の不応・再発例への対応[3]

上記の治療が無効な場合に複数の治療法（シクロスポリン，ミコフェノール酸モフェチル，免疫グロブリン製剤，ダナゾール，エリスロポエチン）が提唱され，有効の報告がみられるが，優先順位や適応条件についての明確な基準はない．また，本邦においていずれの治療法も AIHA に保険適用はない．高度不応例に対する治療としては，大量シクロホスファミド療法，ヒト化抗 CD52 モノクローナル抗体（アレムツズマブ），ベンダムスチン，血漿交換・全血液交換輸血，ヒト化抗 CD20 モノクローナル抗体（オファツムマブ）などが，有効であったと報告されている．

B 輸血療法[2, 3, 18]

AIHA 患者では，輸血は決して安易には行わず，できる限り避けるべきとされている[19]．また，同種抗体産生を防ぐためには，免疫原性が比較的高い Rh 血液型抗原（C, E, c, e）については患者と一致する赤血球製剤を選択することが望ましい．臨床的に意義のある血液型（Rh, Kidd, Duffy, Diego など）が同型の製剤輸血が有効な場合もある[20]．急速に溶血が進行する場面では，薬物治療が効果を発揮するまでの救命的な輸血は機を失することなく行う必要がある．ただし，過剰投与は心不全を惹起し，溶血量の増大も引き起こすため，生命維持に必要なヘモグロビン濃度の維持を目標として行う[21]．安全な輸血のため，輸血用血液の選択についてあらかじめ輸血部門と緊密な連絡をとることが勧められる．

3 CAD の治療

貧血症状，輸血依存，末梢循環障害などの重篤な症状がなければ，保温が最も基本であり，冬期のみ輸血で対処することも可能である．室温・着衣・寝具などに十分な注意を払い身体部分の露出や冷却を避ける．輸血や輸液の際の温度管理も重要である．

副腎皮質ステロイド薬の有効性は温式 AIHA よりはるかに劣り（14〜35％程度），反応しても寛解維持に多量の投与が必要となることが多いが[22]，激しい溶血の時期に短期間用いて有効と判定されることも多い[11]．脾摘は通常適応

とはならない.

　特発性慢性CADに対して，リツキシマブ単独投与の有効率は60％程度で，5〜10％に完全寛解が得られることから，第1選択治療に位置付けられてきているが[8,23]，効果は一過性であり継続投与が必要である．プレドニゾン併用の低用量リツキシマブ治療では，1年後の有効率50％と報告されているが[16]，リンパ増殖性疾患であることから標準量での治療が薦められている[8,24]．リツキシマブとフルダラビン併用療法では76％の有効率と21％の完全寛解が報告されているが，血液毒性や感染症の合併が多い[25]．ベンダムスチンとリツキシマブ併用療法により71％の有効率と40％の完全寛解，31％の部分寛解が報告された[26]．リツキシマブ単独療法やフルダラビン併用療法に抵抗性であった14例の半数で有効（CR 3例，PR 4例）であった．33％にグレード3〜4の好中球減少を認めたが，感染症は11％であった．寛解の持続時間も長いことから，治療を要するCADの第1選択と期待されている．血漿交換は一過性の効果を示し，溶血発作時や外科手術前に試みられている．なお，英国血液学会ガイドライン[11]では，薬物治療の際にB細胞のクローン性増殖が確認された場合はリツキシマブとフルダラビンやベンダムスチンとの併用療法が考慮される[7,27]．

未来への展望

1 温式 AIHA に対する新規治療薬[27,28]

A C1 エラスターゼ阻害薬（C1-INH）

　遺伝性血管性浮腫の治療薬であるC1エラスターゼ阻害薬（C1-INH）による補体古典経路の抑制が重篤なIgM型温式AIHAで輸血効果を改善した報告があり[29]，C3d Coombs試験陽性の重篤なAIHAの溶血抑制効果が期待されている[30]．

B 抗 CD20 モノクローナル抗体

　第1世代のリツキシマブに加えて，CD20への親和性が高い第2世代（オファツムマブ），糖鎖改変技術によるFc領域の低フコース化によりADCC/ADCP活性が高まった第3世代（オビヌツズマブ）も開発されている[31]．

36 ● 1章　赤血球系疾患

C シロリムス

細胞分裂・増殖・生存の調節蛋白 mTOR（mammalian target of rapa-mycin）の阻害薬であるシロリムスは，制御性 T 細胞活性化による異常リンパ球のアポトーシスを誘導し免疫反応を抑制する．小児の ALPS 関連の AIHA や不応性特発性 AIHA に MMF とともに有効であった[32]．

D ボルテゾミブ

プロテアソーム阻害薬のボルテゾミブは，抗体介在性の血液疾患（TTP や後天性血友病など）の治療に用いられており，抗体産生形質細胞のアポトーシスや NFκB を介する炎症シグナルの抑制，自己反応性ヘルパー T 細胞の減少，抗原提示阻害が作用機序とされる．リツキシマブ不応温式 AIHA 患者の脾臓に長期生存自己反応性形質細胞が存在することなどから[33]，治療不応性温式 AIHA に対してボルテゾミブ投与が行われ，4 例中 3 例が反応を示した[34]．

E ホスタマチニブ

低分子チロシンキナーゼ阻害薬のホスタマチニブは経口投与可能な低分子化合物で，チロシンキナーゼの 1 つである SYK（spleen associated tyrosine kinase）を阻害することで，マクロファージによる血小板や赤血球の貪食および破壊を抑制する．ITP の 18%に安定した反応が認められ[35]，慢性 ITP の適応症により米国でオーファン指定を受けて 2018 年 5 月に発売された．欧米で温式 AIHA 対象に第 II 相試験が進行中であり，17 例中 9 例（53%）に反応が認められている[35]．

F FcRn 阻害薬

細胞内エンドソームに発現している胎児性 Fc 受容体（neonatal Fc receptor: FcRn）は，血漿中から取り込まれた IgG 抗体の Fc 領域に結合し，IgG 抗体がリソソームで分解されるのを回避し血漿中にリサイクルさせて，IgG の半減期を延長している．FcRn 阻害薬（SYNT001）は，IgG リサイクルを阻害し，IgG 自己抗体の異化促進による自己免疫疾患への治療効果が期待されている．温式 AIHA を対象とした第 I 相試験（NCT03075878）が進行中である．

G C3 阻害薬

C3 阻害薬 APL-2 は温式 AIHA と CAD を対象に第 II 相試験が進行中である（NCT03226678）.

2 CAD に対する新規治療薬[8, 27, 28]

A ボルテゾミブ

前向きオープン試験の第 II 相試験（NCT01696474）が行われ，既治療 CAD 患者 19 例にボルテゾミブ $1.3mg/m^2$ を 1 コース（1，4，8，11 日目）投与したところ，6 例に溶血の改善を認めた[36]. 3 例は完治し，6 例中 4 例において，中央値で 16 カ月（10〜31 カ月）治療効果は持続した. モノクローナル IgM 量は治療前後で比較できた 13 例中 3 例で 50% 以下に低下し，骨髄での B 細胞浸潤は 5 例中 2 例で 50% 以下に減少が確認された. リツキシマブとフルダラビンやベンダムスチン併用療法に適合しない症例での第 2 選択として期待されている.

B エクリズマブ

感染や侵襲時などでの溶血発作の際には，C3b 以降の補体活性化により膜侵襲複合体（C5b6789）が形成され血管内溶血も生じる. 発作性夜間ヘモグロビン尿症（PNH）治療に用いられるエクリズマブは，C5 活性化を阻害することにより血管内溶血を抑制する. エクリズマブを CAD 患者 13 例に対して 6 カ月間投与を行った前向き試験において，輸血量と LDH が有意に低下した[37]. CAD における重篤な血管内溶血発作時の治療薬として期待されている.

C 抗 C1s 抗体

CAD における慢性溶血は，寒冷凝集素 IgM により補体活性化の古典経路（C1q → C1r → C1s → C4 → C2 → C3）で赤血球に結合した C3b を介する肝臓での血管外溶血が中心である[8]. C1s に対する抗体製剤 BIVV009（sutimlimab）の開発が行われており，第 I b 相試験を終え良好な効果と安全性が期待されており，現在，第 III 相試験（NCT03347396，NCT03347422）が進行中である[38]. 赤血球結合 C3b を介する肝臓での慢性血管外溶血の抑制効果により，輸血依存の解消が期待されている[8].

D C3 阻害薬

C3 阻害薬 APL-2 は，温式 AIHA と CAD を対象に第 II 相試験が進行中である（NCT03226678）.

おわりに

AIHA に対する治療法は，永らくステロイド薬を中心とした非特異的な免疫抑制療法が主であったが，リツキシマブの登場以降，免疫性溶血に関わる複数の因子をターゲットとした新たな治療法の開発が進行している．治療法の少なかった希少疾患患者への朗報となることが期待される.

■文献

1) Murphy S, LoBuglio AF. Drug therapy of autoimmune hemolytic anemia. Semin Hematol. 1976; 13: 323-34.

2) Petz LD, Garratty G. Immune Hemolytic Anemias. 2nd ed. Philadelphia: Elsevier; 2004.

3) 金倉 讓, 亀崎豊実, 梶井英治, 他. 特発性造血障害に関する調査研究班. 自己免疫性溶血性貧血 特発性造血障害疾患の診療の参照ガイド（平成 28 年度改訂版）.（http://zoketsushogaihan.com/file/guideline_H28/07.pdf）. Accessed 2019 April 25.

4) Reynaud Q, Durieu I, Dutertre M, et al. Efficacy and safety of rituximab in auto-immune hemolytic anemia: A meta-analysis of 21 studies. Autoimmun Rev. 2015; 14: 304-13.

5) Dierickx D, Kentos A, Delannoy A. The role of rituximab in adults with warm antibody autoimmune hemolytic anemia. Blood. 2015; 125: 3223-9.

6) Michel M, Terriou L, Roudot-Thoraval F, et al. A randomized and double-blind controlled trial evaluating the safety and efficacy of rituximab for warm auto-immune hemolytic anemia in adults（the RAIHA study）. Am J Hematol. 2017; 92: 23-7.

7) Hill QA, Stamps R, Massey E, et al. British Society for Haematology. The diagnosis and management of primary autoimmune haemolytic anaemia. Br J Haematol. 2017; 176: 395-411.

8) Berentsen S. How I manage patients with cold agglutinin disease. Br J Haematol. 2018; 181: 320-30.

9) Lechner K, Jäger U. How I treat autoimmune hemolytic anemias in adults. Blood. 2010; 116: 1831-8.

10) Barcellini W. Current treatment strategies in autoimmune hemolytic disorders. Expert Rev Hematol. 2015; 8: 681-91.

11) Go RS, Winters JL, Kay NE. How I treat autoimmune hemolytic anemia. Blood. 2017; 129: 2971-9.

12) Arndt PA, Leger RM, Garratty G. Serologic findings in autoimmune hemolytic anemia associated with immunoglobulin M warm autoantibodies. Transfusion. 2009; 49: 235-42.

13) Barcellini W, Fattizzo B, Zaninoni A, et al. Clinical heterogeneity and predictors of outcome in primary autoimmune hemolytic anemia: a GIMEMA study of 308 patients. Blood. 2014; 124: 2930-6.

14) Birgens H, Frederiksen H, Hasselbalch HC, et al. A phase III randomized trial comparing glucocorticoid monotherapy versus glucocorticoid and rituximab in patients with autoimmune haemolytic anaemia. Br J Haematol. 2013; 163: 393-9.

15) Fattizzo B, Zaninoni A, Pettine L, et al. Low-dose rituximab in autoimmune hemolytic anemia: 10 years after. Blood. 2019; 133: 996-8.

16) Barcellini W, Zaja F, Zaninoni A, et al. Low-dose rituximab in adult patients with idiopathic autoimmune hemolytic anemia: clinical efficacy and biologic studies. Blood. 2012; 119: 3691-7.

17) Barcellini W, Zaja F, Zaninoni A, et al. Sustained response to low-dose rituximab in idiopathic autoimmune hemolytic anemia. Eur J Haematol. 2013; 91: 546-51.

18) 上田恭典. 自己免疫性溶血性貧血に対する輸血療法. 臨床血液. 2018; 59: 2354-60.

19) Sokol RJ, Hewitt S, Booker DJ, et al. Patients with red cell autoantibodies: Selection of blood for transfusion. Clin Lab Haematol. 1988; 10: 257-64.

20) Shirey RS, Boyd JS, Parwani AV, et al. Prophylactic antigen-matched donor blood for patients with warm autoantibodies: An algorithm for transfusion management. Transfusion. 2002; 42: 1435-41.

21) Ness PM. How do I encourage clinicians to transfuse mismatched blood to patients with autoimmune hemolytic anemia in urgent situations? Transfusion. 2006; 46: 1859-62.

22) Swiecicki PL, Hegerova LT, Gertz MA. Cold agglutinin disease. Blood. 2013; 122: 1114-21.

23) Berentsen S, Tjønnfjord GE. Diagnosis and treatment of cold agglutinin mediated autoimmune hemolytic anemia. Blood Rev. 2012; 26: 107-15.

24) Fattizzo B, Zaninoni A, Pettine L, et al. Low-dose rituximab in autoimmune hemolytic anemia: 10 years after. Blood. 2019; 133: 996-8.

25) Berentsen S, Randen U, Vagan AM, et al. High response rate and durable remissions following fludarabine and rituximab combination therapy for chronic cold agglutinin disease. Blood. 2010; 116: 3180-4.

26) Berentsen S, Randen U, Oksman M, et al. Bendamustine plus rituximab for chronic cold agglutinin disease: results of a Nordic prospective multicenter trial. Blood. 2017; 130: 537-41.

27) Hill A, Hill QA. Autoimmune hemolytic anemia. Hematology Am Soc Hematol Educ Program. 2018; 2018: 382-9.

28) Barcellini W, Fattizzo B, Zaninoni A. Current and emerging treatment options for autoimmune hemolytic anemia. Expert Rev Clin Immunol. 2018; 14: 857-72.

29) Wouters D, Stephan F, Strengers P, et al. C1-esterase inhibitor concentrate rescues erythrocytes from complement-mediated destruction in autoimmune hemolytic anemia. Blood. 2013; 121: 1242-4.

30) Desai J, Broome C. Complement blockade with C1 esterase inhibitor in severe C3d positive autoimmune hemolytic anemia. Blood. 2016; 128: 4817.

31) Marshall MJE, Stopforth RJ, Cragg MS. Therapeutic antibodies: What have we learnt from targeting CD20 and where are we going? Front Immunol. 2017; 8: 1245.

32) Miano M, Scalzone M, Perri K, et al. Mycophenolate mofetil and sirolimus as second or further line treatment in children with chronic refractory primitive or secondary autoimmune cytopenias: a single centre experience. Br J Haematol. 2015; 171: 247-53.

33) Mahévas M, Michel M, Vingert B, et al. Emergence of long-lived autoreactive plasma cells in the spleen of primary warm auto-immune hemolytic anemia patients treated with rituximab. J Autoimmun. 2015; 62: 22-30.

34) Ratnasingam S, Walker PA, Tran H, et al. Bortezomib-based antibody depletion for refractory autoimmune hematological diseases. Blood Adv. 2016; 1: 31-5.

35) Bussel J, Arnold DM, Grossbard E, et al. Fostamatinib for the treatment of adult persistent and chronic immune thrombocytopenia: Results of two phase 3, randomized, placebo-controlled trials. Am J Hematol. 2018; 93: 921-30.

36) Rossi G, Gramegna D, Paoloni F, et al. Short course of bortezomib in anemic patients with relapsed cold agglutinin disease: a phase 2 prospective GIMEMA study. Blood. 2018; 132: 547-50.

37) Röth A, Bommer M, Hüttmann A, et al. Complement inhibition with eculizumab in Patients with Cold Agglutinin Disease (CAD): Results from a Prospective Phase II Trial (DECADE Trial). Blood. 2015; 126: 274.

38) Jäger U, D'Sa S, Schörgenhofer C, et al. Inhibition of complement C1s improves severe hemolytic anemia in cold agglutinin disease: a first-in-human trial. Blood. 2019; 133: 893-901.

〈亀崎豊実〉

1章　赤血球系疾患

E 発作性夜間ヘモグロビン尿症

1 発作性夜間ヘモグロビン尿症の病態

　発作性夜間ヘモグロビン尿症（paroxysmal nocturnal hemoglobinuria: PNH）は，造血幹細胞の *Phosphatidylinositol glycan class A*（*PIGA*）遺伝子に後天的変異が起こり，その変異細胞がクローン性に拡大し発症する造血幹細胞疾患である[1]．正常血球には glycosylphosphatidylinositol（GPI）アンカー型蛋白（GPI-AP）である CD55（decay-accelerating factor: DAF）や CD59 などの補体制御因子が発現しており，補体の活性化をコントロールしている．しかし，*PIGA* 遺伝子が変異した PNH 型血球では，GPI-AP の発現が低下または欠損している．そのため，PNH クローンから分化した PNH 型赤血球は，感染症などで活性化した補体の攻撃を受け血管内溶血をきたす．この補体介在性の血管内溶血とヘモグロビン尿，血栓症，骨髄不全を3大症状とするが，これら症状の程度と臨床像は症例ごとにさまざまである．3大症状以外にも，腹痛，嚥下障害，男性機能不全などの多彩な症状を示す．溶血により血漿中に放出された遊離ヘモグロビンが，nitric oxide（NO）を強力に捕縛し，NO の作用を阻害する結果，上記症状を誘発すると理解される[2]．

2 PNH の治療 （図 1-8）[3]

　PNH の根治療法は造血幹細胞移植であるが，明確な適応基準はない．致死的血栓症や重症造血不全など3大症状の最重症例が適応となってきた．治療の主体はもっぱら3大症状に対する対症療法であるが，ヒト化抗 C5 抗体エクリズマブが PNH 溶血の治療薬として開発され，溶血抑制効果のみならず，血栓症など多くの溶血関連症状を改善することが示され，溶血や血栓症に対して行われていた他の治療法は，減少するであろうし，それらに対する移植の適応も激減していくと考えられる．

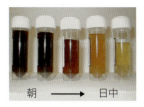 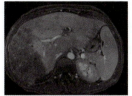 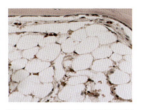

溶血	血栓症	骨髄不全
慢性溶血 　エクリズマブ 　副腎皮質ステロイド 　輸血 　支持療法(葉酸, 鉄剤など) 　経過観察 溶血発作 　原因除去 　副腎皮質ステロイド 　輸血/補液/ハプトグロビン	急性期 　血栓溶解剤(tPA) 　ヘパリン 予防投与 　ワルファリン 血栓症予防・改善効果 　エクリズマブ	再生不良性貧血の治療に 準ずる 　ATG 　シクロスポリン 　蛋白同化ステロイド 　G-CSF 　デフェラシロクス 　経過観察
繰り返す溶血発作 強い慢性溶血	繰り返す血栓症	重度骨髄不全

生命予後に関わる病態

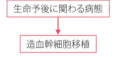

造血幹細胞移植

〔　〕：エクリズマブの登場により今後適応となる患者は限定される

図 1-8 ● PNH の病態別治療方針（フローチャート）
〔発作性夜間ヘモグロビン尿症診療の参照ガイド（平成 28 年度改訂版）[3] より改変〕

3 抗 C5 抗体エクリズマブの効果 (表 1-2)

　エクリズマブは，C5 と結合し，C5 転換酵素の作用を阻害することにより，炎症性メディエータである C5a（アナフィラトキシン）の放出を阻害するとともに，C5b に引き続く膜侵襲複合体（membrane attack complex：MAC）の生成を阻害する[4]．導入後，維持期に入ると，2 週毎の点滴静注を継続する．国内外で 3 つの多施設共同臨床試験が行われ，本邦では 2010 年に上市された[5-8]．顕著な溶血阻止効果により輸血回数が減少し，遊離ヘモグロビンによる NO 吸着に伴う平滑筋攣縮関連の臨床症状（嚥下困難，腹痛，呼吸困難，勃起不全など）も改善した．QOL や生命予後も劇的に改善し，妊娠・出産も検討可能となった．

4 エクリズマブの課題 (表1-2)

A 髄膜炎菌感染症とその対策

エクリズマブ投与を受けている患者は，MAC形成が阻害されているため髄膜炎菌血清殺菌活性が失われ，侵襲的髄膜炎菌疾患のリスクが一般集団よりも1000倍高まると報告されている[9]．髄膜炎菌は，莢膜多糖体の糖鎖の違いにより12血清群に分類され，A，B，C，W，Yの5群が侵襲性疾患を起こす．エクリズマブ開始時には髄膜炎菌に対する4価ワクチン（ACWY）の接種が義務付けられている．その後，B群に対するワクチンの開発が進み，欧米の一部の国ではすでに導入されている．本邦では，髄膜炎菌感染症の発症頻度が低かったことから，保険収載可能なワクチンが存在しなかったが，エクリズマブ投与患者限定で4価ワクチンが承認に至っている．不幸なことに，2例の髄膜炎菌感染症による死亡例が本邦において報告された．髄膜炎菌感染はワクチン接種でも防げない場合があり，高熱が出た場合は髄膜炎菌感染を疑って早急に検査を行い，抗菌薬の投与を検討することが重要である．特に侵襲性髄膜炎菌感染症は，髄膜炎症状を伴わない菌血症として突発的に発症することがあり，発症直後は白血球増多やCRPの上昇もなく，インフルエンザや感冒との鑑別が難しく，24時間以内の早い経過で敗血症により死亡に至る急性劇症型があるため注意が必要である．こういったケースでは，迅速な対応を行っても救命し得ない可能性もあることに留意するとともに，可能な対策を早急に講じる必要が出てきた．

表1-2 ■ エクリズマブの臨床効果と諸問題

臨床効果	副次効果	諸問題
・血管内溶血の抑制 ・貧血改善と輸血量減少 ・疲労（QOL）改善 ・血栓症の予防 ・腎機能の回復 ・平滑筋緊張症状改善 ・生命予後の改善	・ステロイド減量・中止 ・抗凝固療法剤減量・中止 ・鉄剤投与開始 ・蛋白同化ホルモン減量（・中止）	・適応症 ・髄膜炎菌感染症 ・高額医療 ・投与間隔延長 ・妊娠管理 ・効果不良例 　　無効例（不応例） 　　骨髄不全例 　　腎性貧血例 　　血管外溶血顕在化例

44 ● 1章 赤血球系疾患

B 血管外溶血

健常者の赤血球にも一定の確率で C3 が膜表面に結合するが，CD55 により制御されている．一方，CD55 を欠く PNH 型赤血球では C3 は継続的に蓄積していくはずであるが，実際にはエクリズマブ非投与の PNH 型赤血球上に C3 の蓄積は認められない．これは C3 の蓄積が顕在化する前に，MAC 形成により赤血球が破壊されるためと理解される[10]．一方，エクリズマブ投与下の PNH 型赤血球では，MAC 形成を抑制するので，C3 の継続的蓄積を容認し，オプソニン化作用により網内系での血管外溶血をきたす．この現象は，程度の差こそあれ，すべてのエクリズマブ投与患者で起こっている．血管外溶血が顕在化すると，直接 Coombs 試験が陽性となるが，結合抗体を検出しているのではなく，C3 を検出している[11]．

C C5 遺伝子多型によるエクリズマブ不応症

日本人（アジア）固有の C5 遺伝子多型（c.2654G＞A，p.Arg885Cys）により，C5 活性は保持されているものの，エクリズマブの結合を阻害するため，不応性を示す症例が本邦の 3〜4％ に見いだされた[12]．2 名の患者は不幸にも，合併症により亡くなられ，残りの患者も，病状が進行し重篤な状態にさいなまれており，新規治療薬の開発が望まれる．

未来への展望

1 新規治療薬の開発 （図 1-9[13]，表 1-3）

エクリズマブは 2 週毎の点滴注射を生涯にわたって続けるのが原則である．治療により QOL が向上し，活動性が増したこともあり，投与間隔の延長を望む声は患者共通の要望でもある．抗体のリサイクリング技術が開発され，投与間隔の延長が可能となってきた．リサイクリング抗体は，酸性条件下で抗原から抗体が遊離しやすいように分子設計することで，1 分子の抗体が繰り返し抗原に結合できるようにデザインされた抗体である[14]．抗原が C5 のように可溶性の場合，抗原に結合した抗体の一部はライソソームに移行し，蛋白質分解酵素によって分解されるものの，多くは複合体の状態で胎児性 Fc 受容体（FcRn）に結合して，再び血液中に汲み出されるので，抗原の作用を効率的に阻害するためには大量の抗体を必要

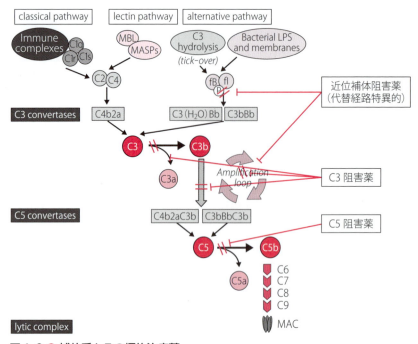

図 1-9 ● 補体系とその標的治療薬
(Risitano AM, et al. Semin Immunol. 2016; 28: 223-40[13]) より改変)

とする.一方,リサイクリング抗体は,一度抗原に結合した抗体から,抗原が pH 依存的に解離するため,抗原のみがライソソームに移行・分解され,抗体は何度も血液中の別の抗原に結合することができる.本技術を用いることにより,これまでと同等の効果を維持しながら,2週毎の投与から最大2カ月に1回の投与が可能となった[15, 16].ラブリズマブは,エクリズマブと同じ C5 結合エピトープを有するので,C5 遺伝子多型によるエクリズマブ不応例には無効であるが,中外/ロシュにより開発された C5 リサイクル抗体(SKY59)やノバルティスの抗 C5 抗体 LFG316 は有効であることが示されている.

エクリズマブよりさらに上流の補体経路を抑制すれば,MAC 形成のみならず,C3 の PNH 型赤血球への蓄積を抑制し,血管内,血管外の溶血を阻止できると考えられる.C3 阻害薬として Apellis 社により開発された APL-2 は,C3 および C3b に特異的に結合し,補体活性化の3つの経路を

表 1-3 ■ PNH 新規抗補体薬開発の動向と検討項目

現在進行中の臨床試験
・PNH 患者を対象とした抗 C5 モノクローナル抗体 LFG316 の有効性，安全性および薬物動態を評価する非盲検 Proof of Concept 試験（ノバルティス）
・補体阻害剤治療未経験の成人 PNH 患者を対象としたランダム化，非盲検，エクリズマブを対照薬とする ALXN1210 の第Ⅲ相実薬対照試験（アレクシオン）
・エクリズマブ使用経験のある成人 PNH 患者を対象としたランダム化，非盲検，エクリズマブを対照薬とする ALXN1210 の第Ⅲ相実薬対照試験（アレクシオン）
・健康成人および PNH 患者を対象とした RO7112689 の安全性，有効，薬物動態および薬力学を評価する第Ⅰ/Ⅱ相臨床試験（中外／ロシュ）
・Pegasus（APL2-302）：エクリズマブによる治療にもかかわらず，Hb レベルが＜10.5 g／dL である PNH 患者を対象とした APL-2 治療の有効性と安全性を評価する第Ⅲ相臨床試験（アペリス）

新規抗補体薬開発上の検討課題	
delivery	点滴，皮下注射，経口
interval	2 週間おき→数カ月毎
cost	抗体薬→低分子蛋白質→核酸
side effects	血管外溶血（C3 阻害薬 ＜ C5 阻害薬）
	感染症リスク（C3 阻害薬 ＞ C5 阻害薬）

効果的に遮断する，ポリエチレングリコール（PEG）ポリマーにコンジュゲートした合成環状ペプチドである．

　また，Factor D は，第 2 経路において C3b に結合している Factor B を Bb に変換することで，C3 転換酵素である C3bBb を生成するセリンプロテアーゼである．この酵素活性を阻害する経口薬として，Achillion 社による ACH-4471 が臨床開発途上にある[17]．補体の 3 つの活性化経路（古典経路，第 2 経路，レクチン経路）のすべてが C3 で合流することから，C3 レベルでの補体経路抑制は，感染症リスクが増大する可能性が懸念され，今後検証していく必要がある．

2　今後の展望

　PNH 溶血の治療薬としてエクリズマブが開発され，PNH 患者の QOL は一変した．エクリズマブは，忍容性も良好で，非常に使いやすい薬剤であるが，髄膜炎菌感染症，血管外溶血，不応症などの直面する課題も少なくない．現在，多数の新規抗補体薬が開発途上にあるが，投与法（点滴，皮下注射，経口など）や投与間隔などの利便性，価格面（抗体医薬，低分子

E　発作性夜間ヘモグロビン尿症　47

蛋白，核酸医薬など），有効性，安全性，利便性，費用対効果などの観点から，最良の治療薬が選別されていくものと期待される．

■文献

1) Parker C, Omine M, Richards S, et al. Diagnosis and management of paroxysmal nocturnal hemoglobinuria. Blood. 2005; 106: 3699-709.

2) Rother RP, Bell L, Hillmen P, et al. The clinical sequelae of intravascular hemolysis and extracellular plasma hemoglobin: a novel mechanism of human disease. JAMA. 2005; 293: 1653-62.

3) 荒井俊也（研究代表者）．厚生労働科学研究補助金 難治性疾患克服研究事業 特発性造血障害に関する調査研究班．発作性夜間ヘモグロビン尿症診療の参照ガイド（平成 28 年度改訂版）．(http://zoketsushogaihan.com/file/guideline_H28/05.pdf)

4) Rother RP, Rollins SA, Mojcik CF, et al. Discovery and development of the complement inhibitor eculizumab for the treatment of paroxysmal nocturnal hemoglobinuria. Nat Biotechnol. 2007; 25: 1256-64.

5) Hillmen P, Young NS, Schubert J, et al. The complement inhibitor eculizumab in paroxysmal nocturnal hemoglobinuria. N Engl J Med. 2006; 355: 1233-43.

6) Brodsky RA, Young NS, Antonioli E, et al. Multicenter phase 3 study of the complement inhibitor eculizumab for the treatment of patients with paroxysmal nocturnal hemoglobinuria. Blood. 2008; 111: 1840-7.

7) Kanakura Y, Ohyashiki K, Shichishima T, et al. Safety and efficacy of the terminal complement inhibitor eculizumab in Japanese patients with paroxysmal nocturnal hemoglobinuria: the AEGIS clinical trial. Int J Hematol. 2011; 93: 36-46.

8) Kanakura Y, Ohyashiki K, Shichishima T, et al. Long-term efficacy and safety of eculizumab in Japanese patients with PNH: AEGIS trial. Int J Hematol. 2013; 98: 406-16.

9) McNamara LA, Topaz N, Wang X, et al. High risk for invasive meningococcal disease among patients receiving eculizumab (soliris) despite receipt of meningococcal vaccine. MMWR Morb Mortal Wkly Rep. 2017; 66: 734-7.

10) Luzzatto L, Risitano AM, Notaro R. Paroxysmal nocturnal hemoglobinuria and eculizumab. Haematologica. 2010; 95: 523-6.

11) Risitano AM, Notaro R, Marando L, et al. Complement fraction 3 binding on erythrocytes as additional mechanism of disease in paroxysmal nocturnal hemoglobinuria patients treated by eculizumab. Blood. 2009; 113: 4094-100.

12) Nishimura J, Yamamoto M, Hayashi S, et al. Genetic variants in C5 and poor response to eculizumab. N Engl J Med. 2014; 370: 632-9.

13) Risitano AM, Marotta S. Therapeutic complement inhibition in complement-mediated hemolytic anemias: Past, present and future. Semin Immunol. 2016; 28: 223-40.

14) Igawa T, Ishii S, Tachibana T, et al. Antibody recycling by engineered pH-dependent antigen binding improves the duration of antigen neutralization. Nature Biotechnol. 2010; 28: 1203-7.

15) Lee JW, Sicre de Fontbrune F, Wong Lee Lee L, et al. Ravulizumab (ALXN1210) vs eculizumab in adult patients with PNH naive to complement inhibitors: the 301 study. Blood. 2019; 133: 530-9.

16) Kulasekararaj AG, Hill A, Rottinghaus ST, et al. Ravulizumab (ALXN1210) vs eculizumab in C5-inhibitor-experienced adult patients with PNH: the 302 study. Blood. 2019; 133: 540-9.

17) Yuan X, Gavriilaki E, Thanassi JA, et al. Small-molecule factor D inhibitors selectively block the alternative pathway of complement in paroxysmal nocturnal hemoglobinuria and atypical hemolytic uremic syndrome. Haematologica. 2017; 102: 466-75.

〈西村純一〉

1章　赤血球系疾患

F　遺伝性球状赤血球症とサラセミア

1　遺伝性球状赤血球症

A　病態

　先天性赤血球膜異常に起因する溶血性疾患群を赤血球膜異常症と呼び，その頻度はわが国の先天性溶血性疾患の約70％を占めている．このうち，赤血球膜蛋白の異常に関連した疾患は，その疾患特有の赤血球形態異常をもとに分類されてきた．最も頻度が高い疾患が，遺伝性球状赤血球症（hereditary spherocytosis: HS）であり，赤血球膜骨格と膜脂質とを連結する役割をなしている蛋白群に異常を認める（主に蛋白発現量の減少に由来）．責任遺伝子は*ANK1*，*SPTA1*，*SPTB*，*EPB42*，*SLC4A1*であり，遺伝形式は基本的に常染色体優性を示す[1]．

　原因となる膜蛋白異常の種類により臨床的には5つに分類される．spherocytosis, type 1はankyrin-1，spherocytosis, type 2はβ-spectrin，spherocytosis, type3はα-spectrin，spherocytosis, type 4はband 3，spherocytosis, type 5はprotein 4.2である[2]．このうちspherocytosis, type 5は，中等度の非代償性溶血性貧血を呈し，有口赤血球が主体で楕円赤血球が10～30％程度混在したovalostomatocytosisを呈する症例が多い．よって純粋に赤血球形態のみで臨床診断すると，HSとは判定しがたいので注意を要する．また，日本人ではspherocytosis, type 1とspherocytosis, type 4がよくみられるが，type 1の方が典型的なHSの臨床像（常染色体優性遺伝形式）を呈し，貧血の程度が強く，網赤血球数もより高値を示す重症例が多いと報告されている[3]．

B　誤診しやすい疾患とその鑑別のポイント

1. Coombs陰性温式自己免疫性溶血性貧血

　直接Coombs試験陰性の溶血性貧血で，末梢血に球状赤血球を認めた場合に鑑別にあがる．ただし，HSとは異なり赤血球結合IgG量高値および赤血球EMA（eosin-5-maleimide）結合能正常を示すことから鑑別が可能である．決

50 ● 1章　赤血球系疾患

して，家族歴，発症年齢だけで判断するべきではない．赤血球 EMA 結合能とは，赤血球膜蛋白 band 3 に結合する蛍光色素である EMA を用いてフローサイトメトリー解析し，band 3 を定量化する方法である．HS 赤血球では膜成分を失い球状化する過程で band 3 蛋白が減少しているため，膜蛋白異常の種類にかかわらず，HS であれば赤血球 EMA 結合能は低下する[4]．なお，先天性疾患である HS が診断されずに，偶然に後天性の自己免疫性溶血性貧血を併発してから初めて，先天性溶血性貧血の存在に気づくことがある．自己免疫性溶血性貧血に対する免疫抑制療法中に溶血所見が改善しない場合は，HS が基礎疾患にある可能性を一度は検索しておくことをお勧めする．

2．脱水型遺伝性有口赤血球症

2014 年以降の 5 年間で，赤血球膜異常症が疑われ実際に当科外来を紹介受診された患者は 23 例あり（検体検査のみは除外），年齢は 7 歳から 76 歳までと様々であった．最終診断は HS が 17 例と 74％を占め，遺伝性有口赤血球症が 4 例（17％）と続き，遺伝性楕円赤血球症が 2 例（9％）であった．このように遺伝性有口赤血球症は決してまれではなく，特に脱水型遺伝性有口赤血球症（dehydrated hereditary stomatocytosis：DHSt）は，MCHC 高値となるため，しばしば HS と誤診する場合がある．注意すべきは DHSt のなかに赤血球膜脂質異常を伴う遺伝性赤血球膜ホスファチジルコリン溶血性貧血（hereditary high red cell membrane phosphatidylcholine hemolytic anemia：HPCHA）が含まれており，この病型は脾摘により貧血の増悪を招き，脾摘後に血栓症のリスクを高めてしまうため，脾摘前に必ず除外診断をしておかなくてはならない[5]．臨床的には，赤血球浸透圧抵抗増強を示すことが鑑別のポイントである．

C 治療

基本的には慢性の経過をとり，本疾患自体の生命予後は良好であるが，長年にわたる黄疸の持続の結果，胆石症の合併やさらにこれに起因する胆道感染症や肝障害が問題となることがある．溶血に対する唯一の治療は脾臓摘出術である．脾摘により赤血球の形態は改善できないが貧血は改善する．脾摘の適応は高度の貧血，臨床症状を伴う胆石症の併発などから総合的に判断する．脾摘の効果は顕著である．術後 1〜2 日で黄疸の消失，網赤血球数の正常化，間接ビリルビンの正常化があり，術後 2 カ月で赤血球数の正常化をみる．著効 68.8％，有効 16.9％で計 85.7％に及ぶ．胆石があり胆囊摘出術が必要な場合

表 1-4 ■ 遺伝性球状赤血球症の臨床的重症度分類と脾摘の適応

	軽症	中等症	中等度〜重症	重症
ヘモグロビン（g/dL）	正常	>8.0	6.0〜8.0	<6.0
網赤血球（%）	<6.0	>6.0	>10.0	>10.0
総ビリルビン（mg/dL）	1.0〜2.0	>2.0	>2.0〜3.0	>3.0
赤血球浸透圧抵抗 　新鮮血 　24時間孵置血	 正常〜軽度減弱 減弱	 減弱 減弱	 減弱 減弱	 減弱 減弱
輸血の必要性（回数）	0〜1	0〜2	>2	定期的
脾摘の必要性	-〜±	±〜+	+（5歳以降）	+（2〜3歳以降）

(Perrotta S, et al. Lancet. 2008; 372: 1411-26[6]), Eber S, et al. Semin Hematol. 2004; 41: 118-41[7]) より改変)

は脾摘と同時に行う.

　表 1-4 に, HS の臨床的重症度分類と脾摘の適応をまとめた[6,7]. この表を用いて, 脾摘の適応を考える場合, 重要な注意点がある. ヘモグロビンと網赤血球からみた重症度よりも, 総ビリルビンからみた重症度が大きく上回る症例の解釈である. 我々の経験では, ほとんどが Gilbert 症候群を偶然合併しているために, 総ビリルビンが HS の溶血から考えられる想定値よりも高値となっている症例である. Gilbert 症候群は軽症の遺伝性非抱合型高ビリルビン血症で, ビリルビン UDP-グルクロン酸転移酵素遺伝子（*UGT1A1*）の変異により生じる. 人口の 3〜7% と最も多い代謝性疾患であるため, 様々な疾患や病態との合併がありうる[8]. HS に Gilbert 症候群が合併すると著しい高ビリルビン血症を呈し, 胆石の発症リスクが上昇する. よって HS 患者で溶血の程度に比し著しい高ビリルビン血症を示す場合は, Gilbert 症候群の合併を疑うべきである.

2 サラセミア

A 病態

　サラセミアとは, 血色素（ヘモグロビン: Hb）を構成する一方のグロビン鎖のみの産生低下によって α/β 合成比がアンバランスとなるために引き起こされる遺伝性疾患で, 重症の場合は溶血性貧血をきたす. α グロビン鎖の産生減少を α サラセミア, β グロビン鎖の場合を β サラセミアという. α サラセミ

アは広範囲な遺伝子欠失，βサラセミアは数塩基の挿入/欠失または点突然変異が多い．

日本人では，βサラセミアが1,000人に1人，αサラセミアが約3,500人に1人であり，頻度は意外に多い[9]．表現（臨床）型は，無症候性（Hb正常），軽症型（Hb 9〜14 g/dL），中間型（Hb 4〜9 g/dL），重症型（Hb 2〜4 g/dL）に大別される．日本人の多くを占める軽症型はヘテロ接合体であるため問題はないが，このヘテロ接合体同士が結婚する場合は，1/4の確率で重症型サラセミアが生まれることに留意する．また，東南アジアなどからの人口流入により，症状を有する中間型，重症型が国内でも増加している．

2014年以降の5年間で，Mentzer Index（MCV/RBC）が著しく低下した小球性赤血球症としてサラセミアが疑われ，実際に当科外来を紹介受診された患者は18例であった．年齢は16歳から65歳までにわたり，最終診断はαサラセミアが8例（日本人5例，ベトナム人3例），βサラセミアが10例（日本人8例，中国人2例）であった．いずれも軽症型であり，治療を必要とした症例は認められなかった．

B 治療

サラセミアの治療方針は，軽症型に対しては基本的に無治療であり，不必要な治療（鉄剤投与）を避けるべきである．ただし軽症型であっても，女性の場合には，妊娠中に異常な程度で貧血が増悪することがある．この場合でも一般的には通常分娩が望め，出産を終えると元の状態に戻る．

重症型βサラセミアは定期的赤血球製剤輸血と鉄キレート療法（経口除鉄剤）が必要である．一般的には，維持Hbの目標値の目安は9g/dLとされるが，鉄キレート療法を併用したうえで目標値を過剰ともいえる10〜11 g/dL以上に維持することで予後の改善が期待される．

未来への展望

遺伝性球状赤血球症，サラセミアはともに日常診療では軽症型が多く，その治療法も，無治療で経過観察する点において一点の曇りもない．ここでは，それぞれの重症型の治療について，今後の方向性を論じたい．

1 遺伝性球状赤血球症に対する部分脾臓摘出術

　HSに対する脾摘には，利点だけではなく，その欠点について熟知しておく必要がある[10,11]．まず脾摘後には肺炎球菌など莢膜をもつ細菌による重篤な感染症（敗血症）を引き起こす可能性があり，特に小児においては摘脾後最初の数年間にリスクが高い．よって成人を含めて，脾摘術前に肺炎球菌やインフルエンザ菌B型（Hib）に対するワクチン接種を行うことが推奨される．次に重要な脾摘によるリスクは，脾摘患者が40歳以上になると動脈硬化性病変の合併症（脳卒中，心筋梗塞）の相対危険度が増加することである[11]．

　表1-4に示した重症型は，輸血依存性でヘモグロビン6g/dLを維持できない症例であり，遺伝形式は主に常染色体劣性遺伝とされる．2～3歳以降で脾摘が必要になる場合が多いが，このような症例を中心に欧米では，脾機能を温存することを重視し，部分脾臓摘出術が選択されることがある（図1-10）[10,12]．2～3歳以降の小児において有益な術式であり，将来国内でも検討されるべきである．ただし，脾臓が再腫大して最終的に脾全摘術が施行される場合や，術後5年以降にビリルビン値が術前値に復し胆嚢摘出術を余儀なくされる可能性もある[13]．

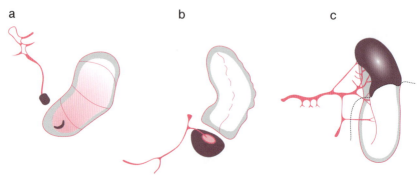

図1-10 ● 部分脾臓摘出術の模式図
a: near-total splenectomy（開腹術）
b: 脾臓下極の温存術（開腹術あるいは腹腔鏡下）
c: 脾臓上極の温存術（腹腔鏡下）
(和田秀穂. 遺伝性球状赤血球症. In: 金倉　譲, 他編. 新戦略による貧血治療. 東京: 中山書店; 2014. p.99-105)[12]

2 重症型サラセミアに対する遺伝子治療[2)]

αサラセミア重症型である Hb Bart's は，非常に酸素親和性が高く，重症の低酸素症をきたし，死産ないしは生後 1 時間以内に死亡することが多い．βサラセミア重症型は，生後数カ月ごろから貧血が顕著となり，以後進行性に増強する．大部分の例は 30 歳までに主として感染症や心合併症で死亡する．よって生まれてくる重症型サラセミアの多くは重症型βサラセミア（β thalassemia major：TM）であり，ホモ接合体発生の抑制の目的でキャリアスクリーニング，カウンセリング，出生前診断などの予防プロジェクトが重要である[14)]．TM の標準的な治療は輸血−鉄キレート療法であるが，輸血依存が重度であると，根治療法として同種造血幹細胞移植，あるいは遺伝子治療として遺伝子改変された自家造血幹細胞の自家移植が考慮される[15)]．

2018 年，重症型βサラセミア患者 22 例を対象とした遺伝子治療の安全性と有効性を検討した第Ⅰ/Ⅱ相試験の中間解析結果が報告された[16)]．患者年齢は 12〜35 歳で，内訳は最重症のβ^0/β^0遺伝子型あるいは IVS1−110変異の 2 コピー保有者が 9 例，やや重症度が低い非β^0/β^0遺伝子型が 13例である．この 22 例の患者に対して G−CSF 製剤と plerixafor を用いて自家末梢血幹細胞を動員し，採取した CD34 陽性細胞に体外で T87Q アミノ酸置換を有する成人ヘモグロビン（HbA^{T87Q}）をコードする LentiGlobin BB305 ベクターを用いて遺伝子導入を行い，静注ブスルファンを用いた骨髄破壊的前処置後に自家移植をしている．この遺伝子治療によって，非β^0/β^0遺伝子型 13 例では観察期間中央値 26 カ月の時点で，HbA^{T87Q}濃度の中央値は 6.0 g/dL（範囲 3.4〜10.0 g/dL）を示し，総ヘモグロビン濃度の中央値は 11.2 g/dL（同 8.2〜13.7 g/dL）まで改善している．また，最重症であるβ^0/β^0遺伝子型あるいは IVS1−110 変異を 2 コピー保有する 9例のうち，3 例が輸血非依存性に改善し，残りの 6 例も年間輸血量の中央値が 73％減少したと報告されている[16)]．重篤な治療関連有害事象は認められず，HLA 一致ドナーの不足という同種造血幹細胞移植の最大の制約を克服できる治療法として，さらにはサラセミアの治癒療法として，同様の遺伝子治療が国内においても必要とする患者に適応されることが期待される．

■文献

1) Yawata Y. Composition of normal red cell membranes. In: Yawata Y, editors. Cell Membrane: The red blood cell as a model. Darmstadt: Wiley-VCH; 2003. p. 27-46.

2) 和田秀穂, 末盛晋一郎. 赤血球膜異常症とサラセミア. 臨床血液. 2019; 60: 423-32.

3) Nakanishi H, Kanzaki A, Yawata A, et al. Ankyrin gene mutations in Japanese patients with hereditary spherocytosis. Int J Hematol. 2001; 73: 54-63.

4) Suemori S, Wada H, Nakanishi H, et al. Analysis of hereditary elliptocytosis with decreased binding of eosin-5-maleimide to red blood cells. BioMed Res Int. 2015; 4518612015.

5) Otsuka A, Sugihara T, Yawata Y. No beneficial effect of splenectomy in hereditary high red cell membrane phosphatidylcholine hemolytic anemia: clinical and membrane studies of 20 patients. Am J Hematol. 1990; 34: 8-14.

6) Perrotta S, Gallagher PG, Mohandas N. Hereditary spherocytosis. Lancet. 2008; 372: 1411-26.

7) Eber S, Lux SE. Hereditary spherocytosis — defects in proteins that connect the membrane skeleton to the lipid bilayer. Semin Hematol. 2004; 41: 118-41.

8) 丸尾良浩, 太田　茂. Gilbert 症候群と血液疾患. 日小血会誌. 2004; 18: 601-8.

9) 山城安啓, 服部幸夫. 日本におけるヘモグロビン異常症—その特徴と諸外国との比較—. 臨床血液. 2015; 56: 752-9.

10) Casale M, Perrotta S. Splenectomy for hereditary spherocytosis: complete, partial or not at all? Expert Rev Hematol. 2011; 4: 627-35.

11) Schilling RF. Risks and benefits of splenectomy versus no splenectomy for hereditary spherocytosis – a personal view. Brit J Haematol. 2009; 145: 728-32.

12) 和田秀穂. 遺伝性球状赤血球症. In: 金倉　譲, 他編. 新戦略による貧血治療. 東京: 中山書店; 2014. p.99-105.

13) Buesing KL, Tracy ET, Kiernan C, et al. Partial splenectomy for hereditary spherocytosis: a multi-institutional review. J Pediatr Surg. 2011; 46: 178-83.

14) Cao A, Kan YW. The prevention of thalassemia. Cold Spring Harb Perspect Med. 2013; 3: a011775.

15) Srivastaval A, Shaji RV. Cure for thalassemia major -from allogeneic hematopoietic stem cell transplantation to gene therapy. Haematologica. 2017; 102: 214-23.

16) Thompson AA, Walters MC, Kwiatkowski J, et al. Gene therapy in patients with transfusion-dependent β-thalassemia. N Engl J Med. 2018; 378: 1479-93.

〈和田秀穂〉

1章 赤血球系疾患

G 腎性貧血

1 腎EPO産生細胞：REP細胞

腎性貧血とは，慢性腎臓病により腎のエリスロポエチン（EPO）産生細胞がEPOを産生できなくなった病態と定義される．EPOは胎生期では肝臓で産生され，急速に成長する胎児に必要な沢山の赤血球を産生するためにパラクライン効果で機能しているが，造血の場が骨髄に移行した出生後は，主たるEPO産生臓器は肝臓から腎臓に切り替わる．出生後の肝臓は，もはや，成体の造血を支えられるほどのEPOを産生できない．

異質の細胞集団からなる腎臓のどの細胞からEPOが産生されるかについては長らく謎であった．EPO遺伝子の発現を再現できるレポーターマウスの解析により，腎皮質の尿細管間質で，尿細管周囲の毛細血管に巻き付くように存在する線維芽細胞がEPO産生（REP: renal EPO producing）細胞であることが確認された[1,2]．

REP細胞は低酸素を感知してEPOを産生する．しかし，腎皮質に存在するすべてのREP細胞が一様にEPOを産生するのではなく，盛んにEPOを産生しているREP細胞とEPO産生を休止しているREP細胞が混在していることがレポーターマウスの解析から明らかにされた[1,3]．活性化しているREP細胞は，近位尿細管がNaの再吸収を盛んに行うために酸素分圧が低下しやすい皮髄境界部に集簇している[3,4]．この活性化しているREP細胞の数は，ヘマトクリット数値に逆相関して増加する．つまり，通常はEPO産生を休止しているREP細胞が次々と活性化することで，動物個体は低酸素に応答したEPO産生を調整していると結論づけられる．健常な状態では，ごく僅かな数のREP細胞から微量のEPOが産生されていれば十分であるが，急いで赤血球を産生しなければならない貧血病態では，その貧血の程度に応じた数のREP細胞を活性化して，相応のEPOを産生する．REP細胞のオン・オフがどのように調整されているのかはさらなる解析が必要であるが，腎臓がEPO産生予備能力を高く維持することで，貧血病態に応じて必要なEPOを即時に産生

することが可能となっている.

2 REP 細胞の性質: 可逆的と非可逆的形質転換と EPO 産生

慢性腎臓病の進行に伴って腎臓の線維化が見られることは周知であるが, この線維化の正体が, 障害を被った REP 細胞が筋線維芽細胞に形質転換することで生じることがわかってきた[5,6]. 障害を受けた REP 細胞は, 筋線維芽細胞の形質を獲得すると同時に EPO 産生能を失っていく.

この障害を受けて EPO 産生能を失った REP 細胞は, 早期にその障害を解除すれば再び EPO 産生能を回復できるが, ある一線を越えて障害が持続すると, たとえその障害を解除しても二度と EPO を産生できなくなる[5]. 慢性腎不全の腎臓では可逆的な障害を受けた REP 細胞と非可逆的に形質転換している REP 細胞が混在していると考えられるが, いずれも EPO を産生することができないため腎性貧血が発症する. 前述したように, 実際にはごく僅かな REP 細胞が EPO を産生していれば貧血は回避できるので, 腎障害の程度を軽減させて一部の REP 細胞を再び活性化 REP に回復できれば, 理論的には腎性貧血は治療できると考えられる. 尿毒素が EPO 産生を抑制しているという報告もあり, 実際, EPO 産生細胞に直接働いて EPO 産生を抑制する尿毒素を[7], 長時間透析によってより多く除去することで貧血が軽減されることは, 臨床的にはよく経験されている.

3 腎性貧血の治療: EPO の補充療法

EPO 研究の歴史の上に築かれた組換え EPO 製剤の登場が慢性腎不全患者の予後を大きく改善したのはいうまでもない[8]. EPO 製剤は, 健常な骨髄造血機能を持つにもかかわらず造血ができない腎性貧血患者にとって画期的な治療薬であり, 現在の標準治療として用いられている.

世界で初めて組換え EPO 製剤が発売されたのは 1989 年で, *EPO* 遺伝子を導入した CHO (Chinese hamster ovary) 細胞を培養し, 産生される EPO 蛋白質を精製して生産した. 組換え EPO 製剤は, 内在性 EPO と同一のアミノ酸配列やジスルフィド結合を持つが, 培養細胞中で生じる糖鎖修飾が天然 EPO とは相異していることがわかっている. 持久力の向上を目的としたドーピングに組換え EPO 製剤が用いられることが問題となっているが, ドーピング検査ではこの糖鎖修飾の違いを検出している.

58 ● 1章　赤血球系疾患

貧血の是正は，単に貧血病態の改善のみならず，腎保護や心血管合併症など
の慢性腎不全患者の種々の病態の改善に繋がっている．しかし，確実な貧血改
善効果を得るにはEPO製剤を週に2から3回程度投与しなければならないう
え，投与経路は皮下または静脈内に限られているので，透析開始前の貧血には
投与がむずかしいという欠点があった．そこで，現在は，アミノ酸配列の改変
や，ポリエチレングリコール成分の付与などの化学修飾を行うことで，体内貯
留時間が長く，持続的に造血効果が得られる持続型のEPO製剤も開発され，
透析開始前の腎性貧血患者にも適応されるようになっている．

未来への展望

1 経口腎性貧血治療薬: PHD阻害薬

EPO遺伝子は，HIF（hypoxia-inducible factor）による転写制御を受け
て発現が調節されている．HIFは，恒常的に発現しているβサブユニット
と，低酸素環境で安定化するαサブユニット（HIFα）から構成される．
通常酸素濃度の環境では，HIFαはPHD（prolyl hydroxylase）の作用によ
り水酸化修飾を受け，その水酸基を指標にVHL（von Hippel-Lindau）蛋
白質を含む複合体によりユビキチン化され，プロテアソームで分解されて
いる．一方，低酸素下では，その活性に酸素を必要とするPHDの機能が
不十分なため，HIFαは分解から逃れて安定化し，細胞内に蓄積して種々
の標的遺伝子の発現を制御している．

近年，HIFαの安定化を目的としたPHD阻害薬が，皮下または静脈投与
でのみ投与可能な組換えEPO製剤に取って代わる，経口投与可能な腎性
貧血治療薬として注目を浴びている．日本では，現在，5種（roxadustat,
daprodustat, vadadustat, molidustat, enarodustat）の低分子化合物の
第III相臨床試験が行われており，これらの第II相臨床試験において期待通
り生理的範囲の血中EPO濃度を達成し，赤血球産生を適切にコントロー
ルできることが示唆されているとの報告がある[9]．

腎性貧血では，あらゆる臓器や細胞が低酸素にさらされており，HIFα
はすでに蓄積していることが予想される．肝臓やREP細胞でも例外では
ないが，成体肝臓におけるEPO産生能は補助的なものでしかなく，一方，
REP細胞は線維化変化のためにEPOが産生できない．では，PHD阻害薬

はどのような機序で働いているのであろうか. 腎切除した患者では PHD 阻害薬の効果が弱いという報告があり[10], また, 遺伝的に PHD2 を欠失させて大過剰の HIFαを蓄積させれば, 筋線維芽細胞に形質転換した REP 細胞でも EPO を産生できる[11] ことから, PHD 阻害薬は, 肝臓からではなく, REP 細胞に低酸素で生理的に蓄積する量以上の HIFαを蓄積させることで EPO を誘導していると考えられている.

　HIF は EPO のみならず, 糖代謝や鉄代謝, 血管新生に関わる低酸素誘導的な遺伝子発現を制御している. HIFαには HIF1α, HIF2α, HIF3αの 3 つのアイソフォームが存在し, また, PHD にも PHD1, PHD2, PHD3 の 3 つのアイソフォームが知られている. 腎臓での EPO 発現制御には PHD2 および HIF2αの分子経路が特異的に制御していることがわかっている[12]. 一方, HIF1αは, 種々の細胞に遍在して解糖系などのような細胞機能に関わる低酸素応答遺伝子の発現制御に関与している. したがって, PHD 阻害薬は, 障害腎の腎保護作用や体内の鉄利用効果を高めることによる造血促進作用も期待できる一方で, 血管性腫瘍の発症や血管新生を介した悪性腫瘍の生育促進などの可能性も指摘されている. また, PHD 阻害薬は HIF 活性化を介した肺動脈性肺高血圧症発症に関与する可能性も危惧されている[13]. 全身性の HIF の安定化は, その他予期せぬ副産物を生じることが十分に予想されるが,「経口可能な造血薬」としての期待も大きく, 実験的また臨床的な研究の蓄積が待ち望まれている.

2 腎臓以外から EPO を誘導する: GATA 阻害薬

　EPO 遺伝子は低酸素応答性のみならず, 強い組織特異性を有している. この組織特異性には, *EPO* 遺伝子上の限られた制御領域が関与していることが, 近年の解析からわかってきた (図 1-11). 胎児肝臓での *EPO* 遺伝子発現制御には, *EPO* 遺伝子の 3' 近傍に存在する HIF 結合配列が必須であるが, 腎臓での発現に同領域は必須ではなく, *EPO* 遺伝子の転写開始点から上流の広範な領域に存在する複数の領域が協調して働いている[14, 15]. 一方, 通常 EPO 産生を行わない一部の上皮系細胞においては, GATA 転写因子が, *EPO* 遺伝子転写開始点直上流の GATA 因子結合配列を介して *EPO* 遺伝子の活性化を恒常的に抑制していることが報告された[16].

　筆者らは, 異所臓器からの EPO 産生の可能性に着眼して化合物ライブ

60　● 1 章　赤血球系疾患

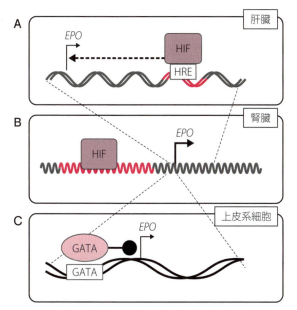

図 1-11 ● EPO 遺伝子発現制御の組織特異

A: 胎児肝臓での EPO 遺伝子発現制御．EPO 遺伝子の 3' 近傍に存在する HIF 結合配列が必須であるが，この領域は腎臓での発現には必要ない．
B: 腎臓での EPO 遺伝子発現制御．EPO 遺伝子の転写開始点から上流の広範な領域に存在する複数の領域が協調して働いている．
C: 上皮系細胞での恒常的 EPO 遺伝子抑制．GATA 転写因子が，EPO 遺伝子転写開始点直上流の GATA 因子結合配列を介して EPO 遺伝子の活性化を抑制している．この抑制を解除すれば，EPO 遺伝子発現を誘導できる．
HIF：低酸素誘導因子，HRE：低酸素応答性領域

ラリースクリーニングを行い，上皮細胞から低酸素非応答的に EPO 遺伝子発現を誘導できる化合物が存在していることを見いだした[16,17]．治療薬としての実現性には依然としてほど遠いが，障害のない上皮細胞からの異所性 EPO 誘導は，腎からの EPO 産生を期待できない腎性貧血患者において新たな治療戦略となりうる可能性がある．

■文献

1) Obara N, Suzuki N, Kim K, et al. Repression via the GATA box is essential for tissue-specific erythropoietin gene expression. Blood. 2008; 111: 5223-32.
2) Pan X, Suzuki N, Hirano I, et al. Isolation and characterization of renal erythropoietin-producing cells from genetically produced anemia mice. PLoS One.

2011; 6: e25839.

3) Suzuki N, Obara N, Yamamoto M. Use of gene-manipulated mice in the study of erythropoietin gene expression. Methods Enzymol. 2007; 435: 157-77.

4) Brezis M, Rosen S. Hypoxia of the renal medulla—its implications for disease. N Engl J Med. 1995; 332: 647-55.

5) Souma T, Yamazaki S, Moriguchi T, et al. Plasticity of renal erythropoietin-producing cells governs fibrosis. J Am Soc Nephrol. 2013; 24: 1599-616.

6) Asada N, Takase M, Nakamura J, et al. Dysfunction of fibroblasts of extrarenal origin underlies renal fibrosis and renal anemia in mice. J Clin Invest. 2011; 121: 3981-90.

7) Chiang CK, Tanaka T, Inagi R, et al. Indoxyl sulfate, a representative uremic toxin, suppresses erythropoietin production in a HIF-dependent manner. Lab Invest. 2011; 91: 1564-71.

8) 河北　誠, 宮家隆次. エリスロポエチン物語―純化の歩みと遺伝子クローニングへの道のり―. 臨床血液. 2013; 54: 1615-24.

9) Sakashita M, Tanaka T, Nangaku M. Hypoxia-inducible factor-prolyl hydroxylase domain inhibitors to treat anemia in chronic kidney disease. Contrib Nephrol. 2019; 198: 112-23.

10) Bernhardt WM, Wiesener MS, Scigalla P, et al. Inhibition of prolyl hydroxylases increases erythropoietin production in ESRD. J Am Soc Nephrol. 2010; 21: 2151-6.

11) Souma T, Nezu M, Nakano D, et al. Erythropoietin synthesis in renal myofibroblasts is restored by activation of hypoxia signaling. J Am Soc Nephrol. 2016; 27: 428-38.

12) Liu J, Wei Q, Guo C, et al. Hypoxia, HIF, and associated signaling networks in chronic kidney disease. Int J Mol Sci. 2017; 18: ijms18050950.

13) Kapitsinou PP, Rajendran G, Astleford L, et al. The endothelial prolyl-4-hydroxylase domain 2/hypoxia-inducible factor 2 axis regulates pulmonary artery pressure in mice. Mol Cell Biol. 2016; 36: 1584-94.

14) Suzuki N, Obara N, Pan X, et al. Specific contribution of the erythropoietin gene 3' enhancer to hepatic erythropoiesis after late embryonic stages. Mol Cell Biol. 2011; 31: 3896-905.

15) Hirano I, Suzuki N, Yamazaki S, et al. Renal anemia model mouse established by transgenic rescue with an erythropoietin gene lacking kidney-specific regulatory elements. Mol Cell Biol. 2017; 37: e00451-16.

16) Kaneko H, Katoh T, Hirano I, et al. Induction of erythropoietin gene expression in epithelial cells by chemicals identified in GATA inhibitor screenings. Genes Cells. 2017; 22: 939-52.

17) Yu L, Moriguchi T, Kaneko H, et al. Reducing inflammatory cytokine production from renal collecting duct cells by inhibiting GATA2 ameliorates acute kidney injury. Mol Cell Biol. 2017; 37: e00211-17.

〈清水律子〉

2章 骨髄系疾患

急性骨髄性白血病

はじめに

　急性骨髄性白血病（acute myeloid leukemia：AML）に対する標準的治療法は，アントラサイクリン系抗がん薬であるダウノルビシン（DNR）またはイダルビシン（IDR）とシタラビン（Ara-C）の組み合わせによる，いわゆる3&7療法であるが，DNRとAra-Cは1970年代に，IDRは1980年代に開発された薬剤であり，その投与量などの変遷はあるにしても，半世紀近く基本的な治療薬は変わっていない．また，これらの標準的治療法は，合併症がなく全身状態が良好な患者にのみ適応することが可能であって，高齢者や重篤な合併症を有する患者に対しては治癒を可能とする治療法はいまだ確立していない．一方，若年成人白血病患者では，比較的高い治癒率を示すもののAML治癒後の就労の困難性，妊孕性の低下，二次発がんの危険性などの問題があり，社会生活における完全な回復が得られている訳ではない．したがって，AMLに対する治療はいまだ発展途上であって，発症前と同等の身体状態を保った治癒を得るためにはさらなるブレイクスルーが必要であると言える．

　本稿では，AMLに対する現在の標準的治療法とその限界を紹介するとともに，現在開発が進められている分子標的薬を含む新規薬剤などの新規治療法の実用化が実現した際に期待される治療戦略について紹介する．

1　初発AML患者に対する標準的治療

A　寛解導入療法

　初発AMLに対する基本的な治療戦略は治癒を目指した強力化学療法であるが，その適応は化学療法による臓器毒性や合併症に耐えられるかを年齢，臓器機能，全身状態などによって慎重かつ厳密に判断する必要がある（表2-1）．特に鍵となるのは，アントラサイクリン系抗がん薬を十分量使用できるかであり，心機能の評価は必須となる．強力化学療法が適応可能な若年成人に対する標準的寛解導入療法は，IDR＋Ara-CまたはDNR＋Ara-Cである．National

表 2-1 ■ 治癒を目指した強力化学療法適応基準

項目	基準
年齢	65 歳未満
心機能	左室駆出率（LVEF）50％以上
肺機能	room air での PaO_2 60Torr 以上または SpO_2 90％以上
肝機能	血清ビリルビン 2.0mg/dL 以下
腎機能	血清クレアチニン：施設基準値の上限の 1.5 倍以下
感染症	制御不能の感染症の合併なし

強力化学療法を行うにあたり上記基準が目安となるが，患者全身状態やその他の合併症を考慮して判断する必要がある．

Comprehensive Cancer Network（NCCN）ガイドラインでは，IDR＋Ara-C療法における IDR 投与量は $12mg/m^2$ 3 日間，DNR＋Ara-C 療法におけるDNR 投与量は $60～90mg/m^2$ 3 日間が推奨されているが，英国 National Cancer Research Institute（NCRI）では，DNR（$90mg/m^2$）3 日間と DNR（$60mg/m^2$）3 日間の比較試験が実施され，完全寛解（CR）率および生存割合（OS）に有意差は認められず，60 日時点での死亡割合は DNR（$90mg/m^2$）群で有意に高いことが示されている[1]．また，わが国での DNR の承認用法・用量は，体重 1kg あたり 1mg を連日あるいは隔日に 3～5 回投与であることから，60～$90mg/m^2$ 3 日間投与レジメの安全性と有効性は大規模な臨床試験では検証されていない．こうした背景を考慮して，日本成人白血病治療共同研究グループ（Japan Adult Leukemia Study Group：JALSG）で実施された DNR（$50mg/m^2$）5 日間＋Ara-C と IDR＋Ara-C とのランダム化比較試験（AML 201 study）の結果では，寛解率および生存割合ともに両群の同等性が示されている[2]．一方，DNR あるいは IDR と併用される Ara-C の投与量は $100mg/m^2$ 7 日間の持続投与が一般的である．

　したがって，強力化学療法が適応可能な若年成人に対する寛解導入療法としては，IDR（$12mg/m^2$）3 日間＋Ara-C（$100mg/m^2$）7 日間または DNR（$50mg/m^2$）5 日間＋Ara-C（$100mg/m^2$）7 日間が日本において有効性と安全性が確立された治療法である（表 2-2）．

　1 コースで完全寛解（complete remission：CR）が得られない場合には同じ治療を繰り返し行うことが多いが，1 コース目の治療反応性が悪い場合には，他の治療レジメ（例えば DNR＋Ara-C から IDR＋Ara-C）への変更も考慮される．2 回の治療によっても CR が得られない症例に対しては，不応例（難反

表 2-2 ■ AML に対する標準的寛解導入療法

(IDR+Ara-C)											
薬剤名	投与量	投与法	Day	1	2	3	4	5	6	7	
Ara-C	$100mg/m^2$	24 時間持続点滴		↓	↓	↓	↓	↓	↓	↓	
IDR	$12mg/m^2$	30 分点滴		↓	↓	↓					
(DNR+Ara-C)											
薬剤名	投与量	投与法	Day	1	2	3	4	5	6	7	
Ara-C	$100mg/m^2$	24 時間持続点滴		↓	↓	↓	↓	↓	↓	↓	
DNR	$50mg/m^2$	30 分点滴		↓	↓	↓	↓	↓			

応例）としてサルベージ療法が行われる.

B 寛解後療法

　海外では，60 歳未満の成人 AML に対しては Ara-C 大量療法（HiDAC）療法が標準的な地固め療法として用いられているが，1 回投与量は $3g/m^2$ で，1日 2 回の投与を Day 1，3，5 に行う用法となっている. 日本における承認用量は，1 回 $2g/m^2$ であることから，海外での推奨用法は適用外使用となることに注意する必要がある. JALSG AML201 試験では，地固め療法として HiDAC 3 コースと Ara-C とアントラサイクリン系薬の組み合わせ 4 コースの無作為化比較試験が実施されたが，Ara-C の 1 回投与量は保険用法に従って $2g/m^2$ とし，1 日 2 回 5 日間の投与法で実施された. AML201 試験の結果では，両群間に有意差を認めなかったが，t(8;21)(q22;q22)，inv(16)(p13.1q22) / t(16;16)(p13.1;q22) 染色体異常を有する core binding factor（CBF)-AMLでは，HiDAC 療法の有効性が高いことが明らかにされている. 一方，HiDAC療法実施例では，Ara-C＋アントラサイクリン系薬による治療実施例と比較して有意に documented infection の頻度が高いことが明らかになったことから，CBF-AML に対しては HiDAC 3 コース，それ以外の AML に対しては Ara-Cとアントラサイクリン系薬の組み合わせ 4 コースが標準的な地固め療法として推奨されている（表 2-3)[3].

　若年成人 AML に対する第 1 寛解期での同種造血幹細胞移植（allo-HSCT）の適応については，現時点では初診時の染色体異常による患者層別化が重視されている[4]. 予後良好な染色体異常を有する favorable-risk の患者では，

表 2-3 ■ AML に対する標準的地固め療法

寛解例に対し，標準量の Ara-C と他剤を組み合わせた 4 コースからなる地固め療法を行う．
CBF-AML に対しては HiDAC 療法 3 コースによる地固め療法を行う．

地固め第 1 コース

薬剤名	投与量	投与法	Day	1	2	3	4	5
Ara-C	200mg/m²	24 時間持続点滴		↓	↓	↓	↓	↓
MIT	7mg/m²	30 分点滴		↓	↓	↓		

地固め第 2 コース

薬剤名	投与量	投与法	Day	1	2	3	4	5
Ara-C	200mg/m²	24 時間持続点滴		↓	↓	↓	↓	↓
DNR	50mg/m²	30 分点滴		↓	↓	↓		

地固め第 3 コース

薬剤名	投与量	投与法	Day	1	2	3	4	5
Ara-C	200mg/m²	24 時間持続点滴		↓	↓	↓	↓	↓
ACR	20mg/m²	30 分点滴		↓	↓	↓		

地固め第 4 コース

薬剤名	投与量	投与法	Day	1	2	3	4	5	6	7	8	9	10
Ara-C	200mg/m²	24 時間持続点滴		↓	↓	↓	↓	↓					
ETP	100mg/m²	1 時間点滴		↓	↓	↓	↓	↓					
VCR	0.8mg/m²	静注									↓		
VDS	2mg/m²	静注											↓

注: VCR は最大 2mg/body

【CBF-AML に対する地固め療法】

Ara-C（2,000mg/m²）3 時間点滴静注を 12 時間毎に 10 回行う．
この治療を 3 回繰り返す．
60 歳以上の場合は，Ara-C 1 回投与量を 1,500mg/m² へ減量する．

薬剤名	投与量	投与法	Day	1		2		3		4		5	
Ara-C	2,000mg/m²	3 時間点滴		↓	↓	↓	↓	↓	↓	↓	↓	↓	↓

allo-HSCT の有用性は示されていない．それ以外の AML においては，HLA
適合血縁者間ドナーからの allo-HSCT の有用性は示されているが，さらなる
層別化システムの構築と HLA 適合血縁者間以外のドナーからの移植方法に関
するエビデンスの確立が必要である．また，染色体核型のみならず遺伝子異常

66 ● 2 章 骨髄系疾患

の予後に及ぼす影響も明らかにされてきており，今後は分子病態に基づく予後層別化システムによって，第1寛解期での allo-HSCT の適応が判断されていくものと予想される．

2 unfit AML に対する治療

　高齢あるいは合併症などの患者側要因により若年成人と同等の治療強度を持つ化学療法を行えない，いわゆる unfit AML 患者に対する標準的治療法は確立されていない．高齢者 AML 患者の一部には強力化学療法によって予後が改善される場合もあることから，全身状態や臓器機能が十分に保たれている場合には化学療法の適応となるが，その場合でも治療強度は若年成人に対するよりも減量することが一般的である．また，高齢者 AML に対する化学療法は治療関連合併症の頻度・程度が高くなることから，強力化学療法の適応は慎重に判断しなければならない．若年成人患者であっても，化学療法による有害事象が合併症の不可逆的な進行をもたらす危険性が予測される場合には，合併症の状態に応じた化学療法薬の選択と投与量の調整を行わなければならない．しかし，実際に unfit AML 患者に対して，どのような治療戦略をとるかについては，担当医の裁量によるところがきわめて大きく，現在の殺細胞性抗がん薬を用いた治療の限界とも言える．

未来への展望

1 今後期待される AML に対する治療戦略

A 分子病態に基づく予後層別化

　染色体核型に基づく AML の予後層別化が最も汎用されてきた．しかし，AML の発症・進展に関与する多数の遺伝子変異が同定されるとともに，それらの予後層別化因子としての意義も明らかになりつつある．

　European LeukemiaNet（ELN）は，染色体核型に複数の遺伝子変異を加えた新たな分子層別化システムを初めて提唱し，2017 年に改訂版を発表した[5]．ELN2017 分類では，新たに *FLT3*-ITD 変異のアレル比の概念が導入され，*FLT3*-ITD 変異のアレル比が 0.5 以上の場合を *FLT3*-ITD^high，0.5 未満の場合を *FLT3*-ITD^low と定義し，正常染色体核型に限らず *NPM1* 遺伝子変異陽性/*FLT3*-ITD 陰性または *FLT3*-ITD^low 症例，および両アレルでの

CEBPA 遺伝子変異陽性症例は CBF-AML と同様に予後良好群に分類される．また，*RUNX1*, *ASXL1*, *TP53* 遺伝子変異が追加され，これら遺伝子変異陽性症例は予後不良群に分類される．NCCN の AML ガイドライン 2018 では，染色体核型と遺伝子変異別に層別化システムを提唱しているが，基本的には ELN 分類と同様の位置づけとなっている．NCCN 分類では，CBF-AML における *KIT* 遺伝子変異についても着目しており，*KIT* 遺伝子変異陽性 CBF-AML は予後中間群に分類されている．しかし，CBF-AML における *KIT* 遺伝子の臨床的意義については，t(8;21) と inv(16)/t(16; 16)，および *KIT* 遺伝子変異の部位によって異なる可能性も示唆されており，さらなるデータ集積が必要である．

ELN，NCCN 分類で取り上げられている遺伝子変異以外にも，*TET2*, *DNMT3A*, *IDH1/2* 変異など AML で高頻度に認められる遺伝子変異が存在し，予後との関係性も指摘されていることから，さらなる臨床情報の集積が求められる．また，FLT3 阻害薬や IDH1/2 阻害薬などの標的治療薬剤の実用化に伴い，それら遺伝子変異を有する症例における予後予測因子としての位置づけも変わってくると思われる．今後，分子病態に基づく層別化がより細分化されてくる可能性がある一方で，標的治療薬剤の位置づけや allo-HSCT の適応基準として，臨床に還元できるかが重要な課題であると同時にこれら遺伝子変異をスクリーニングするクリニカルシークエンスの実用化が必須である．

B AML に対する新規治療薬

造血腫瘍に対する多くの分子標的薬剤が実用化されているなかで，AML に対する新規薬剤は平成時代には，ほぼ皆無であった．そうした中，FLT3 阻害薬，IDH1/2 阻害薬，BCL2 阻害薬が米国では実用化され，日本でも治験が進行している．これら阻害薬の実用化は，単剤および化学療法との併用によって，さらなる治療成績の向上のみならず，unfit AML 患者に対しても恩恵をもたらすことが期待されている．

1. FLT3 阻害薬

FLT3 遺伝子変異は，AML で最も高頻度に同定される driver 変異の 1 つであり，特に *FLT3*-ITD は AML における予後不良因子であることから，有力な治療標的として阻害薬の開発が続けられているが，次の 3 剤が先行

している.

　midostaurin はマルチキナーゼ阻害薬で，単剤での有効性は示されなかったが，*FLT3* 遺伝子変異陽性未治療成人 AML を対象に実施された，標準的化学療法（DNR＋Ara-C）に midostaurin を併用することの有用性を検証するプラセボコントロールランダム化試験〔CALGB 10603（RATIFY 試験）〕において，生存期間の延長を認めたことから，化学療法との併用療法薬として初めて *FLT3* 変異陽性 AML に対して FDA から承認を受けた[6].　現在，日本においても化学療法併用による治験が実施されている.

　gilteritinib は FLT3 選択性の高い阻害薬であり，再発難治性 AML を対象とした gilteritinib 単剤と従来の救援化学療法を比較する第III相試験の中間解析の結果，CR/CRh 割合（28.2%）の 95% CI（20.9-36.3）の下限値が，ヒストリカルベンチマークに設定した Roboz 試験における対照群の CR 割合（12%）を上回ることが示されたことより，再発・難治性の *FLT3* 遺伝子変異陽性 AML に対して，日本で初めての単剤での FLT3 阻害薬として承認された[7].　現在，初発 *FLT3*-ITD 変異陽性 AML を対象とした標準化学療法に gilteritinib を併用する第 I 相試験が実施されている.

　quizartinib は FLT3 に高い選択性と強い阻害活性を有するが，*FLT3*-TKD には阻害活性を持たない[8].　再発・難治性の *FLT3*-ITD 陽性 AML を対象とした第III相試験では，救援化学療法に比べて quizartinib 単剤での治療が全生存率を延長する結果が得られ 2019 年に日赤での承認が得られた.　現在 *FLT3*-ITD 変異陽性未治療成人 AML を対象とした，標準的化学療法に quizartinib またはプラセボを併用するランダム化比較第III相試験が行われている.

2. IDH1/2 阻害薬

　イソクエン酸脱水素酵素（isocitrate dehydrogenase：IDH）は，イソクエン酸の α ケトグルタール酸（α-KG）への変換を触媒する．IDH には 3 つのサブタイプ（IDH1，2，3）が知られており，このうち，*IDH1/IDH2* の変異がそれぞれ約 10% の AML で認められる．変異 IDH1/IDH2 は，α-KG を 2-hydroxyglutarate（2-HG）に分解する作用を有し，2-HG は α-KG と競合的に作用することによって，TET2（ten-eleven translocation oncogene family member 2）の機能を阻害する．2017 年に IDH2 阻害薬である enasidenib[9]，2018 年に IDH1 阻害薬である ivosidenib が米国

FDA で認可されるとともに，複数の IDH 阻害薬開発が進められている[10]．

3. BCL2 阻害薬

抗アポトーシス蛋白である BCL2 は多くのがん細胞の生存や治療抵抗性に関与している．BCL2 阻害薬の開発は精力的に行われており，現在 venetoclax（ABT-199）が 17p 欠失慢性リンパ性白血病に対して FDA より承認を受けている．再発・難治性 AML に対する venetoclax 単剤での第 II 相試験の結果では，寛解率は 19％と十分ではなかったが，通常の化学療法が適応とならない高齢者 AML に対する脱メチル化薬および低用量シタラビンとの併用療法において，それぞれ 62％，68％の高い寛解率を示すことが報告された．通常，これらの AML 患者においては，脱メチル化薬または低用量シタラビン単独での寛解率は 10〜30％程度であることから，venetoclax との併用による治療効果が期待されている．現在，高齢者 AML に対する標準的化学療法との併用試験が実施されている．

おわりに

分子層別化システムの提唱とクリニカルシークエンスの実用化により，AML に対する治療戦略において，より緻密な情報と指針が提示されることが期待される．現在，クリニカルシークエンスの結果が必ずしも治療薬剤と結びつかないことがゲノム医療の実用化において問題となっているが，AML 治療においては allo-HSCT という治療手段があることから，クリニカルシークエンスの結果から精密な予後予測を行うことによって，適切な適応に導くことが可能になると思われる．また，初診時より，適切な標的医薬が使用可能となることによって，治療対象となる患者が増えることによって，一人でも多くの患者への恩恵がもたらされることを期待する．

■文献

1) Burnett AK, Russell NH, Hills RK, et al. A randomized comparison of daunorubicin 90 mg/m2 vs 60 mg/m2 in AML induction: results from the UK NCRI AML17 trial in 1206 patients. Blood. 2015; 125: 3878-85.
2) Ohtake S, Miyawaki S, Fujita H, et al. Randomized study of induction therapy comparing standard-dose idarubicin with high-dose daunorubicin in adult patients with previously untreated acute myeloid leukemia: the JALSG AML201

Study. Blood. 2011; 117: 2358-65.

3) Miyawaki S, Ohtake S, Fujisawa S, et al. A randomized comparison of 4 courses of standard-dose multiagent chemotherapy versus 3 courses of high-dose cytarabine alone in postremission therapy for acute myeloid leukemia in adults: the JALSG AML201 Study. Blood. 2011; 117: 2366-72.

4) Koreth J, Schlenk R, Kopecky KJ, et al. Allogeneic stem cell transplantation for acute myeloid leukemia in first complete remission: systematic review and meta-analysis of prospective clinical trials. JAMA. 2009; 301: 2349-61.

5) Dohner H, Estey E, Grimwade D, et al. Diagnosis and management of AML in adults: 2017 ELN recommendations from an international expert panel. Blood. 2017; 129: 424-47.

6) Stone RM, Mandrekar SJ, Sanford BL, et al. Midostaurin plus chemotherapy for acute myeloid leukemia with a FLT3 mutation. N Engl J Med. 2017; 377: 454-64.

7) Perl AE, Altman JK, Cortes J, et al. Selective inhibition of FLT3 by gilteritinib in relapsed or refractory acute myeloid leukaemia: a multicentre, first-in-human, open-label, phase 1-2 study. Lancet Oncol. 2017; 18: 1061-75.

8) Cortes J, Perl AE, Dohner H, et al. Quizartinib, an FLT3 inhibitor, as monotherapy in patients with relapsed or refractory acute myeloid leukaemia: an open-label, multicentre, single-arm, phase 2 trial. Lancet Oncol. 2018; 19: 889-903.

9) Stein EM, DiNardo CD, Pollyea DA, et al. Enasidenib in mutant IDH2 relapsed or refractory acute myeloid leukemia. Blood. 2017; 130: 722-31.

10) DiNardo CD, Stein EM, de Botton S, et al. Durable remissions with ivosidenib in IDH1-mutated relapsed or refractory AML. N Engl J Med. 2018; 378: 2386-98.

〈清井 仁〉

2章 骨髄系疾患

B 急性前骨髄球性白血病

1 急性前骨髄球性白血病

　急性前骨髄球性白血病（acute promyelocytic leukemia：APL）は前骨髄球の腫瘍性増殖を特長とする急性骨髄性白血病の亜型である．症例のほとんどで染色体相互転座 t(15;17)(q22;q21) により生じる融合遺伝子 *PML-RARA* が認められる．発症時の重篤な播種性血管内凝固による出血症状により不幸な転帰を取る例が多かったが，全トランス型レチノイン酸（all-trans retinoic acid：ATRA）の導入とともにその治療成績は劇的に向上した[1-4]．APLの治

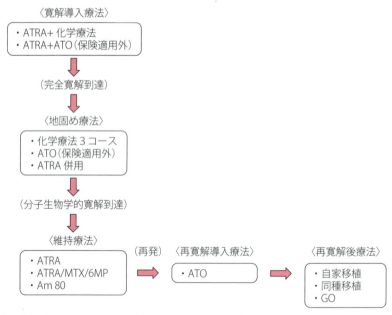

図 2-1 ● 急性前骨髄性白血病における治療の流れ
APL の治療は ATRA を核に導入療法，地固め療法，維持療法に分けられる．
APL：acute promyelocytic leukemia，急性前骨髄球性白血病，ATO：亜ヒ酸，
GO：ゲムツズマブオゾガマイシン，AM80：タミバロテン

療は寛解導入療法，地固め療法，維持療法に大別される．

2 初発寛解導入療法

現在本邦でにおける初発 APL の標準的寛解導入療法は全トランス型レチノイン酸とアントラサイクリン系抗がん薬を主体とした化学療法の併用が標準である．JALSG（Japan Adult Leukemia Study Group）により行われた APL204 試験では治療は寛解導入療法，地固め療法，維持療法の 3 部に分かれる．寛解導入療法では ATRA を核に，治療前白血球数と末梢血 APL 細胞数（骨髄芽球＋前骨髄球数）に応じて投与日数を調整しシタラビンとイダルビシンが併用された（図 2-1, 2-2）．地固め療法としてシタラビン＋ミトキサン

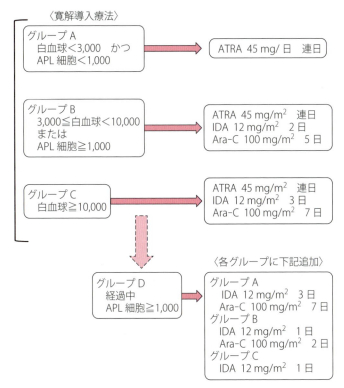

図 2-2 ● APL204 における寛解導入療法

APL 細胞は芽球＋前骨髄球
グループ D は各グループで治療開始後 APL 細胞が 1,000/μL 以上となった際に化学療法を追加投与する．

トロン，シタラビン＋ダウノルビシン，シタラビン＋イダルビシンの3コースが行われた（図2-1，2-3）．分子生物学的寛解に到達した症例には維持療法としてATRAまたはタミバロテンが2年間投与された（図2-1，2-3）．本法により344人の適格症例中319人（93％）が完全寛解に到達した[5]．本試験で用いられたプロトコールは本邦における現時点での初発APLに対する標準治療と考えられる．

　AdèsらはEuropean Acute Promyelocytic Leukemia Groupの第Ⅲ相試験APL2000において白血球数10,000/μL以下，60歳未満の初発APLに対して，寛解導入療法と2回の地固め療法をATRA＋ダウノルビシン，ATRA＋ダウノルビシン＋シタラビンの2群に分けた．シタラビン群では寛解導入療法としてATRA（45mg/m^2）＋DNR（60mg/m^2 3日）＋Ara-C（200mg/m^2 7日），地固め療法としてDNR＋Ara-C 2コースが行われた．非シタラビン群では寛解導入療法，地固め療法ともシタラビンが省かれた．シタラビン群と非シタラビン群で，完全寛解（CR）率は99％，94％（P＝0.12），2年の累積再発率4.7％，15.9％（P＝0.011），無イベント生存率（EFS）93.3％，77.2％

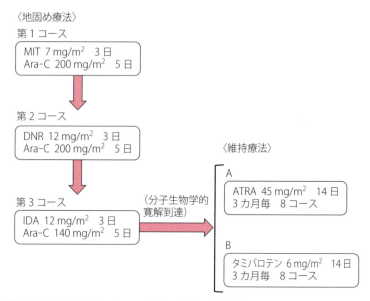

図2-3 ● APL204における地固め療法と維持療法
分子遺伝学的寛解到達例に維持療法を行う．

（P＝0.0021），全生存率（OS）97.9％，89.6％（P＝0.0066）であった[6]．この APL2000 研究とアントラサイクリン系のみを ATRA に併用する PETHEMA 研究（AIDA 療法）との統合解析では，白血球数 10,000/μL 未満の症例ではシタラビンの上乗せ効果は示されなかった．一方，白血球数 10,000/μL 以上の症例ではシタラビン併用群は非併用群に比し，CR 率 95.1％対 83.6％（P＝0.018），3 年 OS 91.5％対 80.8％（P＝0.026），3 年の累積再発率 9.9％対 18.5％（P＝0.12）とシタラビン併用群で優位であった[7]．

　三酸化二ヒ素（arsenic trioxide：ATO）と ATRA との併用療法の有効性が報告されている．GIMEMA により行われた APL0406 試験は 263 例の低〜中間リスク（白血球 10,000/μL 以下）の初発 APL（18〜71 歳）に対して ATRA-ATO 併用療法と ATRA と化学療法の併用療法を比較した非劣性試験である．寛解導入療法として，ATRA＋ATO 群では ATRA（45mg/m²/ 日）と ATO（0.15mg/kg/ 日）が併用された．ATRA＋化学療法群では ATRA（45mg/m²/ 日）とイダルビシンが併用された．それぞれ CR 率は 100％，97％（P＝0.12）であった．2 年の EFS は ATRA＋ATO 群で 97％，ATRA＋化学療法群で 88％，全生存率も ATRA＋ATO 群で良好であった．ATRA＋ATO 群は血液毒性が低く感染症の併発も低い頻度であったが肝障害が散見された．ATRA＋ATO 群の非劣性が認められた[8]．2019 年 6 月現在，ATO は初発 APL に対する保険適用はない[4]．

3　初発 ATRA 併用化学療法による寛解後の地固め療法

　JALSG APL97 では，寛解後療法として地固め療法が，第 1 コース，シタラビン＋ミトキサントロン，第 2 コース，シタラビン＋エトポシド，第 3 コース，シタラビン＋イダルビシンの併用が行われた[9]．地固め療法 3 コース終了した 235 人中 230 人は骨髄 PML-RARα が陰性であった（97.9％）．JALSG APL204 では，寛解後療法として上述のようにシタラビンとアントラサイクリンの併用による地固め療法 3 コース（ミトキサントロン＋シタラビン，ダウノルビシン＋シタラビン，イタルビシン＋シタラビン）が行われた（図 2-1，2-3）[5, 10]．以上から，現状では地固め療法として，上記の JALSG 臨床試験で用いられたシタラビン＋アントラサイクリン系薬剤が適切と考えられる．

　ATO を初発の地固め療法に使用し治療成績が改善されつつある．North

American Leukemia Intergroup Study C9710 では 481 例の初発 APL（15 歳以上）に対して ATRA（45mg/m² 連日）＋シタラビン（200mg/m² 7 日）＋ダウノルビシン（50mg/m² 4 日）の寛解導入後の地固め療法に従来の ATRA（45mg/m² 7 日）＋ダウノルビシン（50mg/m² 3 日）併用療法の前に ATO（0.15mg/kg 5 日 5 週，2 コースを地固め療法前に施行）追加の有無のランダム化比較試験が行われた．CR 率は 90 ％で，主要評価項目である 3 年無イベント生存率（EFS）は，ATO 有群 80 ％，ATO 無群 63 ％であった（P＜0.0001）[11]．

　上述の Italian-German APL0406 試験では，263 例の低〜中間リスク初発 APL（白血球 1 万 /μL 以下）（18 歳から 71 歳）に対して ATRA＋ATO と ATRA＋化学療法が非劣性試験として比較された．地固め療法として，ATRA＋ATO 群では ATRA 45mg/m²/ 日 14 日 7 コースと ATO 0.15mg/kg/ 日 5 日，4 週投与，4 コースが併用され，ATRA＋化学療法群では ATRA 45mg/m²/ 日とイダルビシン（5mg/m² 4 日）／ミトキサントロン（10mg/m² 5 日）／イダルビシン（10mg/m² 1 日）が 3 回の治療で併用された．50 カ月での EFS, OS はそれぞれ 100 ％と 97 ％（P＝0.12），97.3 ％と 80 ％（P＜0.001），99.2 ％と 92.6 ％（P＝0.0073）であった[12]．以上から，低〜中間リスク初発 APL の寛解後療法において化学療法を用いないレジメンが選択肢となりうる．ただし，2019 年 6 月現在，わが国では初発 APL の地固め療法には ATO は未承認である[4]．

4　初発寛解例に対する維持療法

　JALSG APL204 研究では 347 例の初発 APL に対して寛解導入療法と地固め療法 3 コース終了後に分子生物学的寛解に到達した症例には維持療法として ATRA またはタミバロテンが 2 年間投与された（図 2-3）．344 人中 319 人が完全寛解に到達し（93 ％），地固め療法終了時点で 269 人が分子遺伝学的完全寛解に到達し，維持療法を継続した．7 年間の無再発生存率（RFS）は ATRA 群 84 ％，Am80 群 93 ％であった（P＝0.027）．白血球数 1 万 /μL 以上の高リスク群では 7 年の RFS は ATRA 群 62 ％，Am80 群 89 ％と，Am80 の効果はより明らかであった（P＝0.034）[4, 5, 10]．

未来への展望

本パートでは直近 2 年間に論文発表された臨床研究ならびに現在進行中の臨床試験についてまとめる．なお，2019 年に発表された APL204 の最終報告の結果については上記の通りである[5]．

1 2018～2019 での報告

直近 2 年での代表的論文発表について以下にまとめる．

A 経口 ATO

Gill らは 62 名の初発 APL（年齢中央値 52 歳）に対して寛解導入療法として，ATRA（45mg/m²/ 日）＋経口 ATO（10mg/ 日）＋ビタミン C（1g/日）（AAA レジメン，6 週間）を行った（70 歳未満ではダウノルビシン 50mg/m² 3 日が追加された）．地固め療法としてダウノルビシン（50mg/m² 2 日）＋シタラビン（100mg/m² 5 日）が 2 コース行われた．その後維持療法として AAA レジメンが 8 週ごとに 2 週間合計 2 年間行われた．CR 率は 100％であった．3 年の無白血病生存率（LFS）と 5 年の OS はそれぞれ 100％，94.1％であった[13]．

B 超高齢者 APL

Salamero らは国際 PETHEMA レジストリ（1997 年から 2017 年）に登録された 2501 症例を解析し，そのうち 120 例が 75 歳以上であった．治療レジメンとして，79 例は AIDA レジメン，23 例は ATRA 単剤が行われた．化学療法が施行された症例はより若年であった．AIDA レジメンで治療された症例の 65％，ATRA 投与症例の 45％が CR に到達した．AIDA レジメンで寛解に到達した症例の 3 年の無病生存率（DFS）は 73％であった．リアルワールドのデータとして非常に貴重である[14]．

C ATO の上乗せ効果

標準リスク APL では ATRA＋ATO は従来的な ATRA＋化学療法と同等に効果的であることが報告されている．Adès らは地固め療法として，ATRA＋ATO とシタラビンベースの化学療法とを比較検討した．標準リスクの

初発 APL（白血球数 1 万 /μL 未満）に対して ATRA（45mg/ 日 寛解まで継続）＋シタラビン（200mg/m^2 7 日）＋イダルビシン（12mg/m^2 3 日）による寛解導入療法後の地固め療法としてシタラビン＋イダルビシンに ATRA または ATO が追加された．標準リスク APL において 5 年の EFS は化学療法群（イダルビシン＋シタラビン），ATO 群（イダルビシン＋ATO），ATRA 群（イダルビシン＋ATRA）でそれぞ 88.7 ％，95.7 ％，85.4 ％（P＝0.0067）であった．一方，高リスクの初発 APL（白血球数 1 万 /μL 以上）に対しては化学療法への ATO の上乗せ効果が検討された．高リスク群では 5 年 RFS は化学療法群（イダルビシン＋シタラビン）で 85.5 ％，化学療法＋ATO 群で 92.1 ％（P＝0.38）であった．ただし，ATO 併用により骨髄抑制期間が遷延したためシタラビンを削除する必要があった[15]．

D 経口ヒ素

　化学療法を用いず ATO の経静脈投与と ATRA の併用療法が非高リスク APL（白血球 1 万 /μL 以下）の標準的治療となりつつある．Zhu らは非高リスク APL（18〜70 歳）において経口のヒ素 realgar-indigo naturalis formula（RIF）と ATRA の併用療法を ATO 経静脈投与＋ATRA と比較した．Realgar は鶏冠石，Indigo naturalis は青黛で，鶏冠石に tetraarsenic tetrasulfide（四硫化四ヒ素，As4S4）が含まれる．109 例が登録され寛解導入と地固め療法において 2：1 で RIF（60mg/kg）＋ATRA（25mg/m^2）と経静脈 ATO（0.15mg/kg）＋ATRA（25mg/m^2）に割付けられた．地固め療法として，それぞれ RIF または ATO（4 週投与 4 週休薬，4 サイクル施行）が ATRA（2 週投与 2 週休薬，7 サイクル）と併用された．主要評価項目である 2 年の EFS は RIF＋ATRA 群で 97％，ATO＋ATRA 群で 94％で，前者の非劣性が示された．従来的抗がん薬を使用しない経口薬のみによる治療の可能性が示唆された[16]．

E ATRA の必要性

　Ghavamzadeh らは 67 例の非高リスク APL におい ATO 単剤投与と ATO＋ATRA とを比較検討した．寛解導入療法として ATO（0.15mg/kg/ 日，最大 60 日間）が投与された．地固め療法も ATO が継続され全 4 コース

表 2-4 ■ UMIN 臨床試験登録システムに登録され進行中の臨床試験

UMIN000008470
　急性前骨髄球性白血病に対する亜ヒ酸，GO を用いた寛解後治療（JALSG APL212）
　（追跡中）
UMIN000008471
　65 歳以上の急性前骨髄球性白血病に対する ATO による地固め療法第 II 相臨床試験
　（JALSG APL212G）（追跡中）
UMIN000025044
　急性前骨髄球性白血病に対する治療プロトコール FBMTG APL2017（登録中）

が行われた．ATO＋ATRA 群では第 2 コースで ATRA（45mg/m^2/日）が追加された．ATO 群における 2 年半の OS と LFS はそれぞれ 86％，60％であった．ATO＋ATRA 群に再発例は見られなかった（P＝0.01）．血液毒性，肝腎毒性に差は認められなかった．以上から ATRA の重要性が強く示唆された[17]．

② 現在進行中の臨床試験

　米国 National Library of Medicine, ClinicalTrials.gov には APL に関連する 68 の臨床試験が登録されている．しかしそのほとんどは終了している．本邦では臨床試験の多くが University hospital Medical Information Network（UMIN）臨床試験登録システムに登録されている．その中で APL を対象とした現在進行中の臨床試験を表 2-4 に示す．JALSG APL212 は寛解後治療として ATO，ゲムツズマブオゾガマイシン，タミバロテンを使用し，再発率と化学療法関連有害事象を減らすことにより，予後を向上できるか否かを検討する試験である．JALSG APL212G は寛解後治療として ATO，タミバロテンを使用し，再発率と化学療法関連有害事象を減らすことにより，予後を向上できるか否かを検討する試験である．FBMTG APL2017 は初発 APL に対する治療として，ATRA に早期から ATO を併用することによる治療効果および安全性を検証する試験である．

■文献

1) Huang ME, Ye YC, Chen SR, et al. Use of all-trans retinoic acid in the treatment of acute promyelocytic leukemia. Blood. 1988; 72: 567-72.
2) Fenaux P, Le Deley MC, Castaigne S, et al. Effect of all transretinoic acid in

newly diagnosed acute promyelocytic leukemia. Results of a multicenter randomized trial. European APL 91 Group. Blood. 1993; 82: 3241-9.

3) Kanamaru A, Takemoto Y, Tanimoto M, et al. All-trans retinoic acid for the treatment of newly diagnosed acute promyelocytic leukemia. Japan Adult Leukemia Study Group. Blood. 1995; 85: 1202-6.

4) I. 白血病, 2. 急性前骨髄球性白血病. 日本血液学会, 編. 造血器腫瘍診療ガイドライン 2018 年版. 第 2 版. 東京: 金原出版; 2018. p.38-58.

5) Takeshita A, Asou N, Atsuta Y, et al.; Japanese Adult Leukemia Study Group. Tamibarotene maintenance improved relapse-free survival of acute promyelocytic leukemia: a final result of prospective, randomized, JALSG-APL204 study. Leukemia. 2019; 33: 358-70.

6) Adès L, Chevret S, Raffoux E, et al. European Acute Promyelocytic Leukemia Group. Is cytarabine useful in the treatment of acute promyelocytic leukemia? Results of a randomized trial from the European Acute Promyelocytic Leukemia Group. J Clin Oncol. 2006; 24: 5703-10.

7) Adès L, Sanz MA, Chevret S, et al. Treatment of newly diagnosed acute promyelocytic leukemia (APL): a comparison of French-Belgian-Swiss and PETHEMA results. Blood. 2008; 111: 1078-84.

8) Lo-Coco F, Avvisati G, Vignetti M, et al. Gruppo Italiano Malattie Ematologiche dell'Adulto; German-Austrian Acute Myeloid Leukemia Study Group; Study Alliance Leukemia. Retinoic acid and arsenic trioxide for acute promyelocytic leukemia. N Engl J Med. 2013; 369: 111-21.

9) Asou N, Kishimoto Y, Kiyoi H, et al. Japan Adult Leukemia Study Group. A randomized study with or without intensified maintenance chemotherapy in patients with acute promyelocytic leukemia who have become negative for PML-RARalpha transcript after consolidation therapy : The Japan Adult Leukemia Study Group (JALSG) APL97 study. Blood. 2007; 110: 59-66.

10) Shinagawa K, Yanada M, Sakura T, et al. Tamibarotene as maintenance therapy for acute promyelocytic leukemia: results from a randomized controlled trial. J Clin Oncol. 2014; 32: 3729-35.

11) Powell BL, Moser B, Stock W, et al. Arsenic trioxide improves event-free and overall survival for adults with acute promyelocytic leukemia: North American Leukemia Intergroup Study C9710. Blood. 2010; 116: 3751-7.

12) Platzbecker U, Avvisati G, Cicconi L, et al. Improved outcomes with retinoic acid and arsenic trioxide compared with retinoic acid and chemotherapy in non-high-risk acute promyelocytic leukemia: Final results of the randomized Italian-German APL0406 Trial. J Clin Oncol. 2017; 35: 605-12.

13) Gill H, Kumana CR, Yim R, et al. Oral arsenic trioxide incorporation into frontline treatment with all-trans retinoic acid and chemotherapy in newly diagnosed acute promyelocytic leukemia: A 5-year prospective study. Cancer. 2019 May 15. [Epub ahead of print]

14) Salamero O, Martínez-Cuadrón D, Sobas M, et al. PETHEMA and PALG

Groups. Real life outcomes of patients aged ≥75 years old with acute promyelocytic leukemia: experience of the PETHEMA registry. Leuk Lymphoma. 2019 May 9: 1-13. [Epub ahead of print]

15) Adès L, Thomas X, Bresler AG, et al. Arsenic trioxide is required in the treatment of newly diagnosed acute promyelocytic leukemia. Analysis of a randomized trial (APL 2006) by the French Belgian Swiss APL group. Haematologica. 2018; 103: 2033-9.

16) Zhu HH, Wu DP, Du X, et al. Oral arsenic plus retinoic acid versus intravenous arsenic plus retinoic acid for non-high-risk acute promyelocytic leukaemia: a non-inferiority, randomised phase 3 trial. Lancet Oncol. 2018; 19: 871-9.

17) Ghavamzadeh A, Jalili M, Rostami S, et al. Comparison of induction therapy in non-high risk acute promyelocytic leukemia with arsenic trioxide or in combination with ATRA. Leuk Res. 2018; 66: 85-8.

〈山内高弘〉

2章 骨髄系疾患

C 骨髄異形成症候群

はじめに

骨髄異形成症候群（myelodysplastic syndromes: MDS）は高齢者に多く見られる造血器腫瘍で，血球の異形成，無効造血による血球減少，白血病化を特徴としている．予後予測因子を用いて低リスク群と高リスク群に分類し，それぞれに異なる治療戦略をもって対処することが一般的である[1]．ダルベポエチン，レナリドミド，アザシチジンが現在MDSに対する治療薬として保険診療で使用可能であるが，薬物療法によるMDSの治癒は困難で，現在でも同種造血幹細胞移植が唯一の根治療法である．本稿の前半では治療の現状をまとめ，後半では臨床試験の状況などを含めて，将来の展望について期待を込めて述べたい．

1 治療の現状

A リスク層別化

MDSの臨床経過は，同一病型においても症例ごとに多様であるため，ここ20年以上は病型とは別の予後予測因子（予後スコア）によって症例を層別化し，症例を低リスク，高リスクの大きく2群に分けてそれぞれに対処することが一般的である（図2-4）．広く用いられているのは改訂国際予後予測スコア（revised international prognostic scoring system: IPSS-R）[2]で，これは全生存と白血病化の両者の予測に有用である．スコア3.5点以下を低リスク，3.5点を超える例を高リスクとして取り扱うことが推奨されている[3]．スコアはインターネット上で簡単に計算できる（https://www.mds-foundation.org/ipss-r-calculator/）．

いずれの症例に対しても，定期的な受診，血球減少や生活状況に合わせた生活指導，必要に応じた赤血球や血小板輸血，発症した感染症に対する対応などの支持療法は必須であり，こうした基本的な対応を適切に実施することは患者のQOLや予後に影響する．

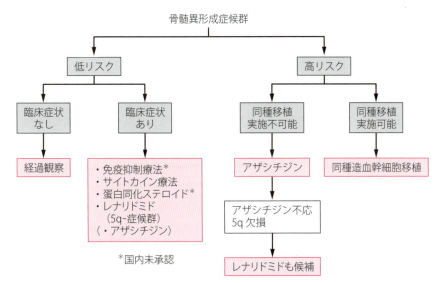

図 2-4 ● 治療のアルゴリズム
(日本血液学会, 編. 造血器腫瘍診療ガイドライン 2018 年版. 東京: 金原出版; 2018)[1]

B 低リスクへの治療

　低リスク例では，MDS による血球減少に関連した臨床症状が見られない場合は，慎重な経過観察がなされるが，MDS であるため好中球減少や機能異常を伴っていることが多く，感染症合併時などには十分な対応が必要となる．

　血球減少に伴う臨床症状として最も多いのは貧血関連の症状である．これに対しては特に血清中のエリスロポエチン濃度が高くない（500mU/mL 未満）場合にはダルベポエチン投与が考慮される．また，5 番染色体長腕欠損を伴う 5q−症候群と診断される例の貧血に対してはレナリドミドが高率に有効であり，第 1 選択の薬剤となる．本邦では保険診療としては実施できないが，様々な臨床研究によってシクロスポリンや抗胸腺細胞抗体による免疫抑制療法も一定の効果が示されている．同じく，蛋白同化ステロイドも保険適用外の薬剤であるが，国内の症例検討レベルでは効果があったとする報告がある一方，海外からの報告では有効性を示さなかったとするものもある．国内のガイドラインでは推奨されていない[1]．

　造血不全など慢性貧血に対する赤血球輸血は，トリガーヘモグロビン値を 6

〜7g/dL とすることが厚生労働省の血液製剤の使用指針において推奨されているが，感染症合併の有無や臓器機能，生活活動レベルなどを含めて考慮する必要がある．さらに，輸血依存が長期に及ぶと輸血後鉄過剰症を合併してくるが，これに対しては鉄キレート剤による治療が推奨されており，特に一定の予後が期待できる低リスク症例では投与が考慮される．アザシチジン投与によって血球回復の見られる例もあるが，投与後に生ずる血球減少期に重篤な感染症や出血をきたす例もあり，一般に生存期間の延長を目指した第1選択としての投与は推奨されない．

C 高リスク例への治療

高リスク例では白血病化/病状進展のリスクが高く，これらが予後に大きく影響するため，より積極的な治療戦略がなされる（図2-4）．したがって，まず可能であれば同種造血幹細胞移植による治癒を目指すことが推奨される．ただ，MDS は高齢者に多く，移植の適応とならない例が大半である．こうした場合にはアザシチジンによる治療が第1選択となる．アザシチジン治療は，支持療法，低用量化学療法，通常量化学療法と比較して有意に高リスク MDS の生存期間を延長することがランダム化比較前方視的試験で示されている．同時に，白血病移行の遅延効果も認められている．

アザシチジンは $75mg/m^2$ で7日間投与を28日おきに繰り返すが，血球回復などの効果が見られるまでに一定の期間が必要な場合がある．そのため，病勢の悪化が見られなければ少なくとも4〜6コースは投与を続けることが勧められている．さらに，アザシチジン投与中に血球回復はないが病状進展もない例（stable disease）は，血球回復など血液学的反応が見られた例とほぼ同様の予後を示して，病勢進行例より有意に予後が良いことが報告されており，治療反応が見られない例に対するアザシチジン投与をどこまで続けるのかは判断が難しい．

MDS に対する同種造血幹細胞移植は，高齢者患者が多いこともあって前処置の強度を減弱した移植，同胞ドナー以外からの移植の割合が高くなる．前処置強度を減弱しても一定の効果が見られ，長期生存例が得られることが海外および国内からも報告されている．ドナーの種別に関しては，HLA 適合非血縁ドナーからの移植も同胞ドナーからの移植とほとんど変わらない成績が得られることから，標準的なドナー源として利用されている．臍帯血を用いた移植に

関しては，十分な検討がなされてはいないが，60〜69歳のMDSに対する移植においては他のドナー源と比較して生存が劣るという報告もあり，ガイドラインにおいても現状では第1選択としては推奨されていない．しかし，一部では長期生存が得られることから，血縁・非血縁者ドナーが見つからないか，時間的余裕がない場合に，患者年齢，HLA適合度，臍帯血CD34陽性細胞数などを考慮して施行を検討することとされている[1]．

未来への展望

1 現在の臨床試験と将来の展望

現在，世界各国でMDSに対して多数の新薬開発臨床研究が実施されている．

低リスク症例を対象とした第III相試験ではluspaterceptの貧血改善効果に関する試験が注目されている．luspaterceptはアクチビン受容体タイプIIBと免疫グロブリンのFcドメインを結合させた薬剤で，血中でTGF関連蛋白質に結合し，それらをトラップして受容体との結合を阻止することでその活性を阻害している．MDSの無効造血に関与していると考えられているGDF11とも結合し，第II相試験では著しい赤血球造血改善を示していた．現在，ダルベポエチンとのランダム化比較試験が実施されており，その結果が期待されている．

高リスクMDSや脱メチル化薬抵抗性のMDSに対しては，NEDD化の阻害薬であるpebonedistat，デシタビンの誘導体であるguadecitabine，PI3Kを含むキナーゼ阻害薬であるrigosertibなどが臨床試験（治験）として後期相にあり，これらの薬剤の臨床効果が明らかにされて治療薬として承認されることが望まれる．さらに海外では，変異型TP53の機能を活性化させるAPR-246を用いた第III相試験も開始されたところである．変異TP53を有するMDSの予後はたとえ造血幹細胞移植が実施されても著しく不良であるため，こうした薬剤への期待は大きい．良好な成果が待たれるところである．

さて，以降は私見である．MDSという造血器腫瘍がゲノム変異を有する造血細胞から発症していることを考えると，ゲノム変異が疾患の性質を決め，さらにそうした変異に対して作用する薬物が疾患そのものを治癒さ

せるという考えが成り立つ．一方で MDS と境界を接する造血器腫瘍として，急性骨髄性白血病（AML）とその関連疾患，骨髄異形成 / 骨髄増殖性腫瘍（MDS/MPN）などと比較してみると，病態や臨床症状 / 経過，治療反応などに明らかに差があるものの，変異，特にゲノム変異の標的となっている遺伝子はむしろ共通しており，AML に見られる融合遺伝子群を除くと疾患特異性の高い変異はこれまでほとんど同定されていない．

　これから新たに MDS 治療を考える場合，腫瘍としての観点から AML 治療の原則と同様に腫瘍クローンの廃絶と正常造血細胞クローンの回復を目指す戦略と，無効造血の観点から少しでも無効造血を和らげて一定の血球回復を目指す戦略，さらに，MDS から白血病への進展を抑え込む戦略をどのように考えていくかが重要ではないかと感じている．つまり，腫瘍細胞である MDS 細胞を排除して，いわゆる，根治を目指す治療と，MDS 細胞の機能の一部を回復させてある程度の血球回復や白血病化の遅延を目指す治療の 2 つが原則的には考えられる．クローンの交代を目指す治療と，MDS 細胞の機能回復を狙う戦略と言い換えることもできる．同種造血幹細胞移植は明らかに MDS クローンの根絶と（ドナー由来の）正常造血の回復を目指した治療である．ただ，近年の高齢者に見られるクローン性造血の存在や，前白血病造血の指摘を考え合わせると，この 2 つは単純に分けられず，MDS として疾患発症に至っているクローンが，何らかの治療で一段階前の造血能が良い MDS クローンに替わることでも一定の造血回復が得られると予想されるからである．

　こうした観点で最近の新薬開発を見ると，luspatercept は機能回復（赤血球造血回復）を念頭に置いた薬剤と考えられるし，guadecitabine は殺細胞効果による MDS クローンの減少を狙っているように捉えられる．これまでの経験では，アザシチジン投与で血球回復が見られた場合，診断時にあった染色体異常が正常化する例と染色体異常には変化のない例が両方存在しており，こうした単純な分け方ではすべてを説明できるとは限らないが，MDS に対する治療を考えていく際には 1 つの整理法であるだろう．

　殺細胞効果が MDS 細胞特異的であれば，当然ながら正常造血の回復が望まれる．一方で，MDS が合併症をたくさん抱えた高齢者の疾患であるという点からは，薬物による一定の造血機能回復もまた極めて有効な治療方針だろう．今後，さらに多くの薬剤が臨床試験 / 治験として MDS に対

する効果が試されていくであろうが，MDS で異常をきたしているどの部分に，どのような機序で作用するのか，という基本的な知識のさらなる探求がより良い治療戦略 / 治療薬の開発に繋がるのは間違いない．血液内科医と基礎研究者，薬剤開発領域の方々が一致協力して MDS 患者の治療開発を進めていくことがこれまで以上に求められる．

■文献

1) 日本血液学会, 編. 造血器腫瘍診療ガイドライン 2018 年版. 東京: 金原出版; 2018. p.144-64.
2) Greenberg PL, Tuechler H, Schanz J, et al. Revised international prognostic scoring system for myelodysplastic syndromes. Blood. 2012; 120: 2454-65.
3) Pfeilstöcker M, Tuechler H, Sanz G, et al. Time-dependent changes in mortality and transformation risk in MDS. Blood. 2016; 128: 902-10.

〈宮﨑泰司〉

2章 骨髄系疾患

D 慢性骨髄性白血病

1 CML治療の進歩

　慢性期の慢性骨髄性白血病（CML-CP）の治療薬としてこれまで用いられたブスルファン，ヒドロキシカルバミドは病期進行を遅らせることはできず，インターフェロン-α（IFN-α）は病期進行を有意に遅らせるものの全生存期間（OS）の中央値は6年，10年OSは25％程度に過ぎなかった．同種造血幹細胞移植（alloHSCT）は現在でもCMLを治癒できる唯一の治療法である

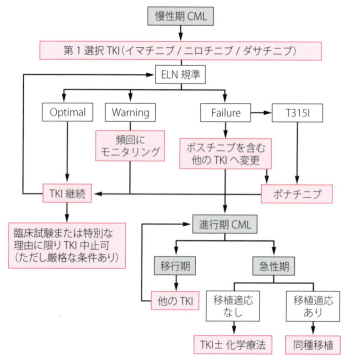

図 2-5 ● CML-CP 治療のアルゴリズム
（日本血液学会, 編. 造血器腫瘍診療ガイドライン 2018 年版. 東京: 金原出版: 2018）[2]

表 2-5 ■ わが国で CML に対して承認済みのチロシンキナーゼ阻害薬

	イマチニブ	ニロチニブ	ダサチニブ	ボスチニブ	ポナチニブ
阻害機序	ATP 競合的阻害	ATP 競合的阻害	ATP 競合的阻害	ATP 競合的阻害	ATP 競合的阻害
イマチニブを対照としたABLに対する阻害効果	1 倍	20 倍	325 倍	50〜200 倍	130 倍
阻害効果の特異性	PDGFR>c-Kit>ABL	ABL>PDGFR>c-Kit	Srcファミリー, Ephrinファミリー, Tecファミリー, PDG-FR, c-Kit を阻害	Srcファミリーを阻害, PDGFR, c-Kit の阻害作用は弱い	ABL>VEGFR>FGFR, PDGFR, c-Kit, FLT3 も阻害
抵抗性の点突然変異	各種	Y253F/H, E255K/V T315I	V299L, F317L/I, T315I	T315I など	in vitro で T135I を含むすべての変異に有効
血中半減期	18 時間	24 時間	3.6 時間	22.5 時間	18 時間
主な非血液毒性	皮疹 体液貯留 肝障害 筋痛または関節痛	心血管系閉塞 末梢動脈閉塞 QTc 延長 膵酵素上昇 血糖値上昇	胸水貯留 心嚢液貯留 消化管出血	下痢 皮疹 嘔吐 全身倦怠感	心血管系閉塞 膵炎 腹痛 リパーゼ上昇 皮疹
標準投与量・方法	CP: 400〜600mg, QD AP/BP, PhALL: 600mg, QD または 400mg, BID	CP, AP: 400mg, BID	CP: 100mg, QD AP/BP, PhALL: 70mg, BID	CP/AP/BP: 500mg, QD	CP/AP/BP 45mg, QD
承認状況	CM-LCP/AP/BP PhALL に承認	イマチニブ耐性・不耐容のCML-CP/APに承認	イマチニブ耐性・不耐容のCML-CP/AP/BP 難治性 PhALL に承認	前治療の TKI に抵抗性のCML-CP/AP/BP	一次治療抵抗性 のCML-CP/AP/BP PhALL

CP: 慢性期, AP: 移行期, BP: 急性転化期, PhALL: Ph 染色体陽性急性リンパ性白血病
QD: 1 日 1 回, BID: 1 日 2 回

が，移植関連死亡が30～40％にあることと，急性および慢性の移植片対宿主病（GVHD）が問題とされてきた．しかし，CML-CPの治療成績は2001年に第1世代のチロシンキナーゼ阻害薬（tyrosine kinase inhibitor：TKI）であるイマチニブが承認され劇的に改善した[1]．さらに，より強力な第2世代TKIのダサチニブ，ニロチニブが，2009年に2ndライン治療に承認され，2011年に初発の慢性期CMLにも適応が拡大された．2ndライン以降の承認も含めると，現在，わが国でCMLに使用可能なTKIは5剤である（表2-5，図2-5）．

わが国でのCMLの新規発症は年間1.5人/10万人（年間発症：約1,500人）であるが，これらのTKIsにより，CML患者はCML発症時点（発症年齢の中央値55歳）での平均余命をほぼ全うすることができるようになった．この結果，CML患者数は2,001年当時の約8,000人から約17,000人まで増加している．

2　治療効果と臨床的意義

CML治療開始後の国際標準法によるBCR-ABL mRNA測定（BCR-ABL IS）値の推移と治療効果の臨床的意義を図2-6に示す．細胞遺伝学的完全奏効（complete cytogenetic response：CCyR）を達成すると病期進行はほぼ回避

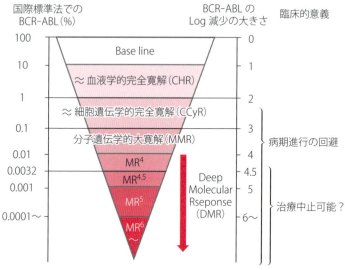

図2-6 ● CML細胞の減少と治療効果

され，より確実にするには分子遺伝学的大奏効（major molecular response：MMR）の達成と維持が重要とされている．従来のRQ-PCR検査の検出閾値がBCR-ABL IS値0.0032％であったため，これ以上の治療効果を分子遺伝学的完全奏効（complte molecular response：CMR）と呼んできた．しかし，MRDの検出感度が今後高まっていくことが予想され，分子遺伝学的効果はLog減少の大きさで表記され，MR$^{4.0}$（4 Log減少）以上の治療効果を深い分子遺伝学的奏効（deep molecular response：DMR）と呼ぶようになった．DMRは，病期進行の回避という意味ではCCyRと大きな違いはないが，DMRを達成し，ある程度の期間維持した場合には，後述するように将来TKIを中止できる可能性が期待される（図2-6）．

3 第1世代TKI vs. 第2世代TKI

日本血液学会が作成した「造血器腫瘍治療ガイドライン2018年版」[2]やNCCNのガイドライン2019.Vol.1[3]において，初発CML-CPは，イマチニブ，ダサチニブ，ニロチニブのどれで治療してもよいことになっている（図2-5）[2]．第2世代TKIのダサチニブ，ニロチニブは，長期予後の指標となるCCyRやMMRの達成率において第1世代TKIのイマチニブに勝るが，心血

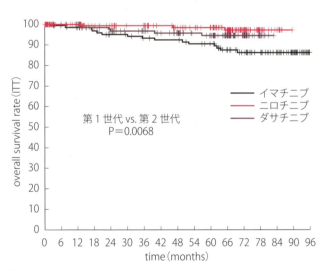

図 2-7 ● 新TARGETにおける全生存率
(Kizaki M, et al. Int J Hematol. 2019; 109: 426-39) [4]

管イベントや肺高血圧症などの長期毒性が懸念されるからである．ただし，初診時に Sokal スコアが高く，病期進行のリスクが高い症例では第 2 世代 TKI の投与が望ましいことが付記されている．

表 2-6 ■ 新 TARGET 観察研究 1 の結果

患者数	ITT (n=452)	イマチニブ (n=139)	ニロチニブ (n=169)	ダサチニブ (n=144)	P 値
全イベント*，発症数（%）	40 (8.8%)	21 (15.1%)	7 (4.1%)	12 (8.3%)	0.0033
死亡	24 (5.3%)	15 (10.8%)	3 (1.8%)	6 (4.2%)	0.0016
CML 関連死亡	6 (1.3%)	5 (3.6%)	0 (0%)	1 (0.7%)	0.0167
AP/BP への信仰	8 (1.8%)	6 (4.3%)	0 (0%)	2 (1.4%)	0.0154
TKI 治療中の染色体異常の出現	8 (1.8%)	3 (2.2%)	2 (1.2%)	3 (2.1%)	0.7648
点突然変異の出現	22 (4.9%)	9 (6.6%)	7 (4.1%)	6 (4.2%)	0.5711
治療効果の喪失	22 (4.9%)	11 (7.9%)	4 (2.4%)	7 (4.9%)	0.0793
5 年 全生存率 (95% CI)	94.5% (91.5-96.5)	90.4% (83.3-94.6)	98.4% (93.6-99.6)	94.4% (87.9-97.5)	0.0233
5 年 無増悪生存率（95% CI)）	93.8% (90.6-95.9)	89.8% (82.7-94.1)	98.4% (93.6-99.6)	92.4% (85.2-96.2)	0.015
5 年 無イベント生存率 (95% CI)	91.4% (87.9-93.9)	89.1% (81.9-93.5)	95.4% (89.9-97.9)	88.8% (81.0-93.5)	0.1254
8 年 全生存率 (95% CI)	92.3% (88.6-94.8)	86.2% (78.0-91.5)	97.1% (91.2-99.1)	94.4% (87.9-97.5)	0.0068
8 年 無増悪生存率 (95% CI)	91.6% (87.8-94.2)	85.6% (77.5-91.0)	97.1% (91.2-99.1)	92.4% (85.2-96.2)	0.0055
8 年 無イベント生存率 (95% CI)	84.7% (77.7-89.6)	79.1% (69.1-86.2)	94.1% (87.9-97.2)	88.8% (81.0-93.5)	0.0333

ITT: intention to treat，CI: 信頼区間
*イベントの定義; 血液学的完全奏効（CHR），細胞遺伝学的な大奏効（MCyR），完全奏効（CCyR）の喪失，AP/BP への進行，原因に関わらず死亡
P 値 3 グループ比較（IM vs. NIL vs. DAS）Chi-Square テスト

現在，わが国の日常診療では，70％程度の症例が第2世代 TKI で治療開始され，30％程度の症例がイマチニブで治療開始されている．日本血液学会が実施した前方視的観察研究「新 TARGET 観察研究1」において，CML 関連死亡だけではなく，OS でも第2世代 TKI が第1世代 TKI に勝ることが報告されている（図2-7，表2-6）[4]．

4　TKI 中止の試み

　TKI 治療によって DMR を達成し，1～2年以上維持した症例では，TKI 中止後も再発がないことが数多くの臨床試験で示されている[5,6]．当初はこの状態を治癒と考えたが，DNA PCR 法で解析すると CML 細胞が検出されることから[7]，この状態を治癒ではなく無治療寛解（treatment-free remission：TFR）と呼ぶようになった．現在，日本血液学会の「造血器腫瘍治療ガイドライン」[2] では，日常診療における TKI の中止は推奨されていない．しかし，患者が妊娠を希望する場合や，QOL を損なうような副作用が持続する場合には TKI の中止を考慮してもよいとされている．NCCN や ESMO のガイドライン[3,8] においてもほぼ同様の記述である．

未来への展望

1　CML 治療の未来　—夢—

　2001年に登場したイマチニブは，その後に続く分子標的治療時代の牽引車となった．CML では，診断時には数キログラムもの白血病細胞が体内に存在しながら，外来での内服治療だけでほぼ病気をコントロールできる．また，DMR を達成した患者の一部では，TKI を中止した後も TFR を維持できる．さらに，DMR 期間，IFN-αの治療歴，寛解の深さ，抗腫瘍免疫の状態など，TFR を予測するための因子の解明も進んでいる．TKI 中止後もモニタリングについてもエビデンスが確立されつつある．

　ただし，CML と診断された患者のうち DMR を達成する確率は60％程度，TKI 中止後の TFR 率は50％程度であり，CML 患者のうち30％程度が TFR を得られるに過ぎない[5,6]．このため，各々のステップの効率をより高めるための TKI との併用薬の開発が望まれる（図2-8）．

　TFR を維持している患者の体内には依然として CML 幹細胞は残存して

D　慢性骨髄性白血病　93

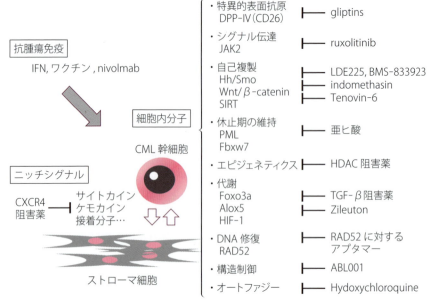

図 2-8 ● CML の治癒を目指した新規薬剤

いる．DMR を達成した CML 患者に残存している CML 幹細胞は BCR-ABL mRNA をほとんど発現せず，BCR-ABL 非依存性に生存し，細胞周期は休止期にある．つまり，CML 幹細胞は，正常の造血幹細胞と同様に骨髄微小環境においてストローマ細胞などのニッチ細胞に守られている．これらを死滅させるためには，CML 幹細胞とニッチ細胞の接触を阻害する薬剤，造血幹細胞の維持に関わっている分子を阻害する薬剤，CML 幹細胞特異的な抗原を標的とする治療法の開発が現在も進んでいる（図 2-8）．

また，CML を完全に治癒させるために，残存する CML 幹細胞を根絶するための新規薬剤あるいは抗腫瘍免疫療法の開発が必要である．

CML 治療における「夢」が実現するのはもう少しである．近い将来ほとんどの患者が安全に TKI を中止できる日が来ることを期待したい．

■ 文献

1) Hochhaus A, Larson RA, Guilhot F, et al. Long-term outcomes of imatinib treatment for chronic myeloid leukemia. N Engl J Med. 2017; 376: 917-27.
2) 日本血液学会, 編. 造血器腫瘍診療ガイドライン 2018 年版. 東京: 金原出版;

2018.

3) NCCN ガイドライン https://www.nccn.org/professionals/physician_gls/default.aspx

4) Kizaki M, Takahashi N, Iriyama N, et al. Efficacy and safety of tyrosine kinase inhibitors for newly diagnosed chronic-phase chronic myeloid leukemia over a 5-year period: results from the Japanese registry obtained by the New TARGET system. Int J Hematol. 2019; 109: 426-39.

5) Etienne G, Guilhot J, Rea D, et al. Long-term follow-up of the French Stop Imatinib (STIM1) Study in patients with chronic myeloid leukemia. J Clin Oncol. 2017; 35: 298-305.

6) Takahashi N, Tauchi T, Kitamura K, et al. Deeper molecular response is a predictive factor for treatment-free remission after imatinib discontinuation in patients with chronic phase chronic myeloid leukemia: the JALSG-STIM213 study. Int J Hematol. 2018; 107: 185-93.

7) Ross DM, Branford S, Seymour JF, et al. Safety and efficacy of imatinib cessation for CML patients with stable undetectable minimal residual disease: results from the TWISTER study. Blood. 2013; 122: 515-22.

8) Hochhaus A, Saussele S, Rosti G, et al. Chronic myeloid leukaemia: ESMO Clinical Practice Guidelines for diagnosis, treatment and follow-up. Ann Oncol. 2017; 28(suppl_4): iv41-iv51.

〈松村 到〉

2章　骨髄系疾患

E 真性赤血球増加症

1 治療方針

　現時点での真性赤血球増加症（polycythemia vera: PV）の治療のゴールは，治癒ではなく血栓・出血イベントの抑制，全身症候の改善の2点である．そのうえで，治療介入により骨髄線維症（myelofibrosis: MF）や急性白血病への移行を促進させないことにも力点が置かれている．

2 リスク評価と治療のアルゴリズム

　PVの治療方針の決定は，まず血栓・出血のリスク評価を行うことからスタートする．国内外のガイドラインにおいては，1）血栓・出血の既往歴の有無，2）年齢60歳以上，の2点についていずれかに該当する場合を高リスク，それ以外を低リスクとすることが一般的である．これは，2000年代初期に行われた前方視的臨床試験ECLAP（European Collaboration on Low-dose Aspirin in Polycythemia Vera）試験の結果に基づくものである[1]．最近では，高血圧症の有無や白血球数などもリスク因子となることが指摘されているが，確立されたもではなく，ガイドラインには採用されていない．

　治療のアルゴリズムとしては，低リスク群では，瀉血によるHctのコントロールとアスピリンの使用が推奨される．ヘマトクリットコントロールの目標値は，CYTO-PV試験の結果[2]に基づき，45％未満とされる．高リスク群では，細胞減少治療の併用が推奨される[3-5]．

　図2-9に現在のPVマネジメントのアルゴリズムと，その根拠となった代表的な臨床試験をまとめて図示する．

3 PVに対する薬物療法

A アスピリン

　アスピリンは抗血小板薬である．PVにおいてアスピリンが血栓リスクを低下させることは，ECLAP試験によりエビデンスとして確立されている．した

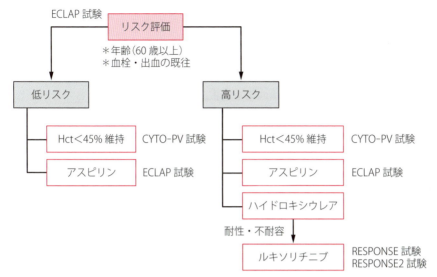

図 2-9 ● PV 治療のアルゴリズムとランドマーク的な臨床試験
PV 症例について，まずリスク評価を行う．低リスク群では，瀉血を主体として Hct を 45% 未満に保ち，またアスピリンを併用する．高リスク群では，これに加えて細胞減少治療を行う．ハイドロキシウレアの有用性を示す前向きの臨床試験は行われていないが，いくつかの後ろ向き観察研究により，瀉血単独と比べ心血管イベントが低下することが確認されている．ハイドロキシウレアに不応 / 不耐容の症例における，Hct コントロール，脾腫および全身症候改善はルキソリチニブが既存治療に勝ることが確認されている．

がって，禁忌でなければ，血栓リスクに関わらず PV 症例には用いるべきとされる[1]．

B 抗凝固薬

PV では，動脈血栓に比べると頻度は低いものの，下肢深部静脈血栓症，肺塞栓症また腹腔内静脈血栓など，静脈血栓を合併することはまれではない[6]．また，静脈系血栓の合併は PV の生命予後の不良因子である[7]．一般的には，静脈系血栓の予防にはワルファリンや直接経口抗凝固薬（direct oral anticoagulants：DOAC）が用いられる．しかしながら，現在の PV の治療アルゴリズムにおいては，これらの抗凝固薬の位置付けは明確にはなっていない[8]．

C ハイドロキシウレア（hydroxyurea: HU）

1. PV 治療における HU のエビデンス

HU は，PV において血栓リスクを軽減させるための代表的な細胞減少薬である．NCCN，ELN および日本のガイドラインのいずれにおいても，高リスク症例に対する細胞減少療法の第1選択薬に位置付けられている．しかしながら，HU の血栓リスク軽減効果は 1980 年代に行われた小規模な臨床試験に基づいた知見であり，ランダム化比較試験での検証は行われていない．最近になり，後方視的コホート研究ではあるが，比較的大規模な症例をもとに，高リスク PV における HU の有用性が再検討されている．Barbui らは ECLAP 試験に登録された PV 症例のうち，瀉血のみで治療された群（PHL 群）と HU も加えて治療された群（HU 群）について，propensity score に基づいたマッチングを行ったうえで，生存率，血栓の発症率，骨髄線維症への移行率について比較を行った[9]．その結果，HU 治療群では心血管イベントの発症率が 50%，全死亡率も 67% 低下していた．骨髄線維症への移行率についても，HU 群の方が有意に低いことが確認された（PHL 群 1.1/100 人年，HU 群 0.1/100 人年，P=0.006）[9]．なお，層別化解析では，HU の血栓抑制効果は動脈系血栓について特異的に認められた．Enblom-Larsson らの後方視的解析でも，HU を投与された群では瀉血単独治療群と比べ，血管合併症の発症率が低いことが確認された（11% vs 27%，P=0.013）[10]．Podoltsev らは，米国の SEER（Surveillance, Epidemiology, and End Results）Medicare data base に登録された 66 歳以上の PV 症例について解析し，瀉血あり，瀉血回数の増加，HU の使用のいずれもが生存率改善にかかわることを明らかにした[11]．ただし，この解析では瀉血単独と HU との比較は解析されていない．

2. HU の安全性と有害事象

HU の長期使用においては，骨髄線維症や急性骨髄性白血病などの骨髄系腫瘍への移行，あるいは固形がん，特に非黒色腫皮膚がんの発症率の増加の可能性などが懸念されてきた．しかしながら，MPN のレジストリーデータに基づいた解析や ECLAP のコホートを対象とした解析[12] では，HU の使用は骨髄系腫瘍および固形がんとの関連性は否定的な結論が得られている．

D ルキソリチニブ

1. PV 治療におけるルキソリチニブのエビデンス

ルキソリチニブは JAK1 および JAK2 の阻害薬であり，既存治療（BAT: best available therapy）を対象として，2 つのランダム化比較第Ⅲ相試験，RESPONSE 試験および RESPONSE 2 試験[13] が行われている．主要評価項目はともに Hct＜45％の到達率とされた．RESPONSE 試験では脾臓縮小率も主要評価項目に加えられた．白血球数や血小板数の正常化をも含めた complete hematological response，MPN-SAF などを用いた全身症候の改善についても評価がされた．瀉血なしでの Hct＜45％の到達率についてみると，ルキソリチニブ群については，RESPONSE 試験では 60％，RESPONSE 2 試験でも 62％とほぼ同様な成績であった．これに対して，BAT 群では RESPONSE 試験で 12％，RESPONSE 2 試験で 19％であった．すなわち，ルキソリチニブは HU 抵抗性・不耐容の PV 症例に対し，有意に Hct を改善した．さらに，両試験においてルキソリチニブは BAT 群と比較して，良好な全身症候の改善をもたらすことが確認された．RESPONSE 試験では，日本人症例に対しても，同様な有効性を認めることが報告されている[14]．RESPONSE 試験症例では，32 週時点で primary response（Hct＜45％および脾臓容積縮小＜35％）を達成した症例は 20.9％であった．このうちの 92％の症例は 80 週時点においてもその効果が維持されていた[15]．Hct＜45％を達成した症例は 32 週時点で 60％であり，そのうちの 89％が 80 週時点で効果を維持していた．256 週時点でも，ルキソリチニブ群 110 症例のうち 72 例でルキソリチニブが継続されていた[15]．256 週時点での primary response の維持率は 0.74 であった．RESPONSE 2 試験の 80 週での解析では，ルキソリチニブ群の治療継続率は 93％，28 週時点で Hct＜45％を達成した症例のうち 78％は 80 週時点でも効果が維持されていた[16]．これらの長期観察試験の結果からは，PV 症例に対してのルキソリチニブ治療の継続率は高く，また Hct 低下や脾臓縮小などの効果も比較的長期間維持されることが示唆される．

2. ルキソリチニブの安全性と有害事象

ルキソリチニブは様々な免疫応答経路を抑制することから，真菌感染，HBV ウイルスの再活性化および結核の増悪など多彩な日和見感染症をきたすことが報告されている[17, 18]．RESPONSE および RESPONSE 2 試験においても，帯状疱疹の再活性化率の増加が確認されている．白血病や骨髄線維症へ

の病型移行，二次がんの併発については，BAT群と比べて相違は認めていない．ただし，症例数も少なくまた観察期間も短いこと，さらにはBAT群のほとんどの症例がルキソリチニブにクロスオーバーしていることなどから結果の解釈には注意を要する．

未来への展望

前半で述べたように，現在のPVの治療目標はあくまでも合併症の予防と生活の質の改善である．一方，PVではMFやAMLの移行に加えて，他の領域の悪性腫瘍の罹患増加や動脈硬化の進行などがみられ，長期的な生命予後は必ずしも良好ではない[7]．これらの複雑な病態を引き起こす主役は，JAK2V617F変異を要する異常な白血球である．JAK2V617F陽性白血球は，活性酸素産生増加，炎症性サイトカインの産生増加により広範な炎症をもたらす．一方で，PD-L1の発現異常やT細胞の機能抑制など免疫

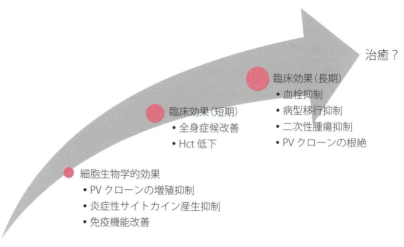

図 2-10 ● PV治療におけるインターフェロンの役割
IFNは，JAK2V617F陽性クローンの増殖を直接的に抑制するほか，免疫学的な環境を改善する．これにより，炎症性サイトカインや活性酸素などの産生が低下する．短期的な臨床効果としては，全身症候の改善とヘマトクリットを含む血液学的なパラメーターの改善が期待できる．さらに，長期の使用により血栓・出血イベントの抑制，病型移行や二次発がんの抑制などの効果も期待される．最終的には，PVクローンの根絶から治癒へ至ることが期待されている．

系の撹乱をも引き起こす．このため，PV の長期的な予後改善を目指す場合には，JAK2V617F 陽性クローンの根絶が目標となる．残念ながら現在の薬物療法ではその到達は困難である．ルキソリチニブについても，RESPONSE 試験の長期解析結果をみると，JAK2V617F クローンの減少は限定的であり，完全な消失は 102 例中 2 例で認めたにすぎない[19]．現時点で，PV を治癒に導く薬剤として，最も期待されるものはインターフェロン（interferon：IFN）である（図 2-10）．

1 IFN の作用

MPN に対する IFN の作用機序については，直接的に JAK2V617F を有する細胞の増殖を抑制すること[20] に加え，免疫状態の改善，炎症の抑制などが想定されている[21, 22]．

A PV に対する IFN 治療

MPN に対する IFN 治療は，1980 年代にまで遡るが，2009 年に発表された PEG-IFNα-2a を用いた PV および本態性血小板増加症を対象とした臨床試験の結果により，その役割が脚光を浴びるようになった[23]．この試験は，PV と本態性血小板増加症症例を対象とした試験であるが，注目すべきことに JAK2V617F 陽性クローンの比率を有意に低下させうること，すなわち分子生物学的な反応が確認された．これらの症例についてはさらに追跡解析が行われており，42 カ月の治療の後には，PV 症例のうち 14％で分子生物学的な完全寛解（JAK2V617F 陽性クローンの消失）が得られている[24]．さらに，2015 年には，PV 症例を対象とした，新たなタイプの IFN 製剤である ropeginterferonα-2b を用いた第 I / II 相試験の結果が報告され，その毒性の少なさが注目された[25]．分子生物学的効果については，50 週時点で 12％，114 週時点では 21％ で CR を認めている[25]．ropeginterferonα-2b により，染色体異常（9pUPD）を有するクローンが消失した症例も報告されている[26]．PV に対する ropeginterferonα-2b の臨床試験として，HU を対照とした第 III 相試験（PROUD-PV 試験）が行われており，プライマリーエンドポイントであった血液学的 CR 率は，HU 群 45.6％，IFN 群 43.1％であり，IFN 群の非劣性が示された[27]．

B IFN 治療の課題

JAK2V617F 陽性クローンを減少・消失される作用が期待される IFN で
あるが，これまでの臨床試験結果からは，いくつかの限界点も指摘されて
いる．1 つは，JAK2V617F 以外の非ドライバー変異の存在により，その効
果が限定される可能性である[24]．また，単施設でのヒストリカルコント
ロールとの比較であるが，IFN 投与は MF や白血病への移行率を減少させ
ないとの報告もある[28]．

さらに，RESPONSE/RESPONSE 2 試験に登録された症例のなかで，BST
として IFN が選択された症例とルキソリチニブ投与例とを比較した解析で
は，ヘマトクリットのコントロールにおいて，ルキソリチニブに劣ったと
の結果も報告されている[29]．

C IFN の治療効果を高めるための戦略

IFN の有効性を高める試みとしては，背景にある炎症状態に注目し，ル
キソリチニブとの併用によりその炎症を抑制することにより，IFN の効果
を高めようとするアイデアがだされ，実際に臨床試験も行われている[30]．
さらに，そこにメチル化阻害薬アザシチジンをも加えた，triple 療法も提
唱されている[22]．

■文献

1) Landolfi R, Marchioli R, Kutti J, et al. Efficacy and safety of low-dose aspirin
   in polycythemia vera. N Engl J Med. 2004; 350: 114-24.
2) Marchioli R, Finazzi G, Specchia G, et al. Cardiovascular events and intensity
   of treatment in polycythemia vera. N Engl J Med. 2012; 368: 22-33.
3) Stein BL, Oh ST, Berenzon D, et al. Polycythemia vera: An appraisal of the
   biology and management 10 years after the discovery of JAK2 V617F. J Clin
   Oncol. 2015; 33: 3953-60.
4) McMullin MFF, Mead AJ, Ali S, et al. A guideline for the management of spe-
   cific situations in polycythaemia vera and secondary erythrocytosis: A British
   Society for Haematology Guideline. Br J Haematol. 2019; 184: 176-91.
5) Spivak JL. How I treat polycythemia vera. Blood. 2019: [Epub ahead of
   print].
6) Griesshammer M, Kiladjian J-J, Besses C. Thromboembolic events in polycy-
   themia vera, (2019). Ann Hematol. 2019; 98: 1071.
7) Tefferi A, Rumi E, Finazzi G, et al. Survival and prognosis among 1545 pa-

tients with contemporary polycythemia vera: An international study. Leukemia. 2013; 27: 1874-81.

8) Kreher S, Ochsenreither S, Trappe RU, et al. Prophylaxis and management of venous thromboembolism in patients with myeloproliferative neoplasms: consensus statement of the Haemostasis Working Party of the German Society of Hematology and Oncology (DGHO), the Austrian Society of Hematology and Oncolo. Ann Hematol. 2014; 93: 1953-63.

9) Barbui T, Vannucchi AM, Finazzi G, et al. A reappraisal of the benefit-risk profile of hydroxyurea in polycythemia vera: A propensity-matched study. Am J Hematol. 2017; 92: 1131-6.

10) Enblom-Larsson A, Girodon F, Bak M, et al. A retrospective analysis of the impact of treatments and blood counts on survival and the risk of vascular events during the course of polycythaemia vera. Br J Haematol. 2017; 177: 800-5.

11) Podoltsev NA, Zhu M, Zeidan AM, et al. The impact of phlebotomy and hydroxyurea on survival and risk of thrombosis among older patients with polycythemia vera. Blood Adv. 2018; 2: 2681-90.

12) Ghirardi A, Carobbio A, Masciulli A, et al. Incidence of solid tumors in polycythemia vera treated with phlebotomy with or without hydroxyurea: ECLAP follow-up data. Blood Cancer J. 2018; 8: 10-2.

13) Passamonti F, Griesshammer M, Palandri F, et al. Ruxolitinib for the treatment of inadequately controlled polycythaemia vera without splenomegaly (RESPONSE-2): a randomised, open-label, phase 3b study. Lancet Oncol. 2017; 18: 88-99.

14) Kirito K, Suzuki K, Miyamura K, et al. Ruxolitinib is effective and safe in Japanese patients with hydroxyurea-resistant or hydroxyurea-intolerant polycythemia vera with splenomegaly. Int J Hematol. 2018; 107: 173-84.

15) Verstovsek S, Vannucchi AM, Griesshammer M, et al. Ruxolitinib versus best available therapy in patients with polycythemia vera: 80-week follow-up from the RESPONSE trial. Haematologica. 2016; 101: 821-9.

16) Griesshammer M, Saydam G, Palandri F, et al. Ruxolitinib for the treatment of inadequately controlled polycythemia vera without splenomegaly: 80-week follow-up from the RESPONSE-2 trial. Ann Hematol. 2018; 97: 1591-600.

17) Kirito K, Sakamoto M, Enomoto N. Elevation of the hepatitis B virus DNA during the treatment of polycythemia vera with the JAK kinase inhibitor ruxolitinib. Intern Med. 2016; 55: 1341-4.

18) Lussana F, Cattaneo M, Rambaldi A, et al. Ruxolitinib-associated infections: A systematic review and meta-analysis. Am J Hematol. 2018; 93: 339-47.

19) Vannucchi AM, Verstovsek S, Guglielmelli P, et al. Ruxolitinib reduces JAK2 p.V617F allele burden in patients with polycythemia vera enrolled in the RESPONSE study. Ann Hematol. 2017; 96: 1113-20.

20) Verger E, Soret-Dulphy J, Maslah N, et al. Ropeginterferon alpha-2b targets

JAK2V617F-positive polycythemia vera cells in vitro and in vivo. Blood Cancer J. 2018; 8: 94.

21) Riley CH, Brimnes MK, Hansen M, et al. Interferon-α induces marked alterations in circulating regulatory T cells, NK cell subsets, and dendritic cells in patients with JAK2V617F-positive essential thrombocythemia and polycythemia vera. Eur J Haematol. 2016; 97: 83-92.

22) Hasselbalch HC, Holmström MO. Perspectives on interferon-alpha in the treatment of polycythemia vera and related myeloproliferative neoplasms: minimal residual disease and cure? Semin Immunopathol. 2019; 41: 5-19.

23) Quintás-Cardama A, Kantarjian H, Manshouri T, et al. Pegylated interferon alfa-2a yields high rates of hematologic and molecular response in patients with advanced essential thrombocythemia and polycythemia vera. J Clin Oncol. 2009; 27: 5418-24.

24) Quintás-Cardama A, Abdel-Wahab O, Manshouri T, et al. Molecular analysis of patients with polycythemia vera or essential thrombocythemia receiving pegylated interferon α-2a. Blood. 2013; 122: 893-901.

25) Gisslinger H, Zagrijtschuk O, Buxhofer-Ausch V, et al. Ropeginterferon alfa-2b, a novel IFN α-2b, induces high response rates with low toxicity in patients with polycythemia vera. Blood. 2015;126:1762-9.

26) Them NCC, Bagienski K, Berg T, et al. Molecular responses and chromosomal aberrations in patients with polycythemia vera treated with peg-proline-interferon alpha-2b. Am J Hematol. 2015; 90: 288-94.

27) Gisslinger H, Klade C, Georgiev P, et al. Final results from PROUD-PV a randomized controlled phase 3 trial comparing ropeginterferon alfa-2b to hydroxyurea in polycythemia vera patients. Blood. 2016; 128: 475.

28) Masarova L, Patel KP, Newberry KJ, et al. Pegylated interferon alfa-2a in patients with essential thrombocythaemia or polycythaemia vera: a post-hoc, median 83 month follow-up of an open-label, phase 2 trial. Lancet Haematol. 2017; 4: e165-e75.

29) Kiladjian JJ, Guglielmelli P, Griesshammer M, et al. Efficacy and safety of ruxolitinib after and versus interferon use in the RESPONSE studies. Ann Hematol. 2018; 97: 617-27.

30) Mikkelsen SU, Kjær L, Bjørn ME, et al. Safety and efficacy of combination therapy of interferon-α2 and ruxolitinib in polycythemia vera and myelofibrosis. Cancer Med. 2018; 7: 3571-81.

〈桐戸敬太〉

2章　骨髄系疾患

F　本態性血小板血症

1　治療目標

　本態性血小板血症（essential thrombocythemia：ET）は，骨髄の巨核球数と末梢血の血小板数の増加を特徴とする骨髄増殖性腫瘍（myeloproliferative neoplasms：MPN）の一疾患である．約50%，20〜30%，3〜5%の患者で，それぞれ JAK2V617F 変異，CALR 変異，MPL 変異を有しており，残りの約20%の患者はこれらのいずれの遺伝子変異も有しない．その生存期間の中央値は20年と予後良好な疾患である一方で[1]，15年で2.1〜5.3%の患者が急性

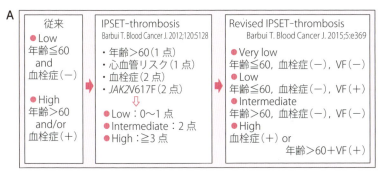

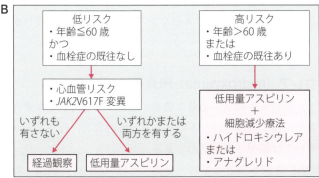

図 2-11 ● A：ET における血栓症のリスク分類，B：ET の治療アルゴリズム

白血病へ，4〜11％の患者が骨髄線維症へと移行する[2]．薬物治療を行っても，急性白血病や骨髄線維症への移行の予防や生命予後の改善は得られないことが示されており，血栓症の合併の予防が治療の目標となる．

　ET の血栓症のリスク分類については，従来は 60 歳以上または血栓症の既往がある場合を高リスク，それ以外を低リスクと分類していたが，心血管リスク因子（高血圧，糖尿病，喫煙），および *JAK2V617F* 変異の存在により，血栓イベントフリー生存率が低下することが示されたため，IPSET-thrombosis[3]，Revised IPSET-thrombosis[4] のリスク分類が用いられるようになってきた（図 2-11A）．日本血液学会による造血器腫瘍診療ガイドライン（2018 年度版）[5] では，これらを踏まえて，年齢，血栓症の既往で高リスクと低リスクに分類し，さらに低リスクで心血管リスク因子または *JAK2* 変異を有する患者とで治療方針を層別化している（図 2-11B）．

2 薬物療法の実際

A 低用量アスピリン（バイアスピリン®）

　高リスクの患者，および低リスクで *JAK2V617F* 変異または心血管リスク因子を有する患者には低用量アスピリンの投与が推奨されている．低リスクの患者で，アスピリンの使用が限定的となっているのは，低用量アスピリン群と無治療群とを低リスクの患者で比較した研究において，全患者および *CALR* 変異を有する患者では血栓症の発症に差がなかったのに対し，*JAK2V617F* 変異を有する患者では，アスピリン群で有意に血栓症の発症が抑制できたことによる[6]．1 日 1 回のアスピリン投与が一般的であるが，*JAK2* 変異と心血管リスク因子の両方を有する患者などに，1 日 2 回のアスピリンの投与が有効との結果も示されている[7]．本邦では，バイアスピリン 100mg の 1 日 1 回投与が標準的な治療である．

B ハイドロキシウレア（hydroxyurea: HU）（ハイドレア®）

　高リスクの患者で，細胞減少療法が必要な患者に用いられる代表的な薬剤である．副作用は少なく，血小板数のコントロールを比較的容易に行うことができ，特に高齢者においては推奨される薬剤である．

　ハイドレア®の代表的な副作用としては，発疹・皮疹（2.4％），嘔気・嘔吐などの消化器症状（2.1％）があげられ，重大な副作用としては，骨髄抑制の

他，間質性肺炎（0.2％），皮膚潰瘍（0.7％）があげられる．B型肝炎の再活性化も報告されている．経口摂取が困難な患者で，胃管から投与する場合には，カプセルを55℃の温水（10〜20mL/1カプセル）に入れて10分以上放置し，溶解したカプセルも含んだ液体を投与する．

MPNでは固形がんの合併による死亡率が高く[8]，さらにETでは非血液がんの発症リスクが通常の1.2倍[9]，リンパ系腫瘍の発症率も2.5倍高いことが報告されている[10]．したがってHUが直接二次性発がんのリスクに影響しているのかについては一定の見解が得られていないものの，HU治療中に皮膚がんの発症率が上昇したことや[11]，インターフェロンに比較するとHU群で有意に二次性発がんが多いこと[12]が報告されており，長期間の治療が二次性発がんに関与する可能性があるため，若年者へのHUの投与には慎重を要する．

1カプセル（500mg）から4カプセル（2000mg）を1日1〜3回に分けて内服する．隔日内服や，2カプセル-1カプセルを交互に内服することなどによって，血小板数の良好なコントロールが得られることがある．

C アナグレリド（アグリリン®）

アナグレリドはキナゾリン誘導体であり，元々は血小板凝集阻害薬として開発された薬剤であったが，副作用として血小板減少症がみられることから，血小板減少効果を主作用として本疾患の治療に使われるようになった．PT-1 studyでは，低用量アスピリン＋HU群と比較して，低用量アスピリン＋アナグレリド群の方が血栓症の発症率が高かったが[13]，WHO分類によって厳密に診断された高リスクのET患者を対象に，アナグレリド群とHU群とを比較したANAHYDRET試験では，血栓症，出血の発症率ともに，アナグレリド群とHU群とで有意差を認めなかったこと[14]から，本邦ではアナグレリドもHUと同様にETの第1選択薬として使われている．

ハイドレア®による二次性発がんが危惧される若年者において，アナグレリドは積極的に使われる．その一方で，動悸などの心臓障害が副作用として頻繁に起こるため，投与開始前および投与中には，定期的に心電図や心エコーを行う必要がある．動悸は主に投与開始0〜3カ月後に認めることが多い．カフェイン摂取制限や節酒などの生活指導や，服用回数を増やすことで軽減されることがあるものの，改善しない場合には，選択性β_1遮断薬の使用も考慮する．

アナグレリドは先に述べたように血小板凝集抑制作用を有するため，抗凝固

薬との併用により出血の危険性が高まる可能性があるため注意が必要である．妊婦・授乳婦への投与は控えるべきである．最近，アナグレリドがFDAに認可された1997年の前後でのETの生存率・合併症を比較した研究が発表されており，1967〜1997年に診断された433人と，1997〜2017年に診断された643人では，後者で生存率が低く，骨髄線維症への移行率が高かったことが報告されており，アナグレリドの関与が示唆されている[15]．

1回1カプセル（0.5mg）を1日2回，計2カプセル（1.0mg）から開始する．その後，副作用に注意しながら1週間以上あけて1カプセルずつ増量する．1日4回以内の分割内服が可能で，1回最大投与量は5カプセル（2.5mg），1日最大投与量は20カプセル（10mg）であるが，国内第Ⅲ相試験では7mg/日が最大量であった．

未来への展望

ETでは，血栓症の予防が治療の最大の目標であるものの，予後良好疾患であるがゆえに，薬物療法による副作用を最小限に抑えることや，倦怠感などのMPN関連症状を抑えることも求められている．また，MPNを完治させる唯一の治療法は造血幹細胞移植と考えられていたが，近年インターフェロン（IFN）によりドライバー変異の遺伝子量tumor burdenが減少ないし消失することが報告されており，治癒が見込める可能性が示唆されている．したがって今後はIFNがET治療の中心的薬剤となるのではないかと推測される．

1 インターフェロン（IFN）

ETにおけるIFNの有効性は，1988年頃から報告されてきたが[16, 17]，その高い副作用の発現率や，MPNへの有効性の証明がなされないことから，その使用は限定的であった[18]．しかし，PEG-IFN-αの開発により副作用が大幅に軽減し，加えてMPNのtumor burdenを低下させる唯一の薬であることが近年複数のグループから報告されたことで，再度MPNの治療薬として脚光を浴びている．

MPN-RC112研究は，高リスクのET真性赤血球増加症（PV）患者を対象に，第1選択薬としてHUとPEG-IFN-αとを比較した第Ⅲ相試験であ

108 ● 2章 骨髄系疾患

る[19]．このなかで 39 人の ET 患者が PEG-IFN-αによる治療を受け，12 カ月，24 カ月での奏効率はそれぞれ 69.2%，58.3% であった．PV と ET を合わせた 24 カ月での奏効率は，HU 群で 40.7%，PEG-IFN-α群で 59.6% であった（P=0.04）．その一方で，ET 患者におけるグレード 3/4 の有害事象は，HU 群で 30.8%，PEG-IFN-α群で 51.3% と，PEG-IFN-α群で多い結果となったが，グレード 4/5 の有害事象については両群で差を認めなかった．この結果から，無治療の ET において，PEG-IFN-αが一次治療として有効であるとともに，耐容性があることが示された．

　一方で，IFN の第 2 選択薬としての役割は MPD-RC 111 研究で解析されており，HU 抵抗性・不耐容の高リスク PV，ET を対象として，65 人の ET 患者が PEG-IFN-αによる治療を受けた[20]．12 カ月での奏効率は 69% であり，有害事象による治療の中断はわずか 10.8% であった．この結果から，HU 抵抗性・不耐容の ET において，PEG-IFN-αは二次治療としても有効であることが示された．

　本邦においては，IFN は ET に対しては保険適用外であるが，妊婦に対しての安全性が示されている唯一の細胞減少療法薬であり，海外のガイドラインでは，*JAK2* 変異陽性，流産などの妊娠合併症の既往，血小板数 150 万 /μL 以上などの高リスク ET 合併妊娠では IFN による治療が推奨されており[21, 22]，本邦でも今後早期に保険収載されることが期待される．

2　徐放型アナグレリド

　前述したように，アナグレリドでは動悸などの副作用が起こりやすく，これは，高用量のアナグレリドによる血漿中のアナグレリドまたはその活性型が高濃度を示すことによると考えられている．一方で，アナグレリドによる血小板減少効果は，血漿濃度に依存しないことから，徐放型のアナグレリド（anagrelide prolonged release：A-PR）が開発された[23]．この A-PR と従来のアナグレリドとを比較した第Ⅲ相試験では，A-PR はアナグレリドと同様の血小板減少効果を示した[24]．全体の有害事象については両群で差がなかったものの，その種類は異なっており，A-PR 群では消化器系の有害事象を多く認めた一方で，アナグレリドの治療中止の原因となる動悸などの心血管系の有害事象については A-PR 群で有意に少なかった．この結果を受けて，A-PR によってより簡便な治療スケジュールが提

供されることや，アナグレリドの高い血漿濃度による有害事象を有する患者に対して，新たな治療薬となる可能性が示された．

3 現在進行中の臨床試験

　JAK2阻害薬であるルキソリチニブは，現在PVや骨髄線維症における代表的な治療薬となっており，ルキソリチニブ以外でも多くのJAK2阻害薬の臨床試験が行われてきた．一方で，ETでのJAK2阻害薬の報告は限られているものの[25]，現在，HU抵抗性・不耐容のET患者に対して，ルキソリチニブ，アナグレリド，プラセボを比較した第II相試験（RESET-272試験）が行われており，結果が待たれる．

　さらにはgivinostatやvorinostatなどのHDAC阻害薬[26, 27]や，HDM2（human double minute 2）阻害薬などの臨床試験が行われている．また，過活動膀胱などに使われるアドレナリンβ₃受容体作動薬の1つであるミラベグロン（ベタニス®）が，マウスにおいて，MPN細胞による骨髄ニッチへのダメージを抑制し，MPN関連症状を緩和させたことから，*JAK2*V617F変異を有するMPNの患者に対して第II相試験が現在行われている[28]．他にも多くの臨床試験が行われており，ETにおいて，今後さらなる治療法の選択肢が増えることが期待される．

4 非薬物療法

　MPNの症状や病態の改善に，薬物療法以外の治療も試されている．ヨガの有効性は第II相試験が2017年に発表されており[29]，またその他，食事療法[30]，エアロビックス，ストレッチ，禁煙などの有効性も検討されている．

　ヨガについては，週に1時間のオンラインでのヨガを12週間行うことで，MPN-SAF-TSS[31]によって評価される全身症状が，ヨガ群で有意に改善することが報告された[32]．その後行われた追加の研究では，残念ながらMPN-SAF-TSSを用いた全身症状の有意な改善は見られなかったが，NIH PROMISを用いて評価した場合には，ヨガ群で有意に全身状態の改善を認めることが報告された[29]．血球数・IL-6値については差はないものの，TNF-αについてはヨガ群で有意に低下し，今後サンプルサイズの拡大による解析が待たれる．

その他，喫煙が MPN 発症のリスクとなることが示されており，これは
慢性炎症が MPN の発症に関与するためと考えられている[33]．そこで，禁
煙を従来の治療法と組み合わせることも，治療法の１つとして考慮され
ている．

　今後，薬物治療のみならず，こうした非薬物治療も併用した多彩な治療
が行われていくことが期待される．

■文献

1) Tefferi A, Guglielmelli P, Larson DR, et al. Long-term survival and blast transformation in molecularly annotated essential thrombocythemia, polycythemia vera, and myelofibrosis. Blood. 2014; 124: 2507-13.

2) Cerquozzi S, Tefferi A. Blast transformation and fibrotic progression in polycythemia vera and essential thrombocythemia: a literature review of incidence and risk factors. Blood Cancer J. 2015; 5: e366.

3) Barbui T, Finazzi G, Carobbio A, et al. Development and validation of an International Prognostic Score of thrombosis in World Health Organization-essential thrombocythemia (IPSET-thrombosis). Blood. 2012; 120: 5128-33.

4) Barbui T, Vannucchi AM, Buxhofer-Ausch V, et al. Practice-relevant revision of IPSET-thrombosis based on 1019 patients with WHO-defined essential thrombocythemia. Blood Cancer J. 2015; 5: e369.

5) 日本血液学会, 編. 造血器腫瘍診療ガイドライン 2018 年版. 東京: 金原出版; 2018.

6) Alvarez-Larran A, Pereira A, Guglielmelli P, et al. Antiplatelet therapy versus observation in low-risk essential thrombocythemia with a CALR mutation. Haematologica. 2016; 101: 926-31.

7) Tefferi A, Vannucchi AM, Barbui T. Essential thrombocythemia treatment algorithm 2018. Blood Cancer J. 2018; 8: 2.

8) Frederiksen H, Farkas DK, Christiansen CF, et al. Survival of patients with chronic myeloproliferative neoplasms and new primary cancers: a population-based cohort study. Lancet Haematol. 2015; 2: e289-96.

9) Frederiksen H, Farkas DK, Christiansen CF, et al. Chronic myeloproliferative neoplasms and subsequent cancer risk: a Danish population-based cohort study. Blood. 2011; 118: 6515-20.

10) Vannucchi AM, Masala G, Antonioli E, et al. Increased risk of lymphoid neoplasms in patients with Philadelphia chromosome-negative myeloproliferative neoplasms. Cancer Epidemiol Biomarkers Prev. 2009; 18: 2068-73.

11) Kissova J, Ovesna P, Penka M, et al. Second malignancies in philadelphia-negative myeloproliferative neoplasms-single-center experience. Anticancer Res. 2014; 34: 2489-96.

12) Hansen IO, Sorensen AL, Hasselbalch HC. Second malignancies in hydroxyurea and interferon-treated Philadelphia-negative myeloproliferative neoplasms. Eur J Haematol. 2017; 98: 75-84.

13) Harrison CN, Campbell PJ, Buck G, et al. Hydroxyurea compared with anagrelide in high-risk essential thrombocythemia. N Engl J Med. 2005; 353: 33-45.

14) Gisslinger H, Gotic M, Holowiecki J, et al. Anagrelide compared with hydroxyurea in WHO-classified essential thrombocythemia: the ANAHYDRET Study, a randomized controlled trial. Blood. 2013; 121: 1720-8.

15) Tefferi A, Szuber N, Vallapureddy RR, et al. Decreased survival and increased rate of fibrotic progression in essential thrombocythemia chronicled after the FDA approval date of anagrelide. Am J Hematol. 2019; 94: 5-9.

16) Giles FJ, Singer CR, Gray AG, et al. Alpha-interferon therapy for essential thrombocythaemia. Lancet. 1988; 2: 70-2.

17) Gisslinger H, Ludwig H, Linkesch W, et al. Long-term interferon therapy for thrombocytosis in myeloproliferative diseases. Lancet. 1989; 1: 634-7.

18) Kiladjian JJ, Chomienne C, Fenaux P. Interferon-alpha therapy in bcr-abl-negative myeloproliferative neoplasms. Leukemia. 2008; 22: 1990-8.

19) Mascarenhas J, Kosiorek HE, Prchal JT, et al. Results of the myeloproliferative neoplasms – research consortium (MPN-RC) 112 Randomized trial of pegylated interferon alfa-2a (PEG) versus hydroxyurea (HU) therapy for the treatment of high risk polycythemia vera (PV) and high risk essential thrombocythemia (ET). Blood. 2018; 132: 577.

20) Yacoub A, Mascarenhas J, Kosiorek HE, et al. Single-arm salvage therapy with pegylated interferon alfa-2a for patients with high-risk polycythemia vera or high-risk essential thrombocythemia who are either hydroxyurea-resistant or intolerant: Final results of the myeloproliferative disorders-research consortium (MPD-RC) protocol 111 global phase II trial. Blood. 2017; 130: 321.

21) Harrison CN, Bareford D, Butt N, et al. Guideline for investigation and management of adults and children presenting with a thrombocytosis. Br J Haematol. 2010; 149: 352-75.

22) Barbui T, Barosi G, Birgegard G, et al. Philadelphia-negative classical myeloproliferative neoplasms: critical concepts and management recommendations from European LeukemiaNet. J Clin Oncol. 2011; 29: 761-70.

23) Petrides PE, Schoergenhofer C, Widmann R, et al. Pharmacokinetics of a novel anagrelide extended-release formulation in healthy subjects: food intake and comparison with a reference product. Clin Pharmacol Drug Dev. 2018; 7: 123-31.

24) Gisslinger H, Buxhofer-Ausch V, Hodisch J, et al. A phase III randomized, multicentre, double blind, active controlled trial to compare the efficacy and safety of two different anagrelide formulations in patients with essential

thrombocythaemia – the TEAM-ET 2.0 trial. Br J Haematol. 2019; 185: 691-700.

25) Verstovsek S, Passamonti F, Rambaldi A, et al. Ruxolitinib for essential thrombocythemia refractory to or intolerant of hydroxyurea: long-term phase 2 study results. Blood. 2017; 130: 1768-71.

26) Rambaldi A, Dellacasa CM, Finazzi G, et al. A pilot study of the histone-deacetylase inhibitor givinostat in patients with JAK2V617F positive chronic myeloproliferative neoplasms. Br J Haematol. 2010; 150: 446-55.

27) Andersen CL, McMullin MF, Ejerblad E, et al. A phase II study of vorinostat (MK-0683) in patients with polycythaemia vera and essential thrombocythaemia. Br J Haematol. 2013; 162: 498-508.

28) Drexler B, Passweg JR, Tzankov A, et al. The sympathomimetic agonist mirabegron did not lower JAK2-V617F allele burden, but restored nestin-positive cells and reduced reticulin fibrosis in patients with myeloproliferative neoplasms: results of phase II study SAKK 33/14. Haematologica. 2019; 104: 710-6.

29) Eckert R, Huberty J, Dueck A, et al. A pilot study of online yoga to improve fatigue and quality of life in myeloproliferative neoplasm patients. Blood. 2017; 130: 3443.

30) Scherber RM, Langlais BT, Geyer H, et al. Nutrition and supplement use characteristics in the myeloproliferative neoplasms: results from the nutrient survey. Blood. 2017; 130: 2193.

31) Emanuel RM, Dueck AC, Geyer HL, et al. Myeloproliferative neoplasm (MPN) symptom assessment form total symptom score: prospective international assessment of an abbreviated symptom burden scoring system among patients with MPNs. J Clin Oncol. 2012; 30: 4098-103.

32) Huberty J, Eckert R, Gowin KL, et al. Online-streamed yoga as a non-pharmacologic symptom management approach in myeloproliferative neoplasms. Blood. 2016; 128: 5478.

33) Lindholm Sorensen A, Hasselbalch HC. Smoking and philadelphia-negative chronic myeloproliferative neoplasms. Eur J Haematol. 2016; 97: 63-9.

〈枝廣陽子　小松則夫〉

2章　骨髄系疾患

G 原発性骨髄線維症

はじめに

　原発性骨髄線維症（primary myelofibrosis: PMF）は，骨髄増殖性腫瘍（myeloproliferative neoplasms: MPN）の1つで，分化した異常クローン由来の巨核球や単球などからのサイトカインの産生によって骨髄の広範な線維化などを生じ，骨髄の線維化，血管新生および骨硬化を生じ，髄外造血による巨脾，巨脾による腹部膨満感，圧迫症状，無効造血による貧血，血小板減少，末梢血での涙滴状赤血球の出現，白赤芽球症などを呈する．このため，原疾患に伴う全身倦怠感や活動性の低下，呼吸困難，体重減少，夜間盗汗，微熱などの全身症状，脾腫に伴う腹部膨満感や圧迫症状，血球減少に伴う症状がみられる．PMFは，Mayoクリニックの多数例の調査では，生存期間の中央値は5.9年で[1]，わが国における1999～2015年の期間の新規発症780例の解析でも，3年生存率59%，生存期間中央値は3.9年で，他のMPNと異なり，一般人口と比較すると著しく悪い．主な死因は，急性白血病への移行，感染症，出血，白血病への移行以外の原疾患の進行，心不全などである[2]．したがって，PMFの治療選択においては，根治を目指して同種造血幹細胞移植を施行するか，対症療法を選択するかの判断を軸に，治療方針を決めていくことになる．また，JAK2阻害薬についての知見も蓄積されつつあり，本稿では，現在のPMFの治療の実際，ならびに今後期待される治療について概説する．

1 PMF 治療の実際

A 治療方針の考え方

　造血幹細胞移植は唯一の治癒的治療法ではあるものの，発症年齢から，その適応は限られる．同種造血幹細胞移植が適応にならない症例では，貧血や，原疾患に伴う全身症状，脾腫に伴う腹部症状などの症状改善が目的となる．治療方針の決定にあたっては，個々の症例において疾患リスクなどを考慮し，対症療法および根治的治療について，患者と十分に相談しながら進めていく必要が

114 ● 2章　骨髄系疾患

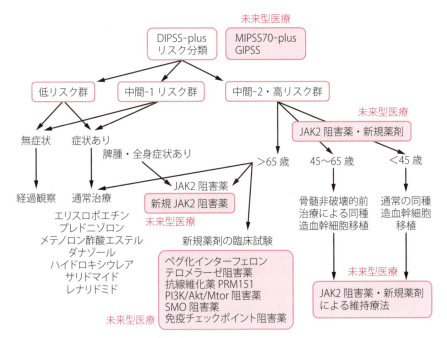

図 2-12 ● PMF の治療アルゴリズム

ある．臨床経過や予後は均一ではなく，症例間によるバラツキが大きいので，予後予測モデルを用いて，個々の症例のリスクを評価する必要がある．IPSS（International Prognostic Scoring System for PMF），Dynamic IPSS（DIPSS），DIPSS-plus は，臨床所見，血液学的所見をリスク因子として予後を予測するスコアリングシステムで，診断時，経過中のリスク評価として推奨されている[3-5]．近年は，遺伝子変異情報を含む予後評価システムも提唱されているが，その多くの遺伝子変異の検索は，わが国では保険適用外で，一部の研究機関を除いて，日常的に検査を行うことは困難であり，現状，わが国では，ベッドサイドで簡便にリスク評価できる DIPSS-plus をもとに，治療方針を決定していくことになる（図 2-12）．

B 無症候性の低リスク・中間 -1 リスク群の治療

低リスク・中間 -1 リスク群に該当し，PMF による症状に乏しい症例や，以下の臨床所見のない症例（Hb＜10g/dL，脾腫＞10cm，白血球数＞25,000/μL，血小板数＞100 万 /μL）では，長期生存が期待できるため，治療介入せ

ず，経過観察が望ましい．

C PMF に伴う貧血の治療

PMF に伴う貧血に対しては，赤血球輸血，蛋白同化ホルモン，エリスロポエチン製剤，プレドニゾロンが治療の選択肢としてあげられる．蛋白同化ホルモンは，海外ではダナゾール（ボンゾール®）が頻用されるが，わが国ではメテノロン酢酸エステル（プリモボラン®）が用いられることが多い[6]．ただし，前立腺疾患や肝障害がある場合は使用を避ける．5q 欠失があれば，レナリドミド投与で貧血の改善が期待できるが（保険適用外），わが国では，5q 欠失はほとんどみられない[7]．脾腫がなく，輸血依存でない貧血に対しては，エリスロポエチン製材の有効性を示す報告はあるが，保険適用外である[8]．

D PMF に伴う脾腫に対する治療

脾腫に伴う腹痛などの症状に対しては，ハイドロキシウレア，JAK2 阻害薬ルキソリチニブ，摘脾，脾臓への放射線照射が選択肢となる．また，脾腫に加えて，全身症状を有する場合も，ルキソリチニブが有効である．

ルキソリチニブは，脾腫の改善や，全身症状の改善に加えて，生命予後の改善も期待できる報告がある[9]．中間 -2 リスク・高リスク群における脾腫に対する治療では，ルキソリチニブを第 1 選択としてよいと思われる[10,11]．中間 -1 リスク群でも，脾腫による圧迫症状があれば，ルキソリチニブが選択される．ルキソリチニブには，免疫抑制効果があり，帯状疱疹や日和見感染症に注意する．結核や B 型肝炎の既往例では，これらが増悪することがあるため，使用前にこれらの感染の既往を確認しておくことが必要である．これまでの臨床試験の結果では，治療開始後 3 年時点で，35％以上の脾容積の減少が維持できている症例は，全体のおおよそ半数である．生存率については，米国（COMFORT-1 試験）[10] と欧州（COMFORT-2 試験）[11] の第Ⅲ相試験を併せて解析された結果では，治療開始後 3 年で，ルキソリチニブ群 78％，コントロール群 61％，クロスオーバー分を統計的に補正したコントロール群で 31％と，ルキソリチニブの生存率の改善が証明されている．また，同時に，治療開始時の脾サイズ，治療開始後の脾の縮小率が，治療後の生存率と相関することが示されている[9]．十分に期待される結果ではあるが，逆に，約半数は，3 年時点で脾の縮小効果が維持できておらず，ルキソリチニブの継続率は 3 年で

約50％程度であったことにも留意すべきである．したがって，いったんルキソリチニブで治療を開始するとしても，同種造血幹細胞移植適応症例では移植時期を念頭におきながら治療を継続する必要があり，また，移植非適応症例では，ルキソリチニブ後の治療選択肢はきわめて限られるため，新規薬剤の開発が待たれる状況である．ルキソリチニブの投与量に関しては，1日10mg程度の少量でも自覚症状の改善は得られるものの，脾の縮小率は，用量依存性であることも示されている[9]．したがって，治療目標が症状の改善である場合は，少量投与でもよいと思われるが，生命予後の改善を含めた効果を期待する場合は，脾腫が進行する前に，比較的早期より，十分量のルキソリチニブを投与する必要があると思われる．ただし，血小板数に応じて，投与開始量，投与開始後の投与量の調整が必要であることに注意する．また，治療開始後12週間目頃をピークに貧血の進行がみられ，治療開始後に輸血などを要する場合もあるが，徐々に回復することが多いため，できるだけ投与量を維持して継続する．

一方，第Ⅲ相試験では，脾腫を有する中間-2リスク以上が対象に実施されており，中間-1リスク群や低リスク群で脾腫に対する治療を要する場合は，一次治療としては，ハイドロキシウレアでよいと思われる．また，高齢者や，頻回通院が困難な症例も，まずは，ハイドロキシウレアで治療を開始し，ハイドロキシウレアに抵抗性もしくは不耐容の場合は，ルキソリチニブを二次治療として検討してもよいと思われる．

薬物療法に抵抗性の脾腫，特に症状を有する，あるいは増大傾向を示す脾腫に対しては，摘脾や脾照射は治療選択肢として残る[12]．ただし，摘脾後に血栓症などの合併症や，周術期死亡が少なくないこと，脾照射後には感染や出血などの合併症が多いことに注意すべきである[13,14]．ルキソリチニブが実地臨床に導入された現在では，脾腫のコントロールにおける摘脾や脾照射の役割は相対的に小さくなっていると思われる．

E PMFの根治を目指す治療：同種造血幹細胞移植

これまでのPMFに対する同種造血幹細胞移植の報告から，同種造血幹細胞移植はPMFの治癒的治療となり得ることが示されている[15-17]．骨髄の線維化が著明であるにもかかわらず，移植した造血幹細胞は生着可能で，骨髄の線維化も生着に伴って半数以上の症例で消失がみられる．しかし，MFに対する骨髄破壊的治療後の同種造血幹細胞移植は，移植関連死亡率が30〜50％と高い

ことが問題であり，それに伴い，総生存率は 50〜60％にとどまっている．わが国からは，村田らが，日本造血細胞移植学会一元化登録事業データ（TRUMP）を用いた解析結果を報告している．PMF に対する初回移植成績としては，ドナーソース別に，4 年生存率は，血縁骨髄 46％，血縁末梢血 48％，非血縁骨随 27％，臍帯血 48％となっている[18]．PMF は，比較的高齢者に発症することから，骨髄破壊的前治療の適応になりにくい症例も多く，最近では，治療関連毒性がより少ない骨髄非破壊的前治療後の移植の報告が多い．ドナー選択，移植前治療，移植前のルキソリチニブ使用などについては，まだ一定のコンセンサスは得られていない[14]．

　移植適応については，2015 年に発表された EBMT/ELN 国際ワーキンググループによるコンセンサスレポートでは，70 歳未満の中間 -2 リスク群以上，65 歳未満の中間 -1 リスク群では，輸血依存，末梢血芽球＞1％，予後不良染色体，triple negative の症例，ASXL1 変異陽性など白血病への移行高リスク群があげられている[14]．個々の症例において，これらを参考に，基礎疾患，合併症などのリスクを含めて，移植適応を判断すべきである．

未来への展望

1 PMF の未来型治療

A クリニカルシークエンス導入による高リスク群の選別

　従来の予後予測システムの予後因子は主に臨床所見に基づいているが，これらに加えて，遺伝子変異情報から，CALR タイプ 1 変異がないこと，HMR 変異（high molecular risk 変異；ASXL1，EZH2，SRSF2，IDH1/2）いずれかの存在，2 つ以上の HMR 変異の存在を加えた MIPSS70（mutation-enhanced international prognostic score system）スコアシステム[19]，これに染色体異常の情報を加えた MIPSS70-plus システム[20]，染色体異常と遺伝子変異情報のみからなる GIPSS（genetically inspired prognostic scoring system for PMF）も提唱され[21]，従来のスコアシステムでは低リスク群と判定されていた症例にも，遺伝子変異情報からみると，生命予後不良群が少なからずみられることが明らかにされている．わが国では，現状，これらの遺伝子変異を検索することは，一部の研究機関を除いて，困難である．しかし，すでに固形腫瘍では導入されつつあるクリニカ

118　2 章　骨髄系疾患

ルシークエンスが，近い将来，血液腫瘍の分野でも拡大すると予想される．クリニカルシークエンスでは，血液腫瘍に関与する数百の遺伝子変異を同時に検索することが可能で，いったん導入されると，初診時に，診断およびリスク評価に必要な遺伝子変異を同時に検索することが可能で，予後予測や治療方針の決定に非常に役立つことが期待される．

B JAK2 阻害薬の同種造血幹細胞移植前治療への組み込み

　ルキソリチニブは，脾腫や全身症状の改善が得られるため，移植前のルキソリチニブによる治療介入で，脾の縮小や全身状態の改善から，移植関連死亡の低下や，炎症性サイトカインの抑制による GVHD の減少や生着不全の減少が期待できる．しかし，投与量や投与期間，いつ JAK2 阻害薬を中止すべきか，など依然として検討すべき点が多い[14, 22, 23]．

　移植前にルキソリチニブを投与する初期の前方視的試験では，ルキソリチニブ中止後にショックなどの重篤な有害事象がみられたが[24]，その後の後方視的解析では，ルキソリチニブの中止時期に注意すれば，移植前も比較的安全に使用できる可能性が示された[25]．これまでの知見から，移植前に JAK2 阻害薬で治療介入する場合は，少なくとも移植後 2 カ月前に開始し，最大耐容量で継続し，中止後のリバウンドを避けるために，移植前治療 5〜7 日前から減量を開始し，移植前治療前日に中止することが求められる[14]．最近，MPD-RC114 試験による前方視的試験が報告され，この試験では，移植前にルキソリチニブを最大耐容量で 2 カ月投与し，4 日間で減量して移植前治療を開始するシングルアームの試験で，この投与法・減量法では，移植前治療に安全にルキソリチニブを組み込むことができることが示されている[26]．移植前マネージメントにルキソリチニブを組み込むことによって，移植前に全身状態を改善させ，また腫瘍量の減少が期待できるが，移植前にルキソリチニブを使用することによって，移植後成績が向上するかどうかについては現時点では，エビデンスが得られていない．しかし，現時点では，PMF に対する同種造血幹細胞移植後生存は約 50%前後にとどまっており，今後，ルキソリチニブや新規 JAK 阻害薬の移植前後での組み込み，あるいはルキソリチニブと他剤の組み合わせなどを用いることによって，PMF に対する移植成績を向上させるブレークスルーとなる可能性が期待される．

C PMF に対する新規薬剤

　　ルキソリチニブの登場によって，PMF の治療は大きく変わったが，その後，新規の JAK2 阻害薬の開発は大きく遅れている．fedratinib は，臨床試験で有効性は証明されているが，Wernicke 脳症の懸念から，開発が一時中断したが，現在，再び開発が進められている[27, 28]．pacritinib も血球減少のある PMF には有望な薬剤であったが，こちらも，出血や心イベントの有害事象から，開発が中断，最近になり，臨床試験による再評価が行われている[29, 30]．momelotinib は，脾腫の改善に加えて，貧血の改善も見られるなど期待されたが，第Ⅲ相試験で，エンドポイントを達成できず，こちらは開発が中断したままである[31, 32]．したがって，JAK2 阻害薬は，しばらくの間は，ルキソリチニブのみとなると思われる．ルキソリチニブと他の薬剤の併用療法については，DNA メチル化阻害薬アザシチジンや，HDAC 阻害薬パノビノスタットとの併用の有効性を示す報告があり，今後の臨床応用が期待される[33]．その他の新規薬剤としては，ペグ化インターフェロン，テロメラーゼ阻害薬 imetelstat，抗線維化薬 PRM151，PI3K/Akt/Mtor 阻害薬 everolimus，SMO 阻害薬 glasdegib，免疫チェックポイント阻害薬など，多くの分子標的薬が臨床試験にて有効性が検証されている[34, 35]．

おわりに

　　JAK2 阻害薬の登場や，骨髄非破壊的前治療の導入による同種造血幹細胞移植適応年齢の拡大により，PMF の治療は，大きく変わりつつある．今後は，クリニカルシークエンスの導入によって，遺伝子変異情報に基づく予後予測が可能となり，より的確な治療選択が可能になることが期待される．ルキソリチニブと他剤の併用や，新規 JAK2 阻害薬の導入により，線維化や白血病への進行を遅らせる治療の開発が進むと思われる．また，移植領域においても，移植前後にルキソリチニブや新規薬剤を組み込むことによって，非再発死亡の低下や，再発率の低下に結びついていくことを期待したい．

■文献

1) Tefferi A, Guglielmelli P, Larson DR, et al. Long-term survival and blast transformation in molecularly annotated essential thrombocythemia, polycythemia vera, and myelofibrosis. Blood. 2014; 124: 2507-13; quiz 615.

2) Takenaka K, Shimoda K, Uchida N, et al. Clinical features and outcomes of patients with primary myelofibrosis in Japan: report of a 17-year nationwide survey by the Idiopathic Disorders of Hematopoietic Organs Research Committee of Japan. Int J Hematol. 2017; 105: 59-69.

3) Gangat N, Caramazza D, Vaidya R, et al. DIPSS plus: a refined Dynamic International Prognostic Scoring System for primary myelofibrosis that incorporates prognostic information from karyotype, platelet count, and transfusion status. J Clin Oncol. 2011; 29: 392-7.

4) Cervantes F, Dupriez B, Pereira A, et al. New prognostic scoring system for primary myelofibrosis based on a study of the International Working Group for Myelofibrosis Research and Treatment. Blood. 2009; 113: 2895-901.

5) Passamonti F, Cervantes F, Vannucchi AM, et al. A dynamic prognostic model to predict survival in primary myelofibrosis: a study by the IWG-MRT (International Working Group for Myeloproliferative Neoplasms Research and Treatment). Blood. 2010; 115: 1703-8.

6) Shimoda K, Shide K, Kamezaki K, et al. The effect of anabolic steroids on anemia in myelofibrosis with myeloid metaplasia: retrospective analysis of 39 patients in Japan. Int J Hematol. 2007; 85: 338-43.

7) Tefferi A. Primary myelofibrosis: 2013 update on diagnosis, risk-stratification, and management. Am J Hematol. 2013; 88: 141-50.

8) Tefferi A. How I treat myelofibrosis. Blood. 2011; 117: 3494-504.

9) Vannucchi AM, Kantarjian HM, Kiladjian JJ, et al. A pooled analysis of overall survival in COMFORT-I and COMFORT-II, 2 randomized phase III trials of ruxolitinib for the treatment of myelofibrosis. Haematologica. 2015; 100: 1139-45.

10) Harrison C, Kiladjian JJ, Al-Ali HK, et al. JAK inhibition with ruxolitinib versus best available therapy for myelofibrosis. N Engl J Med. 2012; 366: 787-98.

11) Verstovsek S, Mesa RA, Gotlib J, et al. A double-blind, placebo-controlled trial of ruxolitinib for myelofibrosis. N Engl J Med. 2012; 366: 799-807.

12) Tefferi A, Mesa RA, Nagorney DM, Splenectomy in myelofibrosis with myeloid metaplasia: a single-institution experience with 223 patients. Blood. 2000; 95: 2226-33.

13) Barbui T, Barosi G, Birgegard G, et al. Philadelphia-negative classical myeloproliferative neoplasms: critical concepts and management recommendations from European LeukemiaNet. J Clin Oncol. 2011; 29: 761-70.

14) Kroger NM, Deeg JH, Olavarria E, et al. Indication and management of allogeneic stem cell transplantation in primary myelofibrosis: a consensus process by

an EBMT/ELN international working group. Leukemia. 2015; 29: 2126-33.

15) Guardiola P, Anderson JE, Bandini G, et al. Allogeneic stem cell transplantation for agnogenic myeloid metaplasia: a European Group for Blood and Marrow Transplantation, Societe Francaise de Greffe de Moelle, Gruppo Italiano per il Trapianto del Midollo Osseo, and Fred Hutchinson Cancer Research Center Collaborative Study. Blood. 1999; 93: 2831-8.

16) Ballen KK, Shrestha S, Sobocinski KA, et al. Outcome of transplantation for myelofibrosis. Biol Blood Marrow Transplant. 2010; 16: 358-67.

17) Murata M, Nishida T, Taniguchi S, et al. Allogeneic transplantation for primary myelofibrosis with BM, peripheral blood or umbilical cord blood: an analysis of the JSHCT. Bone Marrow Transplant. 2014; 49: 355-60.

18) Murata M, Takenaka K, Uchida N, et al. Comparison of outcomes of allogeneic transplantation for primary myelofibrosis among hematopoietic stem cell source groups. Biol Blood Marrow Transplant. 2019. [Epub ahead of print]

19) Guglielmelli P, Lasho TL, Rotunno G, et al. MIPSS70: mutation-enhanced international prognostic score system for transplantation-age patients with primary myelofibrosis. J Clin Oncol. 2018; 36: 310-8.

20) Tefferi A, Guglielmelli P, Lasho TL, et al. MIPSS70＋ Version 2.0: mutation and karyotype-enhanced international prognostic scoring system for primary myelofibrosis. J Clin Oncol. 2018; 36: 1769-70.

21) Tefferi A, Guglielmelli P, Nicolosi M, et al. GIPSS: genetically inspired prognostic scoring system for primary myelofibrosis. Leukemia. 2018; 32: 1631-42.

22) Jaekel N, Behre G, Behning A, et al. Allogeneic hematopoietic cell transplantation for myelofibrosis in patients pretreated with the JAK1 and JAK2 inhibitor ruxolitinib. Bone Marrow Transplant. 2014; 49: 179-84.

23) Ballinger TJ, Savani BN, Gupta V, et al. How we manage JAK inhibition in allogeneic transplantation for myelofibrosis. Eur J Haematol. 2015; 94: 115-9.

24) Devlin R, Gupta V. Myelofibrosis: to transplant or not to transplant? Hematology Am Soc Hematol Educ Program. 2016; 2016: 543-51.

25) Shanavas M, Popat U, Michaelis LC, et al. Outcomes of allogeneic hematopoietic cell transplantation in patients with myelofibrosis with prior exposure to janus kinase 1/2 inhibitors. Biol Blood Marrow Transplant. 2016; 22: 432-40.

26) Gupta V, Kosiorek HE, Mead A, et al. Ruxolitinib therapy followed by reduced-intensity conditioning for hematopoietic cell transplantation for myelofibrosis: Myeloproliferative disorders research consortium 114 study. Biol Blood Marrow Transplant. 2019; 25: 256-64.

27) Pardanani A, Harrison C, Cortes JE, et al. Safety and efficacy of fedratinib in patients with primary or secondary myelofibrosis: A randomized clinical trial. JAMA Oncol. 2015; 1: 643-51.

28) Harrison CN, Schaap N, Vannucchi AM, et al. Janus kinase-2 inhibitor fedratinib in patients with myelofibrosis previously treated with ruxolitinib (JAKARTA-2): a single-arm, open-label, non-randomised, phase 2, multicentre

study. Lancet Haematol. 2017; 4: e317-e24.

29) Mesa RA, Vannucchi AM, Mead A, et al. Pacritinib versus best available therapy for the treatment of myelofibrosis irrespective of baseline cytopenias (PERSIST-1): an international, randomised, phase 3 trial. Lancet Haematol. 2017; 4: e225-e36.

30) Mascarenhas J, Hoffman R, Talpaz M, et al. Pacritinib vs best available therapy, including ruxolitinib, in patients with myelofibrosis: A randomized clinical trial. JAMA Oncol. 2018; 4: 652-9.

31) Mesa RA, Kiladjian JJ, Catalano JV, et al. SIMPLIFY-1: A phase III randomized trial of momelotinib versus ruxolitinib in janus kinase inhibitor-naive patients with myelofibrosis. J Clin Oncol. 2017; 35: 3844-50.

32) Harrison CN, Vannucchi AM, Platzbecker U, et al. Momelotinib versus best available therapy in patients with myelofibrosis previously treated with ruxolitinib (SIMPLIFY 2): a randomised, open-label, phase 3 trial. Lancet Haematol. 2018; 5: e73-e81.

33) Masarova L, Verstovsek S, Hidalgo-Lopez JE, et al. A phase 2 study of ruxolitinib in combination with azacitidine in patients with myelofibrosis. Blood. 2018; 132: 1664-74.

34) Harrison CN, McLornan DP. Current treatment algorithm for the management of patients with myelofibrosis, JAK inhibitors, and beyond. Hematology Am Soc Hematol Educ Program. 2017; 2017: 489-97.

35) Scherber RM, Mesa RA. Managing myelofibrosis (MF) that "blasts" through: advancements in the treatment of relapsed/refractory and blast-phase MF. Hematology Am Soc Hematol Educ Program. 2018; 2018: 118-26.

〈竹中克斗〉

2章 骨髄系疾患

H 好酸球増多症候群・慢性好酸球性白血病

　好酸球増多症候群（hypereosinophilic syndrome：HES）は，著しい末梢血好酸球増多とその組織浸潤に基づく臓器症状を呈する疾患の総称である[1,2]．病因として骨髄造血器腫瘍のみならず反応性好酸球増多をきたす感染症はじめ炎症性疾患や免疫異常が考えられ，その治療法も多様である．一方，慢性好酸球性白血病（chronic eosinophilic leukemia：CEL）は，好酸球前駆細胞のクローナルな増殖により持続性に好酸球増多をきたす骨髄増殖性腫瘍である[3]．すなわち，腫瘍性増殖を染色体または遺伝子検査にて証明することができ，分子標的治療薬など抗がん薬投与が一次治療となる．

　HESが造血器悪性腫瘍のWHO分類において，慢性骨髄増殖性疾患に分類されていた時期があったが，2003年にチロシンキナーゼ阻害薬（TKI）イマチニブが有効なHES/CELに *FIP1L1/PDGFRA* キメラ遺伝子（以下 *F/P*）が発見され，2008年以降HESはWHO分類から省かれている．治療が急がれる腫瘍性好酸球増多症が特発性HESに含まれることから，HESとCELが並列して診断や治療の総説にとり上げられることが多い．しかし必ずしも2つの病態が同じと限らず，各病型の原因を正しく理解して，治療計画する必要がある．適切な治療選択に必要な知識として，2017年改訂WHO分類で定義されるCELが，最新のHES分類においてどのカテゴリーに属するか表2-7にまとめた[1-3]．

　原発性HES/CELを発症する遺伝子変異を標的とするイマチニブ以外のTKIも，様々な疾病の治療薬として次々と登場してきている．また続発性HESの背景にある免疫異常に対する薬剤も，難治性喘息や自己免疫疾患の治療薬として，近年わが国でも保険収載されている．2017年に好酸球増多症の診療ガイドラインを英国血液学会が公表しているが[2]，年々新たな知見が報告され，本章では主にHES/CEL治療の現状と開発が進む新しい治療薬，そして未来型診療の展望について述べる．好酸球増多症の鑑別診断や，HES/CEL以外の腫瘍性好酸球増多症の診断・治療については他書を参考にされたい[4,5]．

124 ● 2章 骨髄系疾患

1 原発性 HES /CEL の治療

骨髄原発性の HES として，① *PDGFRA*，*PDGFRB*，*FGFR1* 遺伝子再構成または *PCM1-JAK2* 融合遺伝子など，腫瘍性好酸球増多症のドライバーがん遺伝子が明らかにされている myeloid-HES（M-HES），②クローン性を示す染色体異常が認められるも，上記 M-HES 以外のがん遺伝子が関与していると考えられる CEL，not otherwise specified（CEL，NOS），③遺伝性の家族性好酸球増多症から進展する familial HES（HES_{FA}）の 3 つがある（表 2-7）.

A M-HES の治療

1. *PDGFRA，PDGFRB，FGFR1* 遺伝子再構成を伴う造血器腫瘍の治療

これらの受容体型チロシンキナーゼ変異を伴う CEL を含む造血器腫瘍，すなわち M-HES は，多能性造血幹細胞レベルの細胞が腫瘍の起源であり，しばしば CEL 以外の骨髄系ならびにリンパ系腫瘍としても発症するが，同様の一次治療が有効である.

最も頻度が高い M-HES の遺伝子変異は *F/P* であり，*F/P* 陽性 M-HES にイマチニブが第 1 選択薬となる. 多くの症例では，慢性骨髄性白血病（CML）に対する標準投与量の 1/4（100mg/ 日）の内服で，速やかに効果が現れ，2〜4 週間以内に好酸球数は正常化し，ほぼ 100 ％寛解が得られる. 短期間でイマチニブを中止すると多くの症例で分子生物学的な再発が見られたが，CML 同様に 2 年以上分子生物学的寛解が維持できている症例では治療を中断できる可能性も示されている. しかし，TKI 中止の指標となる MRD 定量に必要な nested PCR が可能な検査施設が本邦にないことは大きな障害である.

血小板由来増殖因子（PDGF）受容体チロシンキナーゼ阻害作用をもつ第 2 世代のニロチニブも有効だが，同世代のダサチニブはα型 PDGF 受容体（PDGFRA）阻害作用を持たない.

イマチニブ耐性化の原因として，ATP 結合領域の T674I 変異，キナーゼ領域の S601P/L629P 変異や D842V 変異が報告され，後二者は多くの TKI に耐性である. T674I 変異に対しては CML や *Ph* 陽性急性リンパ性白血病（ALL）に用いられているマルチキナーゼ阻害薬のポナチニブ，難治性腎がんや肝がんに用いられるソラフェニブ，米国では *FLT3* 変異陽性急性骨髄性白血病（AML）に承認されているミドスタウリンが有効である.

米国ではグルココルチコイド（GC）抵抗性の特発性 HES，すなわち *F/P*

表 2-7 ▮ HES の分類と WHO 分類で定義される造血器悪性腫瘍の病因・病態と一次治療

カテゴリー	サブタイプ	略語	病因・病態	有効と考えられる一次治療[*3]
原発性	骨髄性 HES（慢性好酸球性白血病[*1]を含む）	M-HES（CEL[*1]を含む）	*PDGFRA* 遺伝子再構成（*FIP1L1-PDGFRA* 融合遺伝子）[*1, *2]	イマチニブ 100mg
			PDGFRB 遺伝子再構成[*1, *2]	イマチニブ 400mg
			FGFR1 遺伝子異常[*1, *2]	ポナチニブ
			PCM1-JAK2 融合遺伝子[*1, *2]	ルキソリチニブ
	慢性好酸球性白血病，非特異的[*1]	CEL, NOS[*1]	染色体異常（*BCR-ABL1*，*ETV6-JAK2*，*BCR-JAK2* や M-HES に見られる遺伝子変異を除く）によるクローナルな増殖が証明される好酸球前駆細胞の骨髄増殖性腫瘍．好酸球は腫瘍細胞に由来	化学療法
			ETV6-ABL1 融合遺伝子	イマチニブ 400mg
			ETV6-FLT3 融合遺伝子	スニチニブ，ソラフェニブ
	家族性 HES	HES_FA (familial)	家族性集積があり，誕生時より好酸球増多症を認め，きわめてまれに HES へ進展する．遺伝性免疫不全症の徴候や症状はなく，反応性・腫瘍性の基礎疾患がない．5q31-33 にマップされる常染色体性顕性遺伝	経過観察必要時副腎皮質ホルモン（GC）
			1p31.3 にマップされる *JAK1* 活性化変異	ルキソリチニブ
二次性（反応性）	T リンパ性 (lymphoid-) HES	L-HES	好酸球増多を誘導する Th2 サイトカイン（IL-4,-5,-13）を過剰産生するクローン性 T リンパ球増殖性疾患．STAT3 活性化変異や STAT3 下流遺伝子の過剰発現を誘導するエピジェネティック変化が見られることもある	副腎皮質ホルモン（GC）
	臓器特異的 HES	EGID, EGPA など	臓器特異的好酸球浸潤を認める	個々の治療ガイドラインに従う
	その他の反応性 HES	HES_R (reactive)	寄生虫感染など原因が明らかな，ポリクローナルな反応性好酸球増多	寄生虫薬など基礎疾患の治療
特発性	臓器障害を伴う原因不明の好酸球増多症	idiopathic HES	骨髄原発の腫瘍性好酸球増多症や家族性の根拠がなく，二次性好酸球増多をきたす基礎疾患が見つからず，かつ好酸球増多症による臓器障害が見られる	副腎皮質ホルモン（GC）

[*1] WHO 分類 2017 の骨髄系腫瘍に定義される悪性腫瘍，[*2] 当該遺伝子変異にてリンパ系腫瘍を発症することもある．[*3] 本邦では保険適応の未承認薬も含む．EGID: eosinophilic gastrointestinal disorders, EGPA: eosinophilic granulomatosis with polyangitis, GC: glucocorticoid
（文献 1，2，3 参考に著者作成）

126 ● 2 章　骨髄系疾患

陰性 HES に対してもイマチニブが承認されている．*F/P* 陰性でも，点突然遺伝子変異はじめ *PDGFRA* を巻き込んだ染色体転座が見つかることがあり[6]，4〜6 週の短期間の投与を検討する価値がある．

PDGFRA 変異陰性 HES に対するイマチニブ反応性予測因子としては，*PDGFRA* 変異陽性 M-HES/CEL で報告されている以下の検査所見，好酸球の異形成・血清ビタミン B$_{12}$ 値 1000pg/mL 以上・血清トリプターゼ値 12ng/mL 以上・貧血または血小板減少・左方移動を伴った骨髄高細胞密度（＞80％）・骨髄生検で紡錘形肥満細胞・骨髄線維化（≧2＋）の確認・異形成骨髄巨核球のうち，4 項目以上あれば，約半数の症例でイマチニブ 300〜400mg に反応するとされている[7]．

CEL のみならず慢性骨髄単球性白血病（CMML）や非定型 CML，若年骨髄単球性白血病などとして発症する *PDGFRB* 再構成関連腫瘍には，イマチニブ 400mg で開始する．反応性は高く，細胞遺伝学的あるいは分子遺伝学的完全寛解に至った症例では再燃や急性転化はまれで，10 年生存率も 90％と高い．

一方，*FGFR1* 再構成を伴う造血器腫瘍は予後不良で，同種移植が推奨される．FGF 受容体キナーゼ阻害活性を有するポナチニブの *in vitro* での有効性が確認されているが，希少腫瘍に対する臨床試験のハードルは高い．

2. *PCM1-JAK2* 融合遺伝子を伴う CEL の治療

t(8;9)(p22;p24) 転座による *PCM1* と *JAK2* 遺伝子の融合が CEL はじめ，骨髄線維症，*Bcr/Abl* 陰性の非定型 CML，pre-B ALL，AML など様々な疾患で見られる．バリアントとして *ETV6-JAK2* や *BCR-JAK2* も報告されているが，好酸球増多が必ず見られると限らない．*PCM1-JAK2* 融合遺伝子を有する CEL に JAK1/2 キナーゼ阻害薬ルキソリチニブが有効であり，当該融合遺伝子を伴う骨髄／リンパ系腫瘍も 2017 年改訂 WHO 分類より新しい疾患単位（暫定）として扱われることになった[3]．

B CEL，NOS の治療

特発性 HES との鑑別も難しく，発症頻度や予後の詳細は不明である．急性転化しやすく，通常の化学療法が無効な症例にはインターフェロン α やイマチニブとハイドロシキウレアとの併用療法も試される．しかし，予後は不良で同種造血幹細胞移植も検討する．

2017 年 WHO 分類ではそのカテゴリーは明瞭でないが[3]，*ETV6-ABL1* や

ETV6-FLT3 融合遺伝子が検出されるときは，前者にイマチニブ 400mg が，後者にスニチニブやソラフェニブ投与が考えられる．

C 家族性 HES に対する治療

家族性好酸球増多症は無症候性に経過することが多いが，JAK1 活性化変異による家族性 HES にルキソリチニブが有効との報告がある．

2 二次性 HES: lymphoid HES（L-HES）に対する治療

L-HES は造血器悪性腫瘍として顕在化していないものの，潜在的に異常な表面形質を発現する T リンパ系の腫瘍細胞が IL-5 や IL-4 を産生することにより正常好酸球の反応性増加を招く．L-HES に対して現状では，以下 3 に述べる特発性 HES に準じ，まず GC が投与される．しかし全体的に GC 抵抗性と考えられ，ハイドロキシウレア，インターフェロンα，免疫抑制薬も使われるが，今後，以下に述べるインターロイキン 5（IL-5）パスウエイを標的とした抗体医薬が第 1 選択になる可能性がある．

3 特発性 HES の治療

多様な反応性 HES の鑑別診断に時間を要してもなお，病因が特定できないカテゴリーとして特発性 HES が設けられている．原因不明の好酸球増多症を長く放置していると，好酸球浸潤の消失後も好酸球顆粒蛋白の沈着が臓器障害を進行させる．心不全や中枢神経症状などの重大な臓器障害を認める症例では特発性 HES として早期の治療的介入が必要となる．

A 従来行われてきた治療

GC（プレドニゾロン 0.5〜1mg/kg）が第 1 選択薬となる．*PDGFRA* 陰性 HES（n＝164）の 39％が 10mg/ 日以下で反応が見られた．9％には反応が見られず，M-HES と L-HES に対する反応性が不良であった[8]．全般的に反応は比較的良好だが，4 割が再燃や不耐容で治療中断となっている．他の後方視的解析によると，維持量の中央値は 10mg/ 日（1〜40mg/ 日，n＝141）であり，治療期間は 2 カ月から 20 年間に及び，長期の GC 治療に伴う合併症が問題となる．

GC 不応例にハイドロキシウレア，インターフェロンα，免疫抑制薬（シク

ロスポリン, アザチオプリン, メトトレキサートなど) などが試されてきた.

　好酸球や T 細胞表面に発現している CD52 を標的としたアレムツズマブが, 重症の薬剤不応性や心臓や中枢神経障害を伴う特発性 HES への推奨グレード 2B の治療法として取り上げられている[2]. しかし, 中止後に再燃する症例も多く, 投与による免疫異常に基づく副反応のコントロールも必要である[1].

B HES には未承認だが期待される既存の生物学的製剤

　特発性 HES に対する確立した治療法はなく, 好酸球増殖因子である IL-5 シグナルを阻害するモノクローナル抗体 (Mab) が, GC の代替薬として開発が進んでいる. なかでも, 本邦でも重症気管支喘息の治療薬として発売されている抗 IL-5Mab メポリズマブや IL-5 受容体 α 鎖に対する Mab ベンラリズマブが注目される.

1. メポリズマブの *F/P* 陰性 HES および L-HES におけるステロイド減量効果

　高用量 GC が必要な *F/P* 陰性 HES を対象とした無作為二重盲検試験で, メポリズマブによる GC 減量効果が, 喘息に対する有効性に先駆け報告された[9]. 最近, GC 不応性 HES に対する長期投与の安全性・有用性も報告された[10]. 反応性予測因子として, 臨床病型・血清 IL-5 値・GC 感受性ならびに障害臓器が示されている. 骨髄原発性には効果が乏しいが, L-HES においてもステロイド減量に役立つ. IL-5 や IL-33 の治療前血清濃度はメポリズマブ反応性と正相関した. IL-5 同様のタイプ 2 サイトカインである血清 IL-13 や好酸球増多を促す GM-CSF は, 多くの症例で感度以下であったが, 測定可能例ではメポリズマブ反応性と相関する傾向を認めた. 心合併症を有する症例への反応性は不良であったが, 肺浸潤例には有効例が多い. 既存薬治療群に比し, メポリズマブ投与群は罹病期間が長く, 前治療回数も多いなど重症例が多いにもかかわらず死亡率の増加は見られず, GC 抵抗性重症 HES の予後改善につながる可能性があると結論している. 残念ながら日本からの参加は見送られたようだが, 重症 HES を対象としたランダム化二重盲検の第Ⅲ相試験が 2017 年から行われている.

2. ベンラリズマブの *PDGFRA* 変異陰性 HES に対する有用性

　ベンラリズマブも *PDGFRA* 変異陰性 HES に対して, 少数例ながら無作為二重盲検第Ⅱ相試験で効果が見られることが最近報告された[11]. ベンラリズマブを 1 回 30mg, 4 週間隔に 3 回皮下注された 10 例中ほぼ全例で, 投与開始か

ら 12 週目に好酸球絶対数の 50％以上の減少が見られたが，プラセボ群（n＝10）では 3 例のみであった（P＝0.02）．12 週以降のオープンラベルおよび継続試験（n＝19）では臨床所見や血液学的効果が 74％の患者で 48 週間持続し，GC などバックグラウンド治療が 64％で漸減できている．骨髄のみならず組織に浸潤する好酸球も減少していた．副作用として頭痛や血清 LDH 上昇が，初回投与後に 32％に認めたが，すべての症例で 48 時間以内に消失した．当該抗体の ADCC 機序を介する好酸球細胞傷害作用が初回投与時に生じたと考えられるが，治療中断に至る副作用は見られない．引き続き計画されている国際的な第Ⅲ相試験結果が期待され，本邦からも症例登録が可能になるかも知れない．

C 好酸球数減少効果のある経口低分子化合物：デクスプラミペキソール

抗 IL-13 抗体・抗 GM-CSF 抗体ならびに抗 CCR3 抗体は，その基礎研究成果を背景に好酸球抑制作用が期待されたが，喘息患者を対象に行われた臨床試験ではいずれの抗体医薬にも好酸球減少効果が認められなかった．

対照的に，筋萎縮性側索硬化症（ALS）の治療目的で行われた低分子ドーパミン受容体作動薬，デクスプラミペキソールの第Ⅲ相試験において，有害反応として著明な好酸球数減少が 7 割以上の被験者に記録された．ALS には無効であったが安全性が高い経口薬として，偶発的に見つかった好酸球減少作用が GC 反応性 HES にも認められるかが試された[12]．機序は不明だが，デクスプラミペキソールは末梢血好酸球数を減少させ GC の減量につながるのみならず，一部の症例で組織への好酸球浸潤も減少させた．安全性が高ければ，原因が見つかるまでの対症療法として有用かもしれない．

未来への展望

1 未来型 HES の診断と治療

特発性 HES の病因として図 2-13 のようなカテゴリーが想定される．

まず，いまだ同定されていないドライバーがん遺伝子変異の存在が考えられ，変異が治療の標的分子となることが確認できれば M-HES に加えられるであろう．ベンラリズマブに反応しなかった 2 例は JAK2 変異を有する M-HES であった．メポリズマブ不応症例は M-HES に多く，IL-5 パス

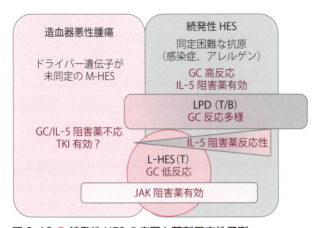

図 2-13 ● 特発性 HES の病因と薬剤反応性予測
GC：副腎皮質ホルモン製剤，LPD：リンパ増殖性疾患

ウエイが関与しないがん遺伝子変異の存在を示唆している．このような薬剤反応性もまた，病因を考えるうえで重要な形質である．

次に，造血幹細胞から好酸球へのプライミング・分化成熟・生存の促進に関わるシグナルの過剰発現が原因の L-HES やリンパ増殖性疾患（LPD）が考えられる．遺伝子変異により必ずしも細胞増殖に大きなメリットを得る必要はなく，生存バイアスが高まれば少量の異常クローンで好酸球増多をきたす．シグナル分子過剰発現を導く，エピジェネティックな遺伝子発現制御の破綻でも発症しうる．リンパ球シグナル伝達分子 *STAT* 変異を有する L-HES や，ルキソリチニブや JAK1/3 阻害薬のトファシチニブにて GC 減量できた皮膚症状を呈する特発性 HES はこのカテゴリーに属すると思われる．本邦では，ルキソリチニブは真性多血症や骨髄線維症の治療薬として，トファシチニブは関節リウマチや潰瘍性大腸炎の治療薬として承認されているが，米国で HES/CEL に対する第 2 相試験が始まっている．コンパッショネート使用を含め，難治性稀少疾患への分子標的薬の適応システムについて議論が必要である．

ベンラリズマブにて L-HES1 例は 48 週間好酸球抑制が維持されたが，3 例は当初反応するも治療抵抗性となり再発している．L-HES は前がん病変の可能性があり，ベンラリズマブ反応性判定により自律性増殖能を獲得する前のサイトカイン依存性増殖期かどうかの鑑別に役立つと思われる．付

加染色体異常により造血器悪性腫瘍へと形質転換する前に，わずかな異常リンパ球クローンを安全に淘汰する治療法も検討していく価値がある．

　未知の M/L-HES および LPD に生じているキナーゼやサイトカインシグナルの遺伝子変異の検索法として，ターゲット・シークエンシングや次世代シークエンス（NGS）を用いた網羅的ゲノム解析が考えられる．わが国においても，癌組織の遺伝子異常を一括して調べ，最適な分子標的治療薬を探索する「がん遺伝子パネル検査」が保険収載に至っている．早期より，チロシンキナーゼや免疫制御シグナル分子の変異を網羅的にターゲット・シークエンシングし，効果的な分子標的治療薬を選択できれば，特発性 HES に対するテーラーメイド医療として役立つ可能性がある．

　NGS にて病因遺伝子が発見でき，適切な分子標的治療薬がベッドサイドにあれば，proof-of-concept 型臨床研究により加速度的に保険診療への道筋が開かれる．しかし，NGS で複数の変異が見出されたとしても，真のドライバー遺伝子かパッセンジャー遺伝子なのかどうかの検証も必要である．実際，HES において NGS が実施され，複数の遺伝子変異が見つかっているが，真のドライバー変異の発見にはまだ繋がっていない[13]．症例数が限られる希少疾患では，臨床的意義を統計学的に見いだすことも容易ではない．そこで，重要なのは，やはりベッドサイドでの患者観察である．CML も *F/P* 陽性 HES/CEL の発見も共に，綿密な症例観察から始まっており，既存薬剤の反応性も含めた多くの患者情報をできるだけ正確に集め，臨床的にも均一な患者集団での遺伝子ビッグデータ分析が重要である．

　新たな M-HES や好酸球増多を続発する L-HES/LPD 以外に，日常診療においては特定が難しい感染症やアレルゲンも依然として病因として残されている[2]．基礎疾患が特定できない場合は，ポリクローナルな好酸球増多の主因となっている IL-5 シグナルの阻害薬と GC を使い分けるなど，より安全な抗アレルギー薬の使用法を探索する必要がある．*F/P* 陰性 HES に対するベンラリズマブ反応性は GC やメポリズマブ反応性と同程度で，臨床病型が初回反応性や再発に関連する．病因の特定に至らないが，IL-5 パスウェイに作用する薬物は続発性 HES に高い有効率を示すと予想され[10, 11, 13]，当面は血清 IL-5 値をバイオマーカーとした治療選択が進むと考える．

特発性 HES の原因検索がさらに進み，各々の病型・病因に基づく治療薬を第 1 選択薬として処方できる時代が速やかにやってくることを期待したい．

■文献

1) Dispenza MC, Bochner BS. Diagnosis and novel approaches to the treatment of hypereosinophilic syndromes. Curr Hematol Malig Rep. 2018; 13: 191-201.

2) Butt NM, Lambert J, Ali S, et al. Guideline for the investigation and management of eosinophilia. Br J Haematol. 2017; 176: 553-72.

3) Swerdlow SH, Campo E, Harris NL, et al. WHO classification of tumours of haematopoietic and lymphoid tissues, Revised 4th ed., IARC: Lyon 2017. p.54-6, p.71-9.

4) 川野宏樹, 片山義雄. 好酸球増多の病態と鑑別診断. 血液内科. 2017; 75: 151-6.

5) 松井利充, 定　明子. 腫瘍性好酸球増多症. In: 免疫症候群 II. 日本臨牀社. 2016. p.280-4.

6) Sugimoto Y, Sada A, Shimokariya Y, et al. A novel *FOXP1-PDGFRA* fusion gene in myeloproliferative neoplasm with eosinophilia. Cancer Genet. 2015; 208: 508-12.

7) Khoury P, Desmond R, Pabon A, et al. Clinical features predict responsiveness to imatinib in platelet-derived growth factor receptor-alpha-negative hypereosinophilic syndrome. Allergy. 2016; 71: 803-10.

8) Khoury P, Abiodun AO, Holland-Thomas N, et al. Hypereosinophilic syndrome subtype predicts responsiveness to glucocorticoids. J Allergy Clin Immunol Pract. 2018; 6:190-5.

9) Rothenberg ME, Klion AD, Roufosse FE, et al. Treatment of patients with the hypereosinophilic syndrome with mepolizumab. N Engl J Med. 2008; 358: 1215-28.

10) Kuang FL, Fay MP, Ware JA, et al. Long-term clinical outcomes of high-dose mepolizumab treatment for hypereosinophilic syndrome. J Allergy Clin Immunol Pract. 2018; 6: 1518-27.

11) Kuang FL, Legrand F, Makiya M, et al. Benralizumab for *PDGFRA*-negative hypereosinophilic syndrome. N Engl J Med. 2019; 380: 1336-46.

12) Panch SR, Bozik ME, Brown T, et al. Dexpramipexole as an oral steroid-sparing agent in hypereosinophilic syndrome. Blood. 2018; 132: 501-9.

13) Pardanani A, Lasho T, Wassie E, et al. Predictors of survival in WHO-defined hypereosinophilic syndrome and idiopathic hypereosinophilia and the role of next-generation sequencing. Leukemia. 2016; 30: 1924-6.

〈松井利充　片山義雄〉

3章　リンパ系疾患

A　急性リンパ性白血病

1 急性リンパ性白血病（acute lymphoblastic leukemia: ALL）の現時点での達成

A　CR と MRD

形態学的完全寛解（complete remission: CR）の定義として[1]，骨髄中の芽球＜5％，末梢血好中球数＞1,000，血小板数≧10万が用いられてきた．しかし，寛解導入療法後の効果判定を光学顕微鏡で行うことの限界が明らかにされている．白血病治療において，治療早期の化学療法感受性は重要な予後因子と考えられるが，急性骨髄性白血病（acute myelogenous leukemia: AML）において，寛解導入療法後の芽球の％が，0，1，2，3，4，5で再発率に差がないことが，HOVON グループから2004年に報告されている[2]．MRC からは，小児 ALL において，形態学的な芽球％と MRD を比較した結果が報告され，形態学的に M1（芽球＜5％）と判定された2,349人中54人は MRD≧5％であり，その予後は，芽球％ではなく MRD で規定されることが報告された[3]．AML，ALL それぞれで，分子標的薬，抗体医療，細胞療法などの強力かつきわめて高額な医療が行われるようになった現在，治療効果判定は，客観的かつ再現性のある方法で行う必要がある．MRD は微小残存病変（minimal residual disease）として，光学顕微鏡では白血病細胞を検出しないが，flow cytometry（FCM）や分子生物学的手法を用いて，残存白血病が検出される状態を示していた．光学顕微鏡で残存病変なしの定義は不正確なので，今後は，治療後の効果判定は，FCM や分子生物学的手法を用いて測定可能残存病変（measurable residual disease: MRD）として評価することが望ましい（図3-1）．MRD 測定が高精度になれば，それだけ"検体の品質"が，検査結果に影響する．骨髄穿刺では，最初の一吸引を塗抹標本に使用し，その後の吸引を他の検査に用いることが行われてきた．しかし，治療効果判定において最も重要な検査は MRD なので，治療効果判定の骨髄穿刺では，最初の一吸引を MRD 用に採取し[4,5]，その後に他の検査用の検体を採取する，という血液内科医の意識改革

134 ● 3章　リンパ系疾患

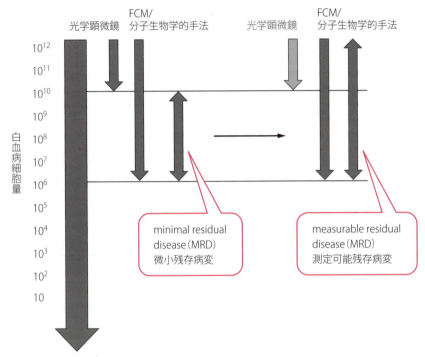

図 3-1 ● MRD. 微小残存病変から測定可能残存病変へ

が必要である.

B 新規薬剤

　2018 年に, 再発難治の ALL に対して, 2 つの新規薬剤治療が保険適用となり, 2019 年 5 月には CAR-T も保険適用が承認された. 新規治療の効果, およびその根治性は, 対象疾患, 対象病期に大きく依存することに注意が必要である.

1. 抗 CD19 抗体

　CD19 は, 造血幹細胞から形質細胞まで B 細胞の分化において, 広範に発現している. CD19 は B-ALL 細胞の 95％以上に発現している[6]. CD19 を標的とする二重特異性 (bispecific T-cell engaging: BiTE) 抗体がブリナツモマブ (Blina) である[7]. MRD 陽性の血液学的 CR の成人 ALL 20 名に対して投与され, 80％の MRD 消失率が得られた[8]. MRD 陽性の血液学的 CR の成人

ALL 116 名に対して投与され，MRD 消失率 78% が報告された[9]．3 年後の長期フォローで，35 歳以下では，移植を行った 26 名では 62% 生存，移植を行わなかった 9 名では 22% の生存，35 歳より年長の患者では，移植を行った 48 名では 40% 生存，移植を行わなかった 27 名では 48% の生存であった[10]．MRD 陽性の血液学的第 1CR 患者では，Blina の投与で MRD が陰性化した場合，移植を行わなくても，一定の長期無病生存が期待できることを示している．再発難治の ALL 症例に対する第 III 相試験では，標準化学療法より良好な治療成績が確認された[11]．日本では，Blina は，再発または難治性の B 細胞性急性リンパ性白血病に対する保険適用がある．上記の結果からは，Blina は，再発難治の進行期ではなく，病初期に使うことで，治癒率を向上させることが期待される．E1910 clinical trial（www.clinicaltrials.gov identifier NCT 02003222）は，初発 ALL 患者に対する Blina の効果を検証する第 III 相試験である．成人フィラデルフィア染色体（Philadelphia chromosome：Ph）陰性 ALL 患者を対象として，MRD 陽性の CR は全例 Blina 投与，MRD 陰性の CR を，化学療法 vs Blina に無作為振り分けして，その効果を検証する試験が進行中である．

2. 抗 CD22 抗体

CD22 は，B 細胞特異的表面抗原で，B 細胞の生存，活性化，増殖，移動，T 細胞や抗原提示細胞の相互作用に関与する[12]．CD22 は ALL 細胞の 90% 以上に発現している．二重鎖 DNA 切断作用のある calicheamicin を結合させた IgG4 型抗 CD22 抗体薬物複合体がイノツズマブオゾガマイシン（InO）である．Ph 陽性および Ph 陰性の再発難治 ALL に対する第 III 相試験では，従来の化学療法より優れた治療成績が報告された[13]．InO は，再発または難治性の CD22 陽性の急性リンパ性白血病に対する保険適用がある．60 歳以上の初発 ALL 患者 47 名に対して，InO と低用量の化学療法を併用する治療は，96% の寛解導入率，78% の MRD 陰性化，3 年後非再発生存 49% と優れた成績が報告された[14]．

3. Chimeric antigen receptor（CAR）-T 療法

T 細胞を遺伝子改変し，腫瘍抗原認識部位と T 細胞活性化シグナル伝達ドメインから構成されるキメラ抗原受容体を用いた治療が，B-ALL で開発されてきた．再発または難治性の CD19 陽性 B-ALL の小児および若年成人患者を対象とした ELIANA 試験では，主解析時点までに 92 名が登録され，75 名が

anti-CD19 chimeric antigen receptor（CAR）T-cell（チサゲンレクルユーセル）の投与を受け，半数以上が同種移植後再発でありながら，きわめて優れた効果が得られた[15]．チサゲンレクルユーセルは，再発または難治性の CD19 陽性の B 細胞性急性リンパ芽球性白血病（B-ALL）および再発または難治性の CD19 陽性のびまん性大細胞型 B 細胞リンパ腫（DLBCL）に対して，2019年 5 月に保険適用となり薬価基準に収載された．

4. 再発・難治における上記 3 治療の報告を比較する（図 3-2）

InO と Blina は，再発・難治で使用した場合，MRD 陰性化を高率に伴う CR が得られるが，その持続期間は短い．したがって，これらの薬剤による根治性は乏しく，移植への繋ぎ（bridge to transplant）としての役割が期待される．一方，CAR-T は，患者背景がきわめて進行期でありながら，その治療により長期間の寛解維持症例があり，根治性が期待される．

C 6MP のオーダーメイド医療

ALL の治療において，維持療法は必須である．維持療法の根幹は，6- メルカプトプリン（6-MP）とメトトレキサート（MTX）の内服である．6-MP は，その代謝に関わる *NUDT15* 遺伝子の多型により，副作用が異なることが明らかにされ[16]，2019 年 2 月から保険適用でその遺伝子多型を検討することが可能となった．従来，6-MP は投与しながら，個々の患者の至適投与量を調整してきたが，遺伝子解析により，投与前に個々の患者に対する投与量を調整することで，重篤な副作用を回避できるようになった．他にも，ビンクリスチンの末梢神経障害における *CEP72* 遺伝子多型[17]，メトトレキサートの粘膜障害における *DHFR* 遺伝子多型[18] などが，個別化医療では検討されうる．

未来への展望

ALL の診断には，骨髄穿刺，生検が行われる．検体は，光学顕微鏡による形態学，FCM による抗原発現検討，染色体分析 G 分染法，キメラ遺伝子スクリーニング，DNA パネル解析，RNA 発現解析が行われる．抗がん剤に対する副作用，薬剤代謝などに関する遺伝子多型解析も行われる．同時に HLA タイピングも行われ，同種移植の可能性を考慮する．上記の解析を基に，標的とすべき遺伝子，および表面抗原が同定される[19, 20]．

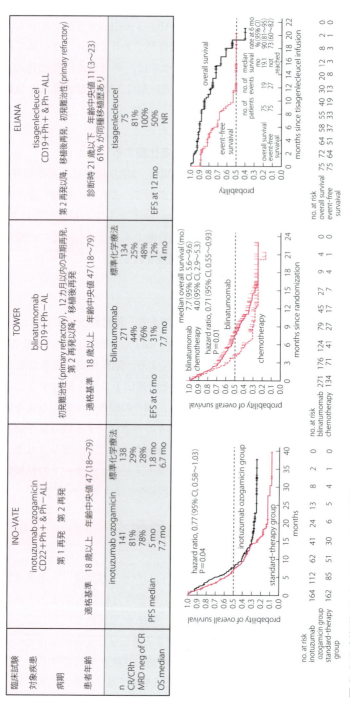

図 3-2 ● 新規治療 pivotal study の結果

寛解導入療法が開始される．効果判定は，骨髄と末梢血を同時にサンプリングし，形態学，FCM，分子生物学的手法で解析することにより判定される．新しい"完全寛解"の定義は，MRDで5％未満となる．寛解導入後は，地固め療法を行う．末梢血でMRDが消失するまでは，治療効果判定は末梢血で行い，末梢血MRD喪失後に，最終的な効果判定のために骨髄検査を行う．維持療法を行うが，その治療期間は，超高感度のMRD測定により，予後良好群では短縮可能となる．

寛解導入療法後に，非寛解（MRD≧5％）例，およびMRD残存症例に対しては，新規薬剤が投入される．治療抵抗性の症例に対しては，同種造血幹細胞移植もしくはCAR-T療法が行われる．

おわりに

小児ALLの治療成績は経時的に改善しており，10年生存率90％以上を達成している．これが新規薬剤の導入ではなく，従来からある薬剤を用いた治療の改良により得られていることは特筆に値する．成人ALLの治療は，今後小児ALLの治療成績向上をお手本として，進歩しなければならない．新規治療の出現は喜ばしいが，2019年の時点では，従来からある抗がん剤を適切に使用し，その用量，治療スケジュールを遵守することが肝要である．未来はすでに此処にある．

■文献

1) Cheson BD, Bennett JM, Kopecky KJ, et al. Revised recommendations of the International Working Group for Diagnosis, Standardization of Response Criteria, Treatment Outcomes, and Reporting Standards for Therapeutic Trials in Acute Myeloid Leukemia. [erratum appears in J Clin Oncol. 2004; 22: 576 Note: LoCocco, Francesco (corrected to Lo-Coco, Francesco)]. J Clin Oncol. 2003; 21: 4642-9.

2) de Greef GE, van Putten WL, Boogaerts M, et al. Criteria for defining a complete remission in acute myeloid leukaemia revisited. An analysis of patients treated in HOVON-SAKK co-operative group studies. Br J Haematol. 2005; 128: 184-91.

3) O'Connor D, Moorman AV, Wade R, et al. Use of minimal residual disease assessment to redefine induction failure in pediatric acute lymphoblastic leukemia. J Clin Oncol. 2017; 35: 660-7.

4) van Dongen JJ, van der Velden VH, Bruggemann M, et al. Minimal residual

disease diagnostics in acute lymphoblastic leukemia: need for sensitive, fast, and standardized technologies. Blood. 2015; 125: 3996-4009.

5) Schuurhuis GJ, Heuser M, Freeman S, et al. Minimal/measurable residual disease in AML: a consensus document from the European LeukemiaNet MRD Working Party. Blood. 2018; 131: 1275-91.

6) Raponi S, De Propris MS, Intoppa S, et al. Flow cytometric study of potential target antigens (CD19, CD20, CD22, CD33) for antibody-based immunotherapy in acute lymphoblastic leukemia: analysis of 552 cases. Leuk Lymphoma. 2011; 52: 1098-107.

7) Hoffmann P, Hofmeister R, Brischwein K, et al. Serial killing of tumor cells by cytotoxic T cells redirected with a CD19-/CD3-bispecific single-chain antibody construct. Int J Cancer. 2005; 115: 98-104.

8) Topp MS, Kufer P, Gokbuget N, et al. Targeted therapy with the T-cell-engaging antibody blinatumomab of chemotherapy-refractory minimal residual disease in B-lineage acute lymphoblastic leukemia patients results in high response rate and prolonged leukemia-free survival. J Clin Oncol. 2011; 29: 2493-8.

9) Gokbuget N, Dombret H, Bonifacio M, et al. Blinatumomab for minimal residual disease in adults with B-cell precursor acute lymphoblastic leukemia. Blood. 2018; 131: 1522-31.

10) Topp M, Stein AS, Zugmaier G, et al. Long-term survival of adults with B-cell precursor (BCP) acute lymphoblastic leukemia (ALL) after treatment with blinatumomab and subsequent allogeneic hematopoietic stem cell transplantation (HSCT). J Clin Oncol. 2018; 36: 7044.

11) Kantarjian H, Stein A, Gokbuget N, et al. Blinatumomab versus chemotherapy for advanced acute lymphoblastic leukemia. N Engl J Med. 2017; 376: 836-47.

12) Poe JC, Fujimoto Y, Hasegawa M, et al. CD22 regulates B lymphocyte function in vivo through both ligand-dependent and ligand-independent mechanisms. Nat Immunol. 2004; 5: 1078-87.

13) Kantarjian HM, DeAngelo DJ, Stelljes M, et al. Inotuzumab ozogamicin versus standard therapy for acute lymphoblastic leukemia. N Engl J Med. 2016; 375: 740-53.

14) Kantarjian H, Ravandi F, Short NJ, et al. Inotuzumab ozogamicin in combination with low-intensity chemotherapy for older patients with Philadelphia chromosome-negative acute lymphoblastic leukaemia: a single-arm, phase 2 study. Lancet Oncol. 2018; 19: 240-8.

15) Maude SL, Laetsch TW, Buechner J, et al. Tisagenlecleucel in children and young adults with b-cell lymphoblastic leukemia. N Engl J Med. 2018; 378: 439-48.

16) Tsujimoto S, Osumi T, Uchiyama M, et al. Diplotype analysis of NUDT15 variants and 6-mercaptopurine sensitivity in pediatric lymphoid neoplasms. Leukemia. 2018; 32: 2710-4.

17) Diouf B, Crews KR, Lew G, et al. Association of an inherited genetic variant with vincristine-related peripheral neuropathy in children with acute lymphoblastic leukemiagenetic variant and vincristine peripheral neuropathy in ALL genetic variant and vincristine peripheral neuropathy in ALL. JAMA. 2015; 313: 815-23.

18) Aplenc R, Thompson J, Han P, et al. Methylenetetrahydrofolate reductase polymorphisms and therapy response in pediatric acute lymphoblastic leukemia. Cancer Res. 2005; 65: 2482-7.

19) Bassan R, Bourquin JP, DeAngelo DJ, et al. New approaches to the management of adult acute lymphoblastic leukemia. J Clin Oncol. 2018: Jco2017773648. [Epub ahead of print]

20) Heikamp EB, Pui C-H. Next-generation evaluation and treatment of pediatric acute lymphoblastic leukemia. J Pediatr. 2018; 203: 14-24.e2.

〈長藤宏司〉

3章　リンパ系疾患

B 慢性リンパ性白血病

はじめに

　慢性リンパ性白血病（chronic lymphocytic leukemia: CLL）は，成熟B細胞腫瘍のうちもっとも予後の良好な疾患である[1]．しかしながら，これまでの治療法では治癒を得ることは難しく，治療の目的は病状コントロールと生存期間の延長である．

1 診断

　CLLの白血病細胞は，小型成熟リンパ球で円形から類円形の核を持ち，胞体が目立たない細胞である[2]．マーカーはCD5，CD23陽性であることが特徴的であり，典型例ではCD20,CD22や表面免疫グロブリン（surface immuno-globulin: smIg）などのB細胞受容体関連抗原の発現が弱い[1,2]．これはCLL細胞が抗原刺激を受けて活性化していることを意味し，後述するB細胞受容体（B cell receptor: BCR）からのシグナル伝達を遮断する薬剤が有効であることと関連している[3]．一方マントル細胞リンパ腫（mantle cell lymphoma: MCL）に特異的なマーカーのCyclin D1や他のB細胞腫瘍に特徴的なマーカーは陰性である．

　CLLの診断は，CD5，CD23陽性の成熟リンパ球ということを一義とするべきであり，形態やB細胞受容体関連マーカーの発現の強度にこだわる必要はない[1]．

2 治療の適応

　CLLは経過が長い疾患であり，早期の治療介入は予後の改善にはつながらない[4]．実際治療適応について実臨床で迷うことが少なくないが，表3-1に示すiwCLLの治療開始基準に従えばよい[1]．CLLの病期分類のRai分類ではステージ0（low risk），Binet分類では病期Aは，一般的には治療適応とはならずwatch and waitでよいが，治療開始基準を満たせば治療の適応となる．Rai

142 ● 3章　リンパ系疾患

表 3-1 ■ iwCLL2018 ガイドラインで示された治療開始基準

以下の項目のいずれかに該当すれば，活動性（active disease）とし，治療を考慮する．

1. 進行性の骨髄機能低下による貧血や血小板減少の進行・悪化
   Hb＜10g/dL もしくは血小板数＜100,000/μL で一般的に治療開始する．ただし，
   血小板数＜100,000/μL でも長期間その状態を維持している患者もいるため，そ
   の場合は機械的に治療を適応すべきではない．
2. 左肋骨弓下 6cm 以上の脾腫，進行性または症候性の脾腫
3. 長径 10cm 以上のリンパ節塊，進行性または症候性のリンパ節腫脹
4. 2 カ月以内に 50％を超える進行性リンパ球増加，6 カ月以下のリンパ球倍加時間
5. 副腎皮質ステロイドや他の標準治療に反応の悪い自己免疫性貧血や血小板減少症
6. 症候性もしくは機能性節外病変（皮膚，腎臓，肺，脊椎など）
7. CLL に起因する以下のいずれかの症状のあるとき
   ①減量によらない過去 6 カ月以内の 10％以上の体重減少
   ②労働や日常生活が困難である（ECOG PS 2 以上）の倦怠感
   ③感染症の所見なしに 2 週間以上続く 38℃以上の発熱
   ④感染症徴候のない盗汗

（文献[1] より著者作成）

の病期Ⅲ，Ⅳ（high risk），Binet の病期 C は治療適応があるとしてよい[1, 4]．

3 治療法の選択

　CLL の発症年齢は高く，多くが高齢者であるため，治療法の選択には患者
側の要因を考える必要がある[4-6]．これまでの CLL の治療の基本は，化学免疫
療法（chemoimmunotherapy：CIT）で，プリンアナログのフルダラビン
（fludarabine：F）とシクロホスファミド（cyclophosphamide：C）とリツキシ
マブ（rituximab：R）を組み合わせた FCR 療法が代表的レジメンである．
FCR は免疫抑制作用が強く，適応とならない場合も少なくない．FCR のよう
な CIT ができる全身状態にある場合を "fit" とよび，年齢では 65 歳以下が対
象となるが，臓器機能の指標である CIRS スコア 6 以下[7]，クレアチニンクリ
アランス 70mL/min 以上などで判断される．65 歳を超えても臓器機能が保た
れていれば fit と判断してもよい．CIT の適応はないが，何らかの抗がん剤や
分子標的薬による治療が可能な場合を "unfit" といい，年齢では 65 歳を超え
る場合や fit に該当しない臓器障害のある 65 歳未満の若年者が該当する．一
方，抗がん剤治療が適応とならないような全身状態の場合を "frail" とよんで
いる．

B　慢性リンパ性白血病　143

4 初回治療

A fit の場合

　CLL 8 とよばれる臨床試験によって，標準的な治療は FCR 療法と考えられている[8,9]．CLL 8 はドイツの CLL 研究グループ（GCLLSG）によって実施されたランダム化比較試験で，FCR と FC の有効性が比較された．主要評価項目は，無増悪生存（progression-free survival: PFS）であった．図 3-3 に示すように，PFS のみならず，全生存率（overall survival: OS）でも FCR が FC にくらべて有意に良好な成績であった．予後因子別にみると，免疫グロブリン H 鎖遺伝子可変領域（*immunoglobulin heavy chain gene Variable region: IGHV*）体細胞突然変異（somatic hypermutation: SM）のある若年者において，FCR が特に有用であることが示された（図 3-4）．

　FCR とベンダムスチン（bendamustine: B）と R の併用療法 BR との比較試験 CLL10 では，主要評価項目である PFS について BR の FCR に対する非劣性は証明されなかったが，65 歳をこえる fit の患者では両者に差はなく，BR で副作用が少なかったことと合わせ，BR は fit の高齢者において FCR の代替

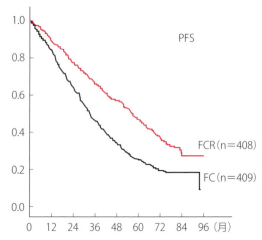

図 3-3 ● CLL 8 における PFS：FCR 療法と FC 療法の比較
観察期間中央値 5.9 年で，PFS の中央値は FCR 56.8 カ月，FC 32.9 カ月で，有意に FCR が良好だった．（ハザード比 0.59；95％信頼限界，0.50-0.69，P<0.001）．
(Fischer K, et al. Blood. 2016; 127: 208-15[9] より改変)

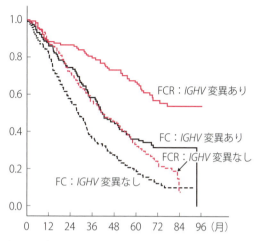

図 3-4 ● CLL8 における PFS：*IGHV* 変異の有無による比較

PFS は *IGHV* の変異があった群で FC，FCR とも良好だった．同じ変異がある群においても FCR は FC より有意に良好で，PFS の中央値は到達せずであった（ハザード比 0.47.；95％信頼限界，0.33-0.68，P<0.001）．
(Fischer K, et al. Blood. 2016; 127: 208-15[9] より改変)

療法になるとされている[10]．

B unfit の場合

 F などのプリンアナログの使用はできないため，抗体薬とアルキル化剤などの併用が行われる．GCLLSG による CLL11 の比較試験では，日本では未発売のクロラムブシル（chlorambucil：CLB）と抗 CD20 抗体併用療法の比較で，R よりも新規抗体薬であるオビヌツズマブ（obinutuzumab：O）との組み合わせが PFS を約 1 年延長することが報告された[11]．しかし日本では用いることができず，新薬の導入が求められる．

未来への展望

1 CLL の治療が目指すもの

 CLL の今後の治療は，大きく 2 つの目標をおいてすすめられていく．①

抗がん剤を用いない治療，②治癒を目指した治療，の導入である．

A 分子標的薬

CLLではB細胞受容体からのシグナル伝達経路が活性化していることから[1]，この経路を遮断するシグナル伝達阻害薬が開発されてきた．現在開発中の物を含め，おもな薬剤とその伝達を阻害する経路をまとめると図3-5のようになる[12]．このうち，すでに日本でも発売され，その高い有効性が期待される薬剤がイブルチニブ（ibrutinib：IBR）である．

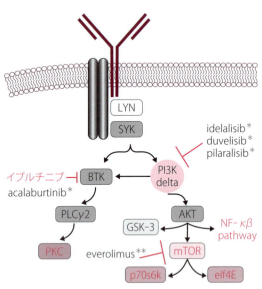

図3-5 ● CLLにシグナル伝達経路とその阻害薬

B細胞受容体からのシグナル伝達系にあるPI3K delta, BTK, Sykなどに対する阻害薬について，最新の知見を追加して示した．
BCR: B-cell antigen receptor, BTK: Bruton's tyrosine kinase, GSK-3: glycogen synthase kinase 3, mTOR: mammalian target of rapamycin, NF-κB: nucler factor kappa-light-chain-enhancer of activated B cells, PI3K: phosphatidylinositide 3-kinases, PKC: protein kinase C, PLC: phospholipase C, Syk: spleen tyrosine kinase.
*本邦未発表，**適応なし
(Hallek M. Hematology. 2013; 2013: 138-50[12] より改変)

B イブルチニブ

　IBR は，図 3-5 に示すように BTK（Burton kinase）の阻害薬である．unfit の CLL 患者の初回治療において，従来から用いられてきた CLB との比較試験（Resinate-2）において，PFS でも OS でも有意に優れた成績を示した[13]．IBR の長期投与の報告では[14]，未治療または再発難治の CLL に対して，きわめて有効性の高い成績を示し，高齢者でも安全に用いられることが示されている．さらに CLL 予後不良因子である *TP53* に変異がある例でも高い有効率を示した．

　CIT に IBR が変わるものとなりうるかについて，2018 年の ASH で興味深い成績が報告された．65 歳以上の unfit, fit の患者において，BR 療法と IBR 単独または IBR＋R のランダム化比較第Ⅲ相試験（Alliance A041202 試験）で，主要評価項目の PFS において，観察期間の中央値 37 カ月で IBR, IBR＋R のいずれも BR に有意に優れた結果を示した[15]（図 3-6）．R の有無で IBR の効果に差がなかった．血液毒性は BR に多く，非血液毒性は IBR で若干高い傾向があったが，概して安全に実施でき，65 歳以上の fit, unfit

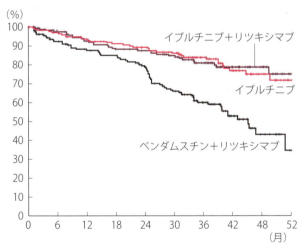

図 3-6 ● PFS：Alliance 試験（IBR 単独，IBR＋R 併用と BR 療法の比較試験）

推定 2 年 PFS は，BR で 74％，IBR で 87％，IBR＋R で 88％で有意に IBR を含む治療がすぐれていた．
(Woyach JA, et al. N Engl J Med. 2018; 379: 2517-28[15] より改変)

の患者において，IBR±R療法はBRに替えうる初回治療であることが示された．FCRの適応がある患者においては，FCRとIBR+R（IR）のランダム化比較第III相試験（ECOG-ACRIN E1912試験）の結果が報告され，主要評価項目のPFSのみならずOSにおいても，有意にIRがすぐれていた[16]．この差は予後不良とされるdel（11q）のある症例や*IGHV*の変異がない例で明らかであったが，*IGHV*変異のある例では差がなかった．以上のことから，CLLの初回治療において，IBRはfit，unfitのいずれの場合でも第1選択となりうることが示され，抗がん剤の使用は必ずしも必要がないことが明らかになった．CLL治療の夢の第1歩である．再発難治例では，前治療歴が2レジメンを超えた場合IBRの有効性が有意に低下することも明らかになっており，早期の使用が望ましい[17]．しかしIBRでは腫瘍を完全になくすこと，いわゆるMRD（measurable or minimal residual disease）の陰性化は困難であることも報告されている[14]．

C MRD 陰性化と治癒

　MRDの陰性化は，治癒を目指すための1つの指標である．MRD測定には感度という限界があり，PFSの代替因子というとらえ方もある[18]．MRD陰性化はCLLの治癒を目指す第1歩であり，抗がん剤なしで実現するために複数のシグナル伝達阻害薬の併用，あるいは抗体薬の併用である．ここでは特に期待が高いBCL2阻害薬ベネトクラックス（venetoclax：VEN）について紹介する．VENは，単独またはRとの併用でもCLLに高い効果を示し，予後不良のdel（17p）や*TP53*変異例にも有効である[19, 20]．IBRにVENを併用することでMRD陰性化が高率で得られる．例えばMRDを指標とした予後不良因子を有する初発および再発のfitのCLLに対する第II相試験の報告がある[21]．腫瘍崩壊症候群を防ぐためにIBR単独で治療を開始し，4カ月目からVENを併用した．IBR開始3カ月では骨髄MRD陰性率は0％であったが，VNX開始後3，6，9，12カ月では，8，13，15，46％と高くなり，12カ月の時点での完全寛解率は80％と高率であった．MRD陰性化から治療中止，治癒に向けた展望が開けている1例である．

おわりに

　本稿では十分に述べられなかったが，このほかにも多くの分子標的薬が

開発されており，シグナル伝達阻害薬の併用，さらに抗体薬との併用など，至適な治療の組み合わせを開発することで，MRD 陰性を指標とした治癒を目指した治療がごく近い将来に導入できることを大いに期待している．

■文献

1) Hallek M, Cheson BD, Catovsky D, et al. iwCLL guidelines for diagnosis, indications for treatment, response assessment, and supportive management of CLL. Blood. 2018; 131: 2745-60.
2) Campo E, Ghia P, Montserrat E, et al. Chronic lymphocytic leukemia / small lymphocytic lymphoma. In: Swerdlow SH, et al. editors. World Health Organization classification of tumours revised 4th edition. Lyon: IARG Press; 2017. p.216-21.
3) 青木定夫. 慢性リンパ性白血病. 臨床血液. 2014; 55: 213-22.
4) Hallek M. Chronic lymphocytic leukemia: 2017 update on diagnosis, risk stratification, and treatment. Am J Hematol. 2017; 92: 946-65.
5) 青木定夫. 慢性リンパ性白血病. 臨床血液. 2016; 57: 238-48.
6) Parikh SA. Chronic lymphocytic leukemia treatment algorithm 2018. Blood Cancer J. 2018; 8: 93.
7) Salvi F, Miller MD, Grilli A, et al, A manual of guidelines to score the modified cumulative illness rating scale and its validation in acute hospitalized elderly patients. J Am Geriatr Soc. 2008; 56: 1926-31.
8) Stilgenbauer S, Schnaiter A, Paschka P, et al, Gene mutations and treatment outcome in chronic lymphocytic leukemia: results from the CLL8 trial. Blood. 2014; 123: 3247-54.
9) Fischer K, Bahlo J, Fink AM, et al. Long-term remissions after FCR chemoimmunotherapy in previously untreated patients with CLL: updated results of the CLL8 trial. Blood. 2016; 127: 208-15.
10) Eichhorst B, Fink AM, Bahlo J, et al. First-line chemoimmunotherapy with bendamustine and rituximab versus fludarabine, cyclophosphamide, and rituximab in patients with advanced chronic lymphocytic leukaemia (CLL10): an international, open-label, randomised, phase 3, non-inferiority trial. Lancet Oncol. 2016; 17: 928-42.
11) Goede V, Fischer K, Engelke A, et al. Obinutuzumab as frontline treatment of chronic lymphocytic leukemia: updated results of the CLL11 study. Leukemia. 2015; 29: 1602-4.
12) Hallek M. Signaling the end of chronic lymphocytic leukemia: new frontline treatment strategies. Hematology. 2013; 2013: 138-50.
13) Burger JA, Tedeschi A, Barr PM, et al. Ibrutinib as initial therapy for patients with chronic lymphocytic leukemia. N Engl J Med. 2015; 373: 2425-37.

14) Ahn IE, Farooqui MZH, Tian X, et al. Depth and durability of response to ibrutinib in CLL: 5-year follow-up of a phase 2 study. Blood. 2018; 131: 2357-66.

15) Woyach JA, Ruppert AS, Heerema NA, et al. Ibrutinib regimens versus chemoimmunotherapy in older patients with untreated CLL. N Engl J Med. 2018; 379: 2517-28.

16) Shanafelt TD, Wang E, Kay NE, et al. A randomized phase III study of ibrutinib (PCI-32765) -based therapy vs. standard fludarabine, cyclophosphamide, and rituximab (FCR) chemoimmunotherapy in untreated younger patients with chronic lymphocytic leukemia (CLL): A Trial of the ECOG-ACRIN Cancer Research Group (E1912). Blood. 2018; 132: LBA-4. (ASH2018 abst.)

17) Byrd JC, Hillmen P, O'Brien S, et al. Long-term follow-up of the RESONATE™ phase 3 trial of ibrutinib versus ofatumumab. Blood. 2019; 133: 2031-42.

18) Dimier N, Delmar P, Ward C, et al. A model for predicting effect of treatment on progression-free survival using MRD as a surrogate end point in CLL. Blood. 2018; 131: 955-62.

19) Seymour JF, Kipps TJ, Eichhorst B, et al. Venetoclax–rituximab in relapsed or refractory chronic lymphocytic leukemia. N Engl J Med. 2018; 378: 1107-20.

20) Mato AR, Roeker LE, Eyre TA, et al. A retrospective comparison of venetoclax alone or in combination with an anti-CD20 monoclonal antibody in R/R CLL. Blood Adv. 2019; 3: 1568-73.

21) Jain N, Thompson, PA, Ferrajoli A, et al. Combined venetoclax and ibrutinib for patients with previously untreated high-risk CLL, and relapsed/refractory CLL: A phase II trial. Blood. 2017; 130: 429 (ASH2017 abst.)

〈青木定夫〉

3章　リンパ系疾患

C ホジキンリンパ腫

　古典的ホジキンリンパ腫（以下ホジキンリンパ腫）の治療は化学療法と放射線療法からなる．標準的な治療法を適応することにより高い治癒が期待できる．本稿ではホジキンリンパ腫のこれまでの治療の変遷を解説し，現在の標準療法を概説する．そして現在の開発状況の展開とその後にきたるべきホジキンリンパ腫診療について考察したい．

1 ホジキンリンパ腫：どうして限局期と進行期が分けられて開発されたか

　ホジキンリンパ腫の治療開発では，歴史的に放射線療法は化学療法に先行して進んだ．病変の範囲にかかわらず放射線療法単独による治療が 20 世紀中ごろまで行われていたが，進行期症例は明らかに限局期症例に比して予後が不良であることも明らかになった．1950 年前後でナイトロジェンマスタードが開発され，1960 年代にはホジキンリンパ腫が化学療法により治癒が可能であることが報告された．現在使用されている病期分類は 1940 年代にプロトタイプが提唱されている．1965 年の Rye 分類を経て 1971 年に Ann-Arbor 分類が確立することになる．Ann-Arbor 分類は放射線にて治癒できる症例を適切に抽出し，効果を最大化する目的で作られたと考えられる．1964 年には European Organization for Research and Treatment of Cancer（EORTC）初のランダム化比較第Ⅲ相試験 H1 試験が臨床病期Ⅰ，Ⅱを対象に行われることになった．H1 試験では限局期ホジキンリンパ腫に対する combined modality treatment（CMT）が検討されている．放射線で治癒の確率が低いと考えられる進行期症例に対しては多剤併用化学療法の開発が中心となり，1970 年には MOPP（mechlorethamine, vincristine, procarbazine, predonisone）療法の有用性が報告され，1975 年には ABVD（doxorubicin, bleomycin, vinblastine, dacarbazine）療法が開発された．

　ホジキンリンパ腫の治療開発を通して病期分類が確立し，限局期・進行期が

定義され，放射線療法，化学療法が最適化されていった．

② 限局期ホジキンリンパ腫の現時点での標準療法と課題

　Ann-Arbor 分類の Ⅰ，Ⅱ期を対象として CMT が開発され，標準化された．限局期症例は予後良好群と予後不良群に分けられるが，基本的に予後良好群は放射線単独で治療が可能な群，予後不良群は放射線単独では再発の可能性が高い群という観点で分類されている．EORTC H8 試験の結果が発表され CMT が放射線単独より生命予後を改善することが報告[1] されるまで，限局期予後良好群に対して亜全リンパ節領域照射などの拡大照射野を用いる放射線単独治療は有望な治療の１つとして評価されていた．

　現在の限局期ホジキンリンパ腫は予後良好群では，ABVD 療法２コース＋領域照射 20Gy，予後不良群では ABVD 療法４コース＋領域照射 30Gy の CMT が標準療法として推奨される．また縦隔にバルキー病変を認めない症例に対しては ABVD 療法６コースによる治療も考慮される．限局期症例に対して晩期毒性の高い放射線療法を省略する試みは第Ⅲ相試験等で検討されてきた．PET 検査を用いるなど治療反応性を注意深く評価することにより，約8割の症例では放射線療法の省略は可能であると考えられるが，放射線療法省略の非劣性は証明されていない[2]．解決すべきポイントである．

③ 進行期ホジキンリンパ腫の現時点での標準療法と課題

　進行期ホジキンリンパ腫を対象とし MOPP 療法，ABVD 療法，MOPP-ABVD 交替療法の３群間の比較試験が実施され，ABVD 療法は MOPP 療法に比べ failure free survival が優ることが報告された（CALGB8251 試験）[3]．生存率に有意差は認められなかったが，ABVD 療法は MOPP 療法に比べ急性期の毒性が低く，進行期ホジキンリンパ腫の標準療法となった．以降 ABVD 療法を超える治療法の開発が続いたが，全生存の改善が期待できる有望な治療法は開発されなかった．唯一 German Hodgkin Lymphoma Study Group（GHSG）が行った HD 9 試験で増量 BEACOPP（bleomycin, etoposide, doxorubicin, cyclophosphamide, vincristine, predonisone, procarbazine）療法が ABVD 療法類似の COPP（cyclophosphamide, vincristine, procarbazine, predonisone）-ABVD 療法に対して全生存を改善したことが報告されたが[4]，他のグループでは増量 BEACOPP 療法の ABVD 療法に対する全生存改善は証明されてい

152　● 3章　リンパ系疾患

ない.

　ABVD療法の標準療法としての位置づけも変化してきている．ABVD療法は有効な治療法であるが，2〜3割の症例が再発・難治となる．ABVD療法では不十分である予後不良群を同定し，より効果が高い治療法を適応することが必要である．ABVD療法開始後早期に行うPET検査（中間PET）は強い予後因子となり，ABVD療法では不十分である症例の検出が可能である．海外では中間PET結果による治療変更を行う臨床試験が多く行われている[5]．それらの結果から，現在の標準療法は中間PETで治療法の変更を考慮するABVD療法であることが，最新版のNCCNガイドライン，ESMOガイドラインで示されている．中間PETが陽性の症例は増量BEACOPP療法への治療強化が推奨されている．また陰性症例に対しては肺障害のリスクのあるブレオマイシンをその後のコースから省略することも可能とされている[6]．

　ブレンツキシマブベドチン（brentuximab vedotin：BV）は抗CD30モノクローナル抗体に，強力な抗チューブリン阻害薬であるmonomethyl auristatin E（MMAE）をリンカーで結合させたantibody-drug conjugate（ADC）であり，CD30陽性ホジキンリンパ腫に高い奏効を示す．進行期未治療ホジキンリンパ腫を対象としてBV＋AVD療法の併用群〔A（BVの商品名アドセトリスAdsetris®の頭文字）−AVD療法〕と標準療法であるABVD療法を比較する非盲検ランダム化比較第Ⅲ相試験が行われた（ECHELON-1試験）[7]．主要評価項目は2年modified progression free survival（mPFS）であった．A−AVD療法はABVD療法に対して2年mPFSを統計学的に優位に改善した．

　ABVD療法に抵抗性である症例を精緻に同定するシステムの確立は，今後の治療開発に重要である．

④　新規薬剤を用いたホジキンリンパ腫の治療開発の現況

　ホジキンリンパ腫は限局期および進行期でABVD療法を基軸として組み立てられている．これら標準療法に対する再発難治症例の克服のため，治療開発が行われているが，BVと抗PD-1抗体の治療戦略への組み込みが中心である．

　初発症例に対する開発では，BVと化学療法の併用が検討されている．上述したECHELON-1試験のほか，高齢者に対してベンダムスチンまたはダカルバジンと併用した第Ⅱ相試験が行われた．またGHSGでは増量BEACOPP療法の変法とBVを併用するtargeted BEACOPP療法の大規模試験が進行して

いる．再発症例に対しても，大量化学療法の治療戦略に組み込むことにより効果を上げることが報告された（AETHERA 試験）[8].

ホジキンリンパ腫は PD-L1 が高発現しており，抗 PD-1 抗体がきわめて効果的な腫瘍である．ニボルマブ，ペンブロリズマブは大量化学療法，BV 後の再発・難治性ホジキンリンパ腫に対して高い効果を示す．初発症例に対して AVD 療法との併用試験で高い効果が報告された．抗 PD-1 抗体，BV を中心に他の分子標的薬との併用試験の開発も進んでいる（表 3-2，3-3）．ホジキンリンパ腫は B 細胞が起源であり，B 細胞受容体からのシグナルが病態に関わっていることが示唆されており，BTK 阻害薬，PI3K 阻害薬が組み込まれた治

表 3-2 ■ 抗 PD-1 抗体の併用療法の開発

National clinical trial number	試験相 対象		試験デザイン
<u>03681561</u>	PII	再発症例	ruxolitinib（JAK ½ inhibitor）and nivolumab
02758717	PII	初発症例	brentuximab vedotin and nivolumab
02372167	PI, II	再発症例	brentuximab vedotin and nivolumab
02940301	PII	再発症例	ibrutinib（BTK inhibitor）and nivolumab
01896999	PI, II	再発症例	brentuximab vedotin, ipilimumab and nivolumab
03776864	PII	再発症例	TGR-1202（PI3K inhibitor）and pembrolizumab

(ClinicalTrials, gov より引用)

表 3-3 ■ ブレンツキシマブベドチンの併用療法の開発

National clinical trial number	試験相 対象		試験デザイン
01902160	PI	再発症例	temsirolimus（mTOR inhibitor）and brentuximab vedotin
02164006	PI	再発症例	TGR-1202（PI3K inhibitor）and brentuximab vedotin
02429375	PI, II	再発症例	mocetinostat（HDAC inhibitor）and brentuximab vedotin
02254239	PI	再発症例	everolimus（mTOR inhibitor）and brentuximab vedotin
02744612	PII	再発症例	ibrutinib（BTK inhibitor）and brentuximab vedotin

(ClinicalTrials, gov より引用)

療が開発されている[9].

未来への展望

1 ホジキンリンパ腫の未来型治療

薬剤開発は重要な課題であるが，新規薬剤だけでは未来型といえない．ホジキンリンパ腫の診療の今後の展開を，ホジキンリンパ腫の再分類，予後予測因子解析，患者意見を取り入れた治療開発，に注目して記載する．

A ホジキンリンパ腫の再分類

ホジキンリンパ腫は Reed-Sternberg 細胞，Hodgkin 細胞という大型細胞が特徴的な病理像を持つ．これは顕微鏡の発明が大きく関与している．ホジキンリンパ腫を含む悪性リンパ腫という概念は 1966 年の Rappaort 分類によって確立したと考えられる．この年代より以前からホジキン病は他のリンパ腫とは区別されて，病理学的にも治療法も精力的に解析され治療開発も進んだ．現在の高い治癒率を誇る治療法が確立し，ホジキンリンパ腫は治療法の差異からも悪性リンパ腫のなかで独立している．ホジキンリンパ腫に例えば CHOP 療法が適応されていく可能性がないことは，開発の歴史から明らかである．しかし分子生物学が取り入れられた病理学の進歩はリンパ腫全体の再分類が進む可能性があり，ホジキンリンパ腫も例外ではない．ホジキンリンパ腫の長い歴史のなかで大きな変化が起こりうる状況と思われる．免疫チェックポイント関連分子の発現による再分類などが進む可能性があり，それに従う治療の再構築が行われることも考えられる．また EB ウイルス感染の有無も病態の再分類の際にはポイントとなると考えられる．

B ホジキンリンパ腫の予後予測

ホジキンリンパ腫の予後予測は，international prognostic score（IPS）などの臨床的予後因子によるものと，中間 PET 検査など治療反応予後因子によるものが確立されている．特に前述したように中間 PET 検査結果が進行期症例の予後予測にきわめて優れており，治療法の層別化が確立しつつある．しかし，治療開始前に治療層別化に資する有効な予後因子評価

C ホジキンリンパ腫 ● 155

はない．IPS はいくつかの臨床試験で治療層別の因子として用いられたが，現時点では層別化には推奨されていない．限局期においては，放射線療法が回避できる症例の検出法も重要な検討課題である．精度が高い予後不良の症例群の同定，治療効果を正確に反映できるモニタリングの開発が次世代のホジキンリンパ腫の治療開発には重要である．

C 患者意見を取り入れた治療開発

ホジキンリンパ腫による治療に限ることではないが，医療はエンドユーザーである患者と提供者の医療機関の双方が中心である．現在，臨床研究において PPI（patient public involvement）の重要性が指摘されているように，治療開発においては患者参画が必須である．医療開発から実臨床まで，そして社会的問題に関しても患者と医療者は interactive であることが重要である．また研究参加者中心の PCI（patient-centric initiatives）の取り組みも ICT 基盤の整備に伴い急速に進歩し，集積される膨大なデータの解析には AI が力を発揮するであろう．PPI，PCI の取り組みにより医療は着実に向上すると考えられ，未来型の医療が作られると期待される．

■文献

1) Ferme C, Eghbali H, Meerwaldt JH, et al. Chemotherapy plus involved-field radiation in early-stage Hodgkin's disease. N Engl J Med. 2007; 357: 1916-27.
2) Radford J, Illidge T, Counsell N, et al. Results of a trial of PET-directed therapy for early-stage Hodgkin's lymphoma. N Engl J Med. 2015; 372: 1598-607.
3) Canellos GP, Anderson JR, Propert KJ, et al. Chemotherapy of advanced Hodgkin's disease with MOPP, ABVD, or MOPP alternating with ABVD. N Engl J Med. 1992; 327: 1478-84.
4) Diehl V, Franklin J, Pfreundschuh M, et al. Standard and increased-dose BEACOPP chemotherapy compared with COPP-ABVD for advanced Hodgkin's disease. N Engl J Med. 2003; 348: 2386-95.
5) Press OW, Li H, Schoder H, et al. US intergroup trial of response-adapted therapy for stage III to IV Hodgkin lymphoma using early interim fluorodeoxy-glucose-positron emission tomography imaging: Southwest Oncology Group S0816. J Clin Oncol. 2016; 34: 2020-7.
6) Johnson P, Federico M, Kirkwood A, et al. Adapted treatment guided by interim PET-CT scan in advanced Hodgkin's lymphoma. N Engl J Med. 2016; 374: 2419-29.

7) Connors JM, Jurczak W, Straus DJ, et al. Brentuximab vedotin with chemo-therapy for stage III or IV Hodgkin's lymphoma. N Engl J Med. 2018; 378: 331-44.

8) Moskowitz CH, Nademanee A, Masszi T, et al. Brentuximab vedotin as consoli-dation therapy after autologous stem-cell transplantation in patients with Hod-gkin's lymphoma at risk of relapse or progression (AETHERA): a randomised, double-blind, placebo-controlled, phase 3 trial. Lancet. 2015; 385: 1853-62.

9) Ramchandren R, Domingo-Domenech E, Rueda A, et al. Nivolumab for newly diagnosed advanced-stage classic Hodgkin lymphoma: Safety and efficacy in the phase II CheckMate 205 Study. J Clin Oncol. 2019: JCO1900315. [Epub ahead of print]

〈永井宏和〉

3章 リンパ系疾患

D びまん性大細胞型 B細胞リンパ腫

はじめに

びまん性大細胞型 B 細胞リンパ腫（diffuse large B-cell lymphoma：DLB-CL）は全悪性リンパ腫の約 30％を占める最大病型である．WHO 分類（2017）[1] では DLBCL, NOS において，形態学的亜型に加えて腫瘍細胞の想定由来正常細胞（cell-of-origin：COO）に着目した解析による分類である molecular subtypes があり，不均一な疾患群といえる．DLBCL の標準化学療法は R-CHOP 療法である．一部の節外原発 DLBCL，特に中枢神経系原発および浸潤を特徴とする DLBCL では治療上特別な配慮を要する一方，現在のところ臨床試験を除いて，亜型による治療の層別化は行われていない．

1 治療（治療アルゴリズム）

A 初発限局早期 DLBCL（図 3-7）

SWOG は初発限局期 DLBCL, stage modified IPI を 1 つ以上保有する患者に対して R-CHOP 3 コース終了後，病変部放射線治療（IFRT）を行う第 II 相試験（S0014）を実施した[2]．良好な治療効果が得られ，リツキシマブ（rituximab：R）導入以前の先行試験（S8736）との matched analysis 結果より，R の上乗せ効果があるとした．ドイツを中心とした欧州のグループから 18～60 歳，年齢調整国際予後指標（aaIPI）が 1 以下の低リスク若年者 DLBCL を対象とした R-CHOP（類似）療法 6 コースと CHOP（類似）療法 6 コースのランダム化比較試験（MInT）の結果が報告された[3]．限局期は 72％を占め，完全奏効（CR）割合，無イベント生存割合（EFS），全生存割合（OS）のすべてで R-CHOP 群が有意に良好であった．欧州の The Lymphoma Study Association（LYSA）では，bulky mass のない限局期 DLBCL において R-CHOP14 療法 4 コース後の中間 PET にて CR に至った患者を対象に，stage-modified IPI で予後因子を有しない群は IFRT 追加の有無を比較，有する群は，2 コース追加後に IFRT 追加の有無を比較する非劣性試験を行った[4]．その結果 EFS およ

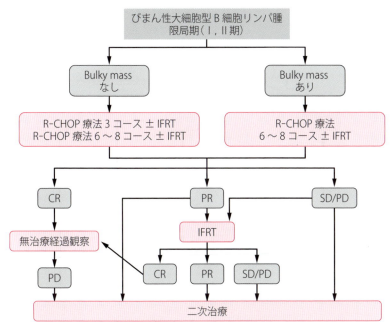

図 3-7 ● びまん性大細胞型 B 細胞リンパ腫限局期治療アルゴリズム
(日本血液学会, 編. 造血器腫瘍診療ガイドライン 2018 年版. 東京: 金原出版; 2018, p.232)

びOSともに化学療法群がCMT群に劣らないことが示された．以上より限局期の予後良好群は，治療を減弱できる可能性が示唆されているが，現在のところR-CHOP療法3コース＋IFRTのCMT，あるいはR-CHOP療法6〜8コースが推奨される．

B 初発進行期 DLBCL （図 3-8）

進行期DLBCLの標準治療はR-CHOP療法6〜8コースである．これはGELAで行われた初発の60歳以上の患者を対象としたR-CHOP療法8コースとCHOP療法8コースの比較試験[5]，上述のMInT試験[3]の結果から，CHOP療法群と比較してR-CHOP群の優位性が示されたことに基づいている．3週間間隔の標準的なR-CHOP療法（R-CHOP-21）に対してR-CHOP療法を2週間に短縮して治療強度を高めるR-CHOP-14療法の効果を検証する大規模臨床試験は2つ報告されている[6,7]．いずれもCR割合，無増悪生存

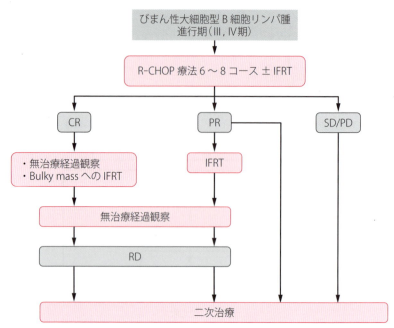

図 3-8 ● びまん性大細胞型 B 細胞リンパ腫進行期治療アルゴリズム
(日本血液学会, 編. 造血器腫瘍診療ガイドライン 2018 年版. 東京: 金原出版; 2018, p.233)

割合(PFS), OS で両群間に差がなかったため, 標準治療として R-CHOP-21 療法が推奨される. 若年者の高リスク進行期 DLBCL に対して初回治療に引き続く (upfront setting での) 自家造血幹細胞移植併用大量化学療法 (大量化学療法) の有用性について多くの臨床試験が実施された. いずれの試験においても大量化学療法群の優位性は示されなかったことから, 標準治療とはいえず臨床試験での実施が推奨される.

未来への展望

1 R-CHOP 療法を越える新たな治療法の開発

A 強化化学療法

R-CHOP 療法で効果が期待できない high risk 群に対し, 初回治療としての強化化学療法が多く開発されてきた. その中で米国 NIH を中心に

dose-adjusted（DA）-EPOCH-R療法が開発され，DLBCLを対象とした第II相試験の良好な治療効果が得られた結果を踏まえ，18歳以上，II期以上，PS 0-2の初発DLBCLを対象として，R-CHOP療法6コース群とDA-EPOCH-R療法6コース群のランダム化比較第III相試験（CALGB/Alliance 50303）を行った[8]．524人が登録され，診断時年齢中央値は58歳．観察期間中央値は5.2年で5年PFSはR-CHOP療法群とDA-EPOCH療法群は各々66.0%，68%と両者で有意差は認めず，OSも差は認めなかった．大変期待された試験であったが，現在のところR-CHOP療法を凌駕する治療レジメンは得られていない．

B COOに基づく新規治療薬

COOはgerminal center B-cell-like（GCB）とactivated B-cell-like（ABC）に分類され，R-CHOP療法による5年PFSはGCB DLBCLの74%に対してABC DLBCLは40%と有意に予後不良である[9]．ABC DLBCLはNF-κBシグナル伝達経路の上位に位置するCBM（CARD11-BCL10-MALT1）複合体の変異，B-cell receptor（BCR）signaling，*MYD88* L265P変異によるToll-like receptorを介するシグナル伝達経路により，その恒常的な活性化が起こる．そのため各々のkey enzymeを阻害する治療薬が開発されてきた．R-CHOP療法にこれら新規治療薬を追加，もしくは維持療法とする方法でDLBCLの予後改善を目指しているが，残念ながら2019年5月時点で標準治療を変えるほどの結果が得られた試験はない．

プロテアソーム阻害薬であるボルテゾミブに関して，米国から18歳以上，初発non-GCB DLBCLを対象としてボルテゾミブ併用R-CHOP療法6コース（RB-CHOP療法）群とR-CHOP療法6コース群のランダム化比較第II相試験（PYRAMID）[10]，英国とスイス（SAKK）のグループから18歳以上，II期以上，PS 0-2の初発DLBCLを対象とした，R-CHOP療法6コース群とR-CHOP療法1コース＋RB-CHOP療法5コース群のランダム化比較第III相試験（REMoDL-B）[11]が行われたが，いずれの試験結果においてボルテゾミブの追加による予後の上乗せ効果は得られなかった．

免疫調整薬であるレナリドミド（LEN）に関して，米国より60〜80歳，II期以上，aaIPI 1点以上の初発DLBCLにおいてR-CHOP療法6〜8コース後に部分奏効（PR）以上が得られた患者を対象としてLENの維持療法

群と placebo 群のランダム化比較第Ⅲ相試験の結果が報告された[12]．650
人が登録され，観察期間中央値は 39 カ月．主要評価項目である PFS は維
持療法群で未到達，placebo 群は 58.9 カ月であり，有意に LEN 維持療法
群が良好であった．ただし OS では差を認めなかったことに留意する必要
がある．LEN 併用 R-CHOP 療法（R2CHOP 療法）については，現在初発
DLBCL を対象に R-CHOP 療法とのランダム化比較第Ⅲ相試験が進行中で
ある（NCT01855750）．

　BCR signaling の鍵となる蛋白の 1 つである Bruton's tyrosine kinase
（BTK）に対する阻害薬であるイブルチニブは，種々の B 細胞リンパ腫に
対して，多くの前臨床・臨床試験が施行され，その著明な腫瘍効果が示さ
れてきた．治療前に IHC により検索された未治療 non-GCB DLBCL を対象
に，R-CHOP 療法群とイブルチニブ＋R-CHOP 療法群とのランダム化比較
第Ⅲ相試験結果が報告された[13]．838 例が登録され，診断時年齢中央値は
62 歳．主要評価項目である EFS は両者で有意差は認めず，OS も差は認め
なかった．サブグループ解析の 60 歳以下の若年者において EFS，PFS, OS
のすべてでイブルチニブ投与群が良好な結果を示したことから，若年者に
は治療選択肢の 1 つとなりえる可能性は示唆された．また，他には BCR
signaling の最上位である CD79B 阻害薬である polatuzumab vedtin を使
用した第Ⅲ相試験が進行しており，以前として COO を中心とした治療開
発は継続している．

C 細胞療法

　再発 DLBCL を対象として遺伝子改変 T 細胞の一種である抗 CD19 キメ
ラ抗原受容体発現 T 細胞（CD19-CAR-T）を用いた細胞治療の高い有効性
を示す臨床試験結果が相次ぎ，再発 DLBCL に対する治療方針が大きく変
換しようとしている．

　Kite Pharma による axicabtagene ciloleucel（axi-cel）に関する臨床試
験は主に米国 NIH を中心に行われ，再発難治 DLBCL を対象とした axi-cel
の第Ⅰ/Ⅱ相試験（ZUMA-1）のうち第Ⅱ相コホートでは 111 人が登録さ
れた[14]．年齢中央値は 58 歳，6 カ月以上 follow up された 92 人の解析で
は奏効割合（ORR）が 82%，CR 割合が 54% であった．historical control
の再発 DLBCL の大規模コホートの後方視的解析（SCHOLAR-1）[15] で得ら

れた ORR と比較して明らかに良好な結果が得られた. また長期 follow up の結果も報告され[16], 1 年以上 follow up された 108 人において, 観察期間中央値 27.1 カ月における PFS 中央値は 5.9 カ月, OS 中央値は未到達で期待 2 年 OS は 50.5%であった.

チサゲンレクルユーセルは UPenn と Novartis において共同開発され, その後再発・難治 DLBCL に対する国際第 II 相試験（JULIET）の結果が報告された[17]. 165 人が登録されたが, 実際の投与をうけたのは 111 人であった. 3 カ月以上 follow up された 93 人の解析では ORR は 52%, CR 割合が 40%であった. わが国でもチサゲンレクルユーセルは 2019 年 5 月に保険適用が決定された. ただし CAR-T 治療は再発 DLBCL に対して有効性が期待される一方, 費用対効果, サイトカイン放出症候群（CRS）などの毒性の問題があり, より長期の有効性, 安全性の検討が必要と思われる.

D DLBCL 治療の未来

将来的には同じ DLBCL の診断名であっても, 腫瘍細胞の生物学的特性の違いに特化した個別化治療へと進んでいくと思われる. 数々の臨床試験の結果を踏まえ, EBM に基づく DLBCL の標準治療は現時点では R-CHOP 療法である. しかしながら, 約 4 割の初発 DLBCL 患者は R-CHOP 療法を施行しても再発・難治性であることを踏まえると R-CHOP 療法の効果が期待できない一群を早く層別する必要がある. 効果が期待できる群にはそのまま R-CHOP 療法を施行し, 期待できない群には R-CHOP 療法に新規治療薬を加えるなど新しい治療法が望まれる. DLBCL を対象とした多数例のゲノム解析結果の報告が相次ぎ[18, 19], 遺伝子変異別で DLBCL を分類するという新しい概念が報告され, それぞれの分類ごとに治療法が異なることが予想される. 例えば *MYD88 L265P* 変異と *CD79B* 変異の両者を持つ群はイブルチニブの効果が期待できると考えられる[20]. 近い将来, 免疫組織化学, 遺伝子組織化学, 遺伝子変異解析から個別に割り出された患者群に対して, それに応じた治療薬を用いる個別化治療を選択することが予想される. DLBCL においても固形腫瘍を対象に実用化が開始されつつある「遺伝子パネル検査」を行い, その結果を踏まえたエクスパートパネル診断結果が返却され, 主治医が治療選択する未来がくるであろう. このオー

ダーメイド診療が再発時ではなく初発時に行われ，初発時から適切な治療
が選択できることを期待したい．再発時において細胞治療などの選択肢が
増えたが，いずれにしても初発 DLBCL 患者の治癒率の向上を目指すべき
である．

■文献

1) Swerdlow SH, Campo E, Harris NL, et al. editors. WHO Classification of Tumours of Haematopoietic and Lymphoid Tissues. 4th ed. Lyon, IARC Press; 2017.

2) Persky DO, Unger JM, Spier CM, et al. Phase II study of rituximab plus three cycles of CHOP and involved-field radiotherapy for patients with limited-stage aggressive B-cell lymphoma: Southwest Oncology Group study 0014. J Clin Oncol. 2008; 26: 2258-63.

3) Pfreundschuh M, Trümper L, Osterborg A, et al. CHOP-like chemotherapy plus rituximab versus CHOP-like chemotherapy alone in young patients with good-prognosis diffuse large-B-cell lymphoma: a randomised controlled trial by the MabThera International Trial (MInT) Group. Lancet Oncol. 2006; 7: 379-91.

4) Lamy T, Damaj G, Soubeyran P, et al. R-CHOP 14 with or without radiotherapy in nonbulky limited-stage diffuse large B-cell lymphoma. Blood. 2018; 131: 174-81.

5) Coiffier B, Lepage E, Briere J, et al. CHOP chemotherapy plus rituximab compared with CHOP alone in elderly patients with diffuse large-B-cell lymphoma. N Engl J Med. 2002; 346: 235-42.

6) Cunningham D, Hawkes EA, Jack A, et al. Rituximab plus cyclophosphamide, doxorubicin, vincristine, and prednisolone in patients with newly diagnosed diffuse large B-cell non-Hodgkin lymphoma: a phase 3 comparison of dose intensification with 14-day versus 21-day cycles. Lancet. 2013; 381: 1817-26.

7) Delarue R, Tilly H, Mounier N, et al. Dose-dense rituximab-CHOP compared with standard rituximab-CHOP in elderly patients with diffuse large B-cell lymphoma (the LNH03-6B study): a randomised phase 3 trial. Lancet Oncol. 2013; 14: 525-33.

8) Bartlett NL, Wilson WH, Jung SH, et al. Dose-adjusted EPOCH-R compared with R-CHOP as frontline therapy for diffuse large B-cell lymphoma: Clinical outcomes of the phase III intergroup trial alliance/CALGB 50303. J Clin Oncol. 2019: JCO1801994.

9) Lenz G, Wright G, Dave SS, et al. Stromal gene signatures in large-B-cell lymphomas. N Engl J Med. 2008; 359: 2313-23.

10) Leonard JP, Kolibaba KS, Reeves JA, et al. Randomized phase II study of R-CHOP with or without bortezomib in previously untreated patients with

164　3章　リンパ系疾患

non-germinal center B-cell-like diffuse large B-cell lymphoma. J Clin Oncol. 2017; 35: 3538-46.

11) Davies A, Cummin TE, Barrans S, et al. Gene-expression profiling of bortezomib added to standard chemoimmunotherapy for diffuse large B-cell lymphoma (REMoDL-B): an open-label, randomised, phase 3 trial. Lancet Oncol. 2019; 20: 649-62.

12) Thieblemont C, Tilly H, Gomes da Silva M, et al. Lenalidomide maintenance compared with placebo in responding elderly patients with diffuse large B-cell lymphoma treated with first-line rituximab plus cyclophosphamide, doxorubicin, vincristine, and prednisone. J Clin Oncol. 2017; 35: 2473-81.

13) Younes A, Sehn LH, Johnson P, et al. Randomized phase III trial of ibrutinib and rituximab plus cyclophosphamide, doxorubicin, vincristine, and prednisone in non-germinal center B-cell diffuse large B-cell lymphoma. J Clin Oncol. 2019; 37: 1285-95.

14) Neelapu SS, Locke FL, Bartlett NL, et al. Axicabtagene ciloleucel CAR T-cell therapy in refractory large B-cell lymphoma. N Engl J Med. 2017; 377: 2531-44.

15) Crump M, Neelapu SS, Farooq U, et al. Outcomes in refractory diffuse large B-cell lymphoma: results from the international SCHOLAR-1 study. Blood. 2017; 130: 1800-8.

16) Locke FL, Ghobadi A, Jacobson CA, et al. Long-term safety and activity of axicabtagene ciloleucel in refractory large B-cell lymphoma (ZUMA-1): a single-arm, multicentre, phase 1-2 trial. Lancet Oncol. 2019; 20: 31-42.

17) Schuster SJ, Bishop MR, Tam CS, et al. Tisagenlecleucel in adult relapsed or refractory diffuse large B-cell lymphoma. N Engl J Med. 2019; 380: 45-56.

18) Schmitz R, Wright GW, Huang DW, et al. Genetics and pathogenesis of diffuse large B-cell lymphoma. N Engl J Med. 2018; 378: 1396-407.

19) Reddy A, Zhang J, Davis NS, et al. Genetic and functional drivers of diffuse large B cell lymphoma. Cell. 2017; 171: 481-94.

20) Wilson WH, Young RM, Schmitz R, et al. Targeting B cell receptor signaling with ibrutinib in diffuse large B cell lymphoma. Nat Med. 2015; 21: 922-6.

〈宮崎香奈〉

3章　リンパ系疾患

E 濾胞性リンパ腫

1 濾胞性リンパ腫とは？

　濾胞性リンパ腫（follicular lymphoma：FL）は indolent lymphoma のなかで最も頻度の高い代表的な疾患である．FL は大多数がリンパ節から発症し，組織形態学的にリンパ組織に観察される二次濾胞の胚中心（germinal center：GC）様の結節性増殖パターンをとる．腫瘍細胞が GC の B 細胞（GCB）である大型の centeroblast および小型の centrocyte 様を示すことから FL は GCB 由来の腫瘍と考えられている[1]．FL は腫瘍全体の構成細胞中の centroblast 様腫瘍細胞の割合が多くなるにつれて，グレード 1，2，3A，3B と分類される．このうちグレード 3B の FL は腫瘍細胞がほぼ centroblast 様になってしまい，GC を支持する濾胞樹状細胞のネットワークが腫瘍結節の背景から消えてしまうこともあるため，グレード 1〜3A までとは完全に分けられ，diffuse large B-cell lymphoma（DLBCL）と同等の疾患と位置付けられる[1]．グレード 1〜3A までの FL は前駆 B 細胞の段階で起きる免疫グロブリン重鎖遺伝子（*IGH*）再構成のエラーで生じた 18q21/*BCL2* との結合，すなわち t(14;18)(q32;q21)を持つケースがほとんどで，CD10 はほぼ陽性となるのに比べ，グレード 3B の FL は t(14;18)(q32;q21)よりも 3q27/*BCL6* 転座を持つケースが多く，CD10 陰性・MUM1 陽性例の頻度が高くなる．臨床的にもグレード 3A までと 3B を明確に分ける必要があり，t(14;18)(q32;q21)を持たない FL グレード 3B は R-CHOP 療法で根治が期待できる可能性を秘めている[2]．一方まれではあるが，グレード 1〜2 の FL にも t(14;18)(q32;q21)を持たないケースに遭遇する．それらは 1p36/*TNFRSF14* 欠失や +3 を持っていることが多く，小型〜中型腫瘍細胞のびまん性増殖をきたすこともあって，nodal marginal zone lymphoma との鑑別が問題となる[1]．

　FL の臨床上一番の問題は腫瘍細胞のクローン進化が顕著に認められる点である．DLBCL やいわゆる "double-hit" lymphoma（DHL）に組織学的転換をきたすこともあり，診断時の生検部位の所見が患者の持つ FL の全体像を本当

166 ● 3章　リンパ系疾患

に代表しているかどうか吟味しなければならない．FL は＋der(18)t(14;18)(q32;q21) など付加的染色体異常を診断時から認めることが多く，骨髄浸潤例でもリンパ節と骨髄の染色体異常が一致しないことがある．極端な話，リンパ節生検で DLBCL と診断されても骨髄は FL を疑う骨髄辺縁の小型〜中型リンパ腫細胞浸潤となる discordant morphology を呈するケースもしばしば見かける．つまり，FL は時間的・空間的に病変ごとに異なる顔つきを持つので，診断時に生検した病変部 1 カ所だけの情報で機械的に治療方針を決めないようにする配慮が必要である．かといってすべての病変を生検するわけにもいかないので，臨床病期決定のための PET-CT 検査が必須といえる．SUVmax のみで病変部の悪性度を規定することは難しいが，他の病変が同等の SUVmax を示すのに比べて飛び抜けて高い SUVmax 値を示す比較的大きな病変があれば，そこはもはや FL とは言えないリンパ腫に組織学的転換をしていると考えるのが妥当であろう．

　FL の発症プロセスにおける遺伝子変異の推移をみると，骨髄で t(14;18)(q32;q21) を獲得し分化した B 細胞が一度 GC を通過し IgM 陽性メモリー B 細胞となり，再度末梢組織の濾胞に侵入した際に腫瘍化に重要なヒストン修飾などクロマチン関連の *CREBBP* および *EZH2*，さらに *KMT2D*（*MLL2*）変異などを獲得して，T 細胞，濾胞樹状細胞と結合しながら発症すると考えられている[3-5]．さらに DLBCL でも認められる NF-κB 経路関連の *MYD88*・*TN-FAIP3*（*A20*）変異や 17p13/*TP53*・9p21/*CDKN2A/B* 欠失，8q24/*MYC*・3q27/*BCL6* 転座などが加わって組織学的転換をきたすと考えられる[3,5]．予後不良因子の遺伝子異常とされる *FOXO1* や *CARD11* 変異は診断時にも，組織学的転換時の付加的異常としても検出されることから[3]，比較的予後不良となる FL に検出されるのかもしれない．

　このように，t(14;18)(q32;q21) を持つ FL は，病気の種が全身にばらまかれた状態で，身体中のリンパ節で雨後の竹の子のように次々と発症し，付加的に遺伝子やゲノム異常を獲得し，より悪性化していく．このような疾患に限局期だからといって簡単に放射線治療を選択するのは無謀だと主張するのは言い過ぎなのだろうか？

❷ 組織診断・臨床病期診断がついたらすぐ治療を開始すべきか？

　FL は PET-CT・骨髄検査などの検査によって臨床病期診断が決定されれ

ば，すぐ治療に入るべき疾患かというと，必ずしもそういうわけではない．FL は残念ながらアントラサイクリンを含む従来の化学療法で一時的に奏効が得られても再発が多く，化学療法単独では根治できない疾患とされている．抗CD20 抗体であるリツキシマブ（R）導入前の FL の全生存割合（overall survival：OS）に関わる因子としては，GELF（Groupe d'Etude des Lymphomes Folliculaires）基準（表 3-4）を代表とする腫瘍量（tumor burden）や初回治療で完全奏効（complete response：CR）を得ることなどが重要であると指摘されてきた[6]．特にこの GELF 基準を満たさない低腫瘍量患者では，watchful waiting と内服抗がん剤治療を比較しても OS が変わらない前方視的治療研究結果が示され，低腫瘍量の FL に対して中途半端な抗がん剤治療をしても意味がないことがわかっている[7]．その後 R の登場で明らかに FL 全体の OS は改善した．そこで低腫瘍量の患者に R 単剤の治療を行うという試みもなされたが，患者の精神的な安定が得られるものの，次回の化学療法導入までの時間稼ぎにしかならなかった[8]．また免疫染色で BCL2 陰性を示すステージ I 症例で，放射線治療単独で PET-CT 上 complete metabolic response（CMR）が得られそうであれば，放射線治療単独で R 単剤同様，比較的増悪のリスクが少なく経過をみることもできそうである[9]．しかし前述したように，t(14;18)(q32;q21) があればまず他の部位からの再燃は免れられないため，低腫瘍量の患者に治療を開始する場合には，患者の持つ FL の特徴を吟味し，よくよく患者からインフォームドコンセントを取る必要があろう．

　低腫瘍量患者への治療介入を避けた場合の問題点は組織学的転換による悪性

表 3-4 ■ 高腫瘍量を判断するための GELF 基準

以下の 1 項目でも認められれば高腫瘍量と判断する
・最大腫瘍長径＞7cm
・リンパ節領域病変（長径＞3cm）が 3 カ所以上存在
・B 症状（発熱・盗汗・体重減少）あり
・脾腫（臍下まで触知または CT 上垂直方向＞16cm）
・腫瘤による圧迫症状（水腎症など）
・胸水または腹水
・白血化（末梢血中腫瘍細胞＞5000/μL）
・腫瘍浸潤による造血障害（Hb＜10g/dL/ANC＜1000/μL/Plt＜10 万 /μL）

(Backy E, et al. J Clin Oncol. 2009; 28: 822-9[6]),
Brice P, et al. J Clin Oncol. 1997; 15: 1110-7[7])

化の可能性と言われている．確かにいきなり DHL になってしまったら困りも
のであるが，組織学的転換による悪性化は FL の予後因子である follicular
lymphoma international prognostic index（FLIPI）の項目や β_2-microglobulin
（MG）値が高いほど起きやすいとされ[10]，低腫瘍量でそのようなリスクが高
い状態にあるとは通常考えにくい．また腫瘍量の評価も，臨床的なパラメー
ターだけではなく，今後 PET による metabolic tumor volume（MTV）なども
含めてより定量化されていくものと予想される[11]．DLBCL への組織学的転換
をしてからの治療介入は，治療介入後に組織学的転換を起こしてしまった例よ
りも予後は良好で，非転換例とほとんど変わらないという観察研究もあり[12]，
この問題は治療開始の根拠とはならないと考える．今後，再燃を早期に起こし
やすく OS が悪くなる FL を特定の遺伝子変異や発現プロファイルの特徴など
によって診断時に把握できた段階で，低腫瘍量患者への早期治療介入が進むも
のと思われる．したがって現時点では，患者 OS に関わるリスクを勘案して治
療を開始するということが，FL に対する初回治療導入において最も重要な点
といえる．

3　FL の予後推定は？

FL の OS に関わる因子として R 導入前の多数例の解析から，①年齢（>60
歳），②臨床病期（≧Ⅲ期），③ Ann Arbor 分類での病変部のリンパ節領域数
（>4 カ所），④ LD（H）値（>基準値上限），⑤貧血（Hb<12g/dL）をスコ
ア化する FLIPI が規定された[13]．その後 R 導入後 FLIPI 2 が考案されたが，
これは放射線治療なども含めて治療介入後の PFS を占う指標としての目安に
有用であって，厳密には OS を占う指標ではない．実際米国の National Lym-
phoCare study（NLCS）で，R 導入後であっても OS について FLIPI が有用
であることが確認されたことから（図3-9）[14]，あくまで OS に関しては
FLIPI を用いるのが妥当と思われる．また NLCS で診断後 R 併用化学療法を
初回治療として導入した際，診断から 24 カ月以内に再増悪した場合（POD24
と呼ばれる），OS が格段に下がることがわかった[15]．特に R-CHOP 療法で治
療介入した際に，POD24 の OS を下げるハザード比は 7.17（95% CI 4.83-
10.65）と顕著に高く，Mayo Clinic での validation でも同様の結果が得られ
た[15]．POD24 を起こすケースは FLIPI スコアが高い傾向があったが，FLIPI
スコアで調整しても POD24 は有意に OS を下げることがわかっている．さら

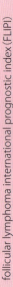
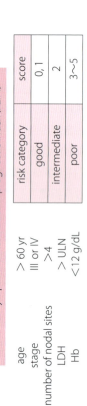
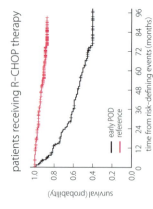
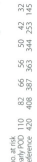

図 3-9 ● National LymphoCare 登録 2192 人の FL 患者における FLIPI による全生存割合と R-CHOP 療法を受けた 530 人の POD24 の有無による全生存割合

(Nooka AK. et al. Ann Oncol. 2013; 24: 441-8[14], Casulo C, et al. J Clin Oncol. 2015; 33: 2516-22[15])

170 ● 3章 リンパ系疾患

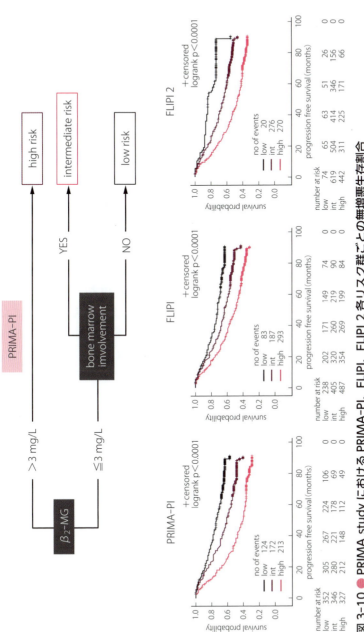

図 3-10 ● PRIMA study における PRIMA-PI, FLIPI, FLIPI 2 各リスク群ごとの無増悪生存割合
(Bachy E, et al. Blood. 2018; 132: 49-58[17])

E 濾胞性リンパ腫

に FLIPI と performance status に加え，予後に関わる 7 つの遺伝子変異（予後不良群: *EP300, FOXO1, CREBBP, CARD11*, 予後良好群: *EZH2, ARID1A, MEF2B*）の有無を組み込んだ m7-FLIPI が R-CHOP 療法を受けた FL 患者で規定された[16]．POD 24 を起こしたケースでは，FLIPI よりも m7-FLIPI の方がリスクの高さをより反映していることがわかっているが，これらの遺伝子変異検索を実臨床で一般化するのは現時点で不可能と考えられ，診断時の FLIPI と治療開始後の POD 24 が現時点での重要な生命予後推定ツールと言える．

　一方，治療開始後の PFS を占う指標として，R の維持療法も行った PRIMA study から，①β2MG 値（＞3mg/L）と，β2MG 高値でなければ，②骨髄浸潤の有無，で簡略化した層別化を行い，PRIMA-prognostic index（PI）が規定された（図 3-10）[17]．PET による total MTV も腫瘍量を反映して FLIPI 2 に匹敵する PFS を占う指標であることも報告されている[11]．R-CHOP 療法が導入された患者群では PFS は実のところ年齢には左右されないということも示されており[18]，今後化学免疫療法を導入できる FL 患者には FLIPI2 よりも簡略された PRIMA-PI で予後推定を行うことで十分と考えられる．また，最近の主要な前方視的治療研究をレビューすると，PFS を高く維持できる奏効例の特徴として，30 カ月間 CR が担保されること（CR30 と呼ばれる）が重要だということもわかってきた[19]．今後この CR30 が初回治療の目標となる．

　ここで紹介した観察研究のエビデンスをまとめると，GELF 基準や PET での total MTV，LD や β2MG などのデータを勘案し，化学免疫療法を導入し，CR を担保し，診断後 24 カ月は念入りに経過をみる．CR30 を維持できれば，初回治療は成功としてよいと思われる．本邦では可溶性 IL-2 レセプターが FL の病勢の良い指標になるかもしれないが，ベンダムスチン（Benda）投与後の発疹・発熱時や ST 合剤開始後の免疫反応でも高値を示すことがあり，治療開始後の病勢を反映しない場合もあるので注意が必要である．

④ 治療介入時にどんなレジメンを選択するか？

　FL に治療介入を開始する場合，どのような治療選択をするかについては，まだ施設ごと，主治医ごとに異なる考えがあるのではないかと思われる．日本血液学会の示した FL に対する初回治療指針を図 3-11 に示す[20]．現時点でエビデンスのある R-CVP 療法，リツキシマブ BS＋CVP 療法，R-CHOP 療法，

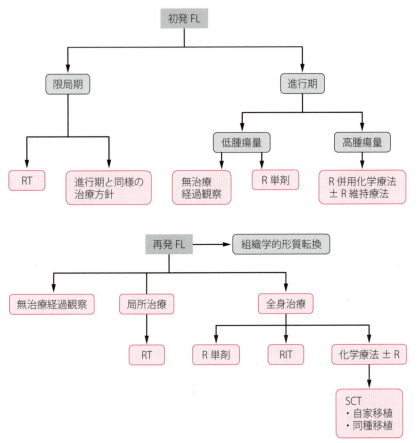

図 3-11 ● 日本血液学会による FL の初回・救援治療アルゴリズム
RT: radiotherapy（放射線療法）
R: rituximab（リツキシマブ）
RIT: radioimmunotherapy（RI 標識抗体療法）
SCT: stem cell transplantation（造血幹細胞移植）
(日本血液学会, 編. 造血器腫瘍診療ガイドライン 2018 年版. 東京: 金原出版; 2018)[20]

R-FM 療法，R-Benda 療法などが選択されると思われる．オビヌツズマブ（G）の使用については GALLIUM study で示されたように，R より末梢血・骨髄での微小残存病変の減少を期待でき，PFS は R よりも 7％引き上げるという結果だが，infusion reaction，血球減少および感染症のリスクは増大する[21]．R-chemo と G-chemo では OS は今のところ差はなく，現時点で G を初回治療

ですぐに使うにはまだエビデンスが十分とは言えない．組み合わせる化学療法については，レジメンごとの毒性のプロファイルが異なることから，脱毛（CHOP＞FM＞CVP＞Benda），末梢神経障害（CHOP＞CVP＞＞FM, Benda），骨髄抑制のタイミングの速さと深さ（CHOP＞FM＞Benda＞CVP），リンパ球減少（Benda＞FM＞CHOP＞CVP），二次性がん発症（FM＞Benda＞CHOP＞CVP）などを鑑み，患者の心疾患・糖尿病の状態などからアントラサイクリンを外すべきか，ステロイドを外すべきかなどを考慮のうえ決定することになろう．GALLIUM studyに組み込まれた各国の施設で使用された化学療法レジメンを図3-12に示す[21]．興味深いことに欧米では主にBenda，日本を含むアジアとイタリア，チェコではCHOPが多く，CVPは英国に偏っていたことがわかる．こういった場合の毒性のプロファイルは施設間格差が是正されていない可能性が高いため，治療法ごとの差についてはやはり施設内での傾向を見ながら把握する必要があると思う．

　奏効例に対するRの維持療法は，OSの改善には確固たるエビデンスはないが，PFSの延長が期待できる[22]．PRIMA studyの長期フォローアップでは，10年の段階でおおよそ半数がPFSを維持している[23]．しかし至適な維持療法の方法は定まっておらず，PRIMA studyでは2カ月ごと12回，すなわち2年

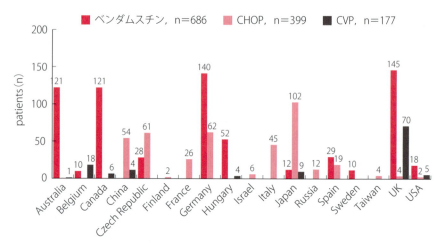

図3-12 ● GALLIUM study 参加施設ごとの併用化学療法の選択
(Hiddemann W, et al. J Clin Oncol. 2018; 36: 2395-404)[21]

間の治療が規定されているものの，感染症などの毒性が高くなることが指摘されていた[22]．Indolent B-cell lymphoma における R 不応の患者の血中濃度は 6μg/mL 未満とされ，25μg/mL を切ったら 1 回の投与が適切と考えられると，日本人の薬物動態のデータからは，200μg/mL 程度の Cmax が得られれば，3 カ月以内での投与で十分と推察される[24, 25]．実際 FL で 2 カ月ごとか 3 カ月ごとかの間隔についてみた後方視的研究では，40 カ月の時点で OS や treatment-free survival において両者に差は認められていない[26]．毒性の差については明らかでないが，コスト的には 3 カ月ごとの方にメリットがあり，日本人の維持療法は 3 カ月ごとで十分ではないかと考えられる．

再発・難治性例の治療介入の場合で重要な点は，その症例が組織学的転換を起こしていないかということである．PET-CT での評価は絶対ではないため，疑わしきは再生検が必要である．組織学的転換があれば，DLBCL に準じた治療方針になる．グレード 1～3A までの再発の場合は毒性の増加は承知の上で G-Benda を選択することになろう[27]．また POD24 を起こした場合には，組織学的転換例とリンクする部分が多く，若年者では自家移植も含めた dose-intensity を高めた治療を導入することになろう[10]．

未来への展望

1 FL に対する新規治療

FL に対する新規治療のトレンドは，抗がん剤抜きの治療である．高腫瘍量 FL の初回治療において R+lenalidomide（Len）療法で治療された 513 人と R-CVP・R-CHOP・R-Benda 療法で治療された 517 人を比較した RELEVANCE trial では，R-Len 療法と R-chemo は同等の奏効割合，同等の 3 年の PFS・OS を示した[28]．毒性のプロファイルが異なり，グレード 3～4 の好中球減少や発熱性好中球減少症の頻度は R-chemo の方が高かったが，R-Len 療法では発疹などの皮膚反応が多い特徴があった[28]．今後 Len は骨髄抑制が問題となる患者の抗がん剤に変わる治療として組み込まれていくものと思われる．

再発・難治の FL に対する新規薬剤としては，ヒト化抗体に monomethyl auristatin E（MMAE）などを結合させた antibody drug conjugate（ADC），ibrutinib などの BTK 阻害薬，idelalisib などの PI3K 阻害

E　濾胞性リンパ腫　175

薬, そして抗 BCL2 薬の venetoclax などによる治療が注目されている（表 3-5）[29-33]. B-cell receptor（BCR）の co-receptor である CD79b あるいは CD22 に対するヒト化抗体に MMAE を結合させた ADC, それぞれ polatuzumab vedotin（PoV）と pinotuzumab vedotin（PiV）は, R との併用で P2 試験が行われ, 両者とも全奏効割合（overall response rate: ORR）は 70％と 62％とまずまずの反応だった[29]. しかし R-PiV は奏効期間が短く, PoV の開発のみが継続された[29]. 組織学的転換のないグレード 1～3A FL に対する抗がん剤のキードラッグは Benda と考えられるが, 現在 Benda ＋PoV に R または G を加える第Ⅰb/Ⅱ相試験が進行中である[30]. FL の予

表 3-5 ■ 再発・難治 FL に対する新規治療薬の P1b/P2 試験結果

report	treatment	N	ORR (%)	CR rate (%)	median DOR (month)	adverse events
Morschhauser et al.[29]	R+PoV	20	70	40	Not reached	neutropenia, diarrhea
	R+PiV	21	62	10	5.8	neutropenia, hyperglycemia
Matasar et al.[30]	PoV+B+G	26	89	65	Not reached	neutropenia, thrombocytopenia, fatigue, diarrhea, neuropathy
	PoV+B+R	6	100	67	16.1	
Bartlet et al.[31]	ibrutinib	40	37.5	25	13.9	hemorrhage, neutropenia
Gopal et al.[32]	idelalisib	125	57	6	12.5	nutropenia, diarrhea, liver dysfunction
Zinzani et al.[33]	Ven+R	52	35	17	Not available	neutropenia
	Ven+B+R	51	84	74	Not available	neutropenia, thrombocytopenia, FN
	B+R	551	84	68	Not available	neutropenia

R: rituximab, PoV: polatuzumab vedotin, PiV: pinotuzumab vedotin, B: bendamustine, G: obinutuzumab, Ven: venetoclax, N: patient number, ORR: overall response rate, CR: complete response, DOR: duration of response, FN: febrile neutropenia

後不良に関わる遺伝子異常に DLBCL と共通する NF-κB 経路があると述べたが，FL に対する BCR 経路関連では，ibrutinib の効果は限定的で，*CARD11* 変異を認めるものには奏効しない[31]．Idelalisib などの PI3K 阻害薬もある程度臨床効果を示しているが，PI3K 経路の活性化がない症例には効果がなく，肝障害や感染症，特に肺炎といった毒性が強く第Ⅲ相試験の開発が止まってしまっている状況である[32]．FL の発症には BCL2 は重要な分子と思われるが，完成した腫瘍における BCL2 への依存度は，chronic lymphocytic leukemia や mantle cell lymphoma よりも FL は低いかもしれない．抗 BCL2 薬である venetoclax は再発・難治の FL に対する奏効割合は R を加えても 30％台で R-Benda のそれよりも落ちる[33]．R-Benda への上乗せについても，毒性が増すだけでそれほど ORR が増すわけではなく，これらの薬剤の効果は，個々の症例の分子異常やシグナル伝達の特徴を把握できなければ，あまり期待できないかもしれない．現時点では，Len と抗体薬の組み合わせに Benda をどう使うかが深い CR を得るポイントになるのではないかと思われる．

■文献

1) Jaffe ES, de Jong D, Harris NL, et al. Follicular lymphoma. In: Swerdlow SH, et al. editors. WHO classification of tumours of haematopoietic and lymphoid tissues. Lyon: IARC Press; 2017. p.266-77.

2) Wahlim BE, Yri OE, Kimby E, et al. Clinical significance of the WHO grades of follicular lymphoma in a population-based cohort of 505 patients with long follow-up times. Br J Haematol. 2011; 156: 225-33.

3) Okosun J, Bödör C, Wang J, et al. Integrated genomic analysis identifies recurrent mutations and evolution patterns driving the initiation and progression of follicular lymphoma. Nature Genet. 2014; 46: 176-81.

4) Green MR, Gentles AJ, Nair RV, et al. Hierarchy in somatic mutations arising during genomic evolution and progression of follicular lymphoma. Blood. 2013; 121: 1604-11.

5) Kridel R, Sehn LH, Gascoyne RD. Pathogenesis of follicular lymphoma. J Clin Invest. 2013; 122: 3424-31.

6) Backy E, Brice P, Delarue R, et al. Long-term follow-up of patients with newly diagnosed follicular lymphoma in the preitruximab era: effect of response quality on survival-a study from the groupe d'etude des lymphomes de l'adulte. J Clin Oncol. 2009; 28: 822-9.

7) Brice P, Bastion Y, Lepage E, et al. Comparison in low-tumor-burden follicu-

lar lymphomas between an initial no-treatment policy, prednimustine, or interferon alfa: a randomized study from the Groupe d'Etude des Lymphomes Folliculaires. Groupe d'Etude des Lymphomes de l'Adulte. J Clin Oncol. 1997; 15: 1110-7.

8) Ardeshna KM, Qian W, Smith P, et al. Rituximab versus a watch-and-wait approach in patients with advanced-stage, asymptomatic, non-bulky follicular lymphoma: an open-label randomised phase 3 trial. Lancet Oncol. 2014; 15: 424-35.

9) Brady JL, Binkley MS, Hajj C, et al. Definitive radiotherapy for localized follicular lymphoma staged by ^{18}F-FDG PET-CT: a collaborative study by IL-ROG. Blood. 2019; 133: 237-45.

10) Casulo C, Burack WR, Friedberg JW. Transformed follicular non-Hodgkin lymphoma. Blood. 2015; 125: 40-7.

11) Meignan M, Cottereau AS, Versari A, et al. Baseline metabolic tumor volume predicts outcome in high-tumor-burden follicular lymphoma: a pooled analysis of three multicenter studies. J Clin Oncol. 2016; 34: 3618-26.

12) Wagner-Johnston ND, Link BK, Byrtek M, et al. Outcomes of transformed follicular lymphoma in the modern era: a report from the National LymphoCare Study (NLCS). Blood. 2015; 126: 851-7.

13) Solal-Céligny P, Roy P, Colombat P, et al. Follicular lymphoma international prognostic index. Blood. 2004; 104: 1258-65.

14) Nooka AK, Nabhan C, Zhou X, et al. Examination of the follicular lymphoma international prognostic index (FLIPI) in the National LymphoCare study (NLCS): a prospective US patient cohort treated predominantly in community practices. Ann Oncol. 2013; 24: 441-8.

15) Casulo C, Byrtek M, Dawson KL, et al. Early relapse of follicular lymphoma after rituximab plus cyclophosphamide, doxorubicin, vincristine, and prednisone defines patients at high risk for death: an analysis from the National Lympho-Care Study. J Clin Oncol. 2015; 33: 2516-22.

16) Pastore A, Jurinovic V, Kridel R, et al. Integration of gene mutations in risk prognostication for patients receiving first-line immunochemotherapy for follicular lymphoma: a retrospective analysis of a prospective clinical trial and validation in a population-based registry. Lancet Oncol. 2015; 16: 1111-22.

17) Bachy E, Maurer MJ, Habermann TM, et al. A simplified scoring system in de novo follicular lymphoma treated initially with immunochemotherapy. Blood. 2018; 132: 49-58.

18) Alig S, Jurinovic V, Pastore A, et al. Impact of age on clinical risk scores in follicular lymphoma. Blood Adv. 2019; 3: 1033-8.

19) Shi Q, Flowers CR, Hiddemann W, et al. Thirty-month complete response as a surrogate end point in first-line follicular lymphoma therapy: an individual patient-level analysis of multiple randomized trials. J Clin Oncol. 2017; 35: 552-60.

20) 日本血液学会. 造血器腫瘍診療ガイドライン 2018 年版. 東京: 金原出版; 2018.

21) Hiddemann W, Barbui AM, Canales MA, et al. Immunochemotherapy with obinutuzumab or rituximab for previously untreated follicular lymphoma in the GALLIUM study: influence of chemotherapy on efficacy and safety. J Clin Oncol. 2018; 36: 2395-404.

22) Salles G, Seymour JF, Offner F, et al. Rituximab maintenance for 2 years in patients with high tumour burden follicular lymphoma responding to rituximab plus chemotherapy (PRIMA): a phase 3, randomised controlled trial. Lancet. 2011; 377: 42-51.

23) Salles GA, Seymour JF, Feugier P, et al. Long term follow-up of the PRIMA study: half of patients receiving rituximab maintenance remain progression free at 10 years. Blood. 2017; 130 (Suppl 1): abstract 486.

24) Cartron G, Blasco H, Paintaud G, et al. Pharmacokinetics of rituximab and its clinical use: thought for the best use? Crit Rev Oncol Hematol. 2007; 62: 43-52.

25) Tobinai K, Kobayashi Y, Narabayashi M, et al. Feasibility and pharmacokinetic study of a chimeric anti-CD20 monoclonal antibody (IDEC-C2B8, rituximab) in relapsed B-cell lymphoma. The IDEC-C2B8 Study Group. Ann Oncol. 1998; 9: 527-34.

26) Roy C, Fleury I, Kevin J, et al. Rituximab maintenance for two years in previously untreated follicular lymphoma: no difference in outcome between patients receiving treatment at two month versus three month interval. Blood. 2017; 130 (Suppl 1): abstract 4064.

27) Cheson BD, Chua N, Mayer J, et al. Overall survival benefit in patients with rituximab-refractory indolent non-Hodgkin lymphoma who received obinutuzumab plus bendamustine induction and obinutuzumab maintenance in the GADOLIN study. J Clin Oncol. 2018; 36: 2259-66.

28) Morschhauser F, Fowler NH, Feugier P, et al. Rituximab plus lenalidomide in advanced untreated follicular lymphoma. N Engl J Med. 2018; 379: 934-47.

29) Morschhauser F, Flinn IW, Advani R, et al. Polatuzumab vedotin or pinatuzumab vedotin plus rituximab in patients with relapsed or refractory non-Hodgkin lymphoma: final results from a phase 2 randomised study (ROMULUS). Lancet Haematol. 2019; 6: e254-65.

30) Matasar M, Herrera AF, Kamdar M, et al. Polatuzumab vedotin plus bendamustine and rituximab or obinutuzumab in relapsed/refractory follicular lymphoma or diffuse large B-cell lymphoma: updated results of a phase Ib/II study. EHA 22nd Congress. 2017; abstract S468.

31) Bartlett NL, Costello BA, LaPlant BR, et al. Single-agent ibrutinib in relapsed or refractory follicular lymphoma: a phase 2 consortium trial. Blood. 2018; 131: 182-90.

32) Gopal AK, Kahl BS, de Vos S, et al. PI3K δ inhibition by idelalisib in patients with relapsed indolent lymphoma. N Engl J Med. 2014; 370: 1008-18.

33) Zinzani PL, Flinn IW, Yuen S, et al. Efficacy and safety of venetoclax (Ven) + rituximab (R) or Ven + bendamustine (B) + R randomized versus B + R in patients (pts) with relapsed/refractory (R/R) follicular lymphoma (FL): final analysis of phase II CONTRALTO study. Blood. 2018; 132 (Suppl1): abstract 1614.

〈磯部泰司〉

3章　リンパ系疾患

F　MALT リンパ腫

1　MALT リンパ腫治療の現状

A　MALT リンパ腫とは

1. 臨床的特徴

　辺縁帯リンパ腫は，節外性辺縁帯リンパ腫，節性辺縁帯リンパ腫，脾辺縁帯リンパ腫の 3 つに分類される．MALT リンパ腫（mucosa associated lymphoid tissue lymphoma）は節外性辺縁帯リンパ腫と同義であり，節外臓器の胃，消化管，肺，甲状腺，乳腺，眼科領域などに発生する[1]．MALT リンパ腫の頻度は全世界の 8 施設の症例の集計では全リンパ腫の 7.6 %[2]，本邦の地域ベースの疫学研究では 9.1 % であった[3]．

　一部の MALT リンパ腫では，感染症，自己免疫疾患が病因と考えられている．本邦の胃 MALT リンパ腫では *H.pylori* が 90 % 陽性であり[4]，唾液腺では Sjögren 症候群，甲状腺では橋本病をベースとして発症することが多い．

2. 予後

　一般臨床での予後は，米国の SEER（the Surveilance, Epidemiology, and End Results）のデータベースの解析によると，5 年全生存率（OS）は MALT リンパ腫 88.7 % に対して，脾辺縁帯リンパ腫 79.7 %，節性辺縁帯リンパ腫 76.5 % であった．MALT リンパ腫に関しては病変部位で予後が異なり，5 年リンパ腫関連死亡率は消化管，肺の場合 9.5～14.3 %，眼領域，皮膚，内分泌領域の場合 4.5～7.8 % であった[5]．

3. MALT-IPI

　後述の IELSG-19 試験のデータをもとに，MALT リンパ腫の予後スコアが検討され，予後因子として，年齢＞70，LDH＞正常上限，臨床病期Ⅲ～Ⅳが抽出された．これらの予後因子を有しないものを low-risk，1 個有するものを intermediate-risk，2 個以上有するものを high-risk と分類したところ，5 年無イベント生存率（EFS）はそれぞれ 70 %，56 %，29 % であった．この MALT-IPI は，胃あるいは胃以外の MALT リンパ腫，治療法（chlorambucil,

リツキシマブ，リツキシマブ＋chlorambucil）によらず有用であった[6].

B 初回治療

MALTリンパ腫の治療方針は，胃MALTリンパ腫と胃以外のMALTリンパ腫に分けて検討される.

限局期胃MALTリンパ腫は，*H.pylori*陽性であれば除菌，*H.pylori*陰性であれば放射線療法が基本となる.

胃以外MALTリンパ腫では，臨床病期I期の場合，外科切除，放射線療法，無治療経過観察が選択肢となる. 臨床病期II期以上の場合，進行期濾胞性リンパ腫に準じた治療方針が選択される. 低腫瘍量（腫瘍量が少なく，腫瘍に関連した臨床症状が認められない場合）では無治療経過観察あるいはリツキシマブ単剤が，高腫瘍量（腫瘍量が多い，腫瘍に関連した臨床症状が認められるあるいは今後認められる可能性が高い）ではリツキシマブ併用化学療法が選択肢となる.

1. 主な臨床試験

a. IELSG-19[7, 8]

MALTリンパ腫に対する抗CD20抗体の有用性を検討した試験である.

対象：未治療あるいは局所治療後の再発例を対象とした. *H.pylori*陽性胃MALTリンパ腫では，除菌後の進行例あるいは除菌の効果が安定（SD）で1年以上病変が残存している症例を対象とした.

方法：試験開始時点で標準治療と考えられていたchlorambucilとchlorambucil＋リツキシマブを比較するデザインで開始された. その後プロトコル改正により，リツキシマブ単剤群が追加されて，最終的に3群比較のデザインとなった. 主要評価項目はEFSで，5年EFSがchlorambucil群50％に対してchlorambucil＋リツキシマブ群が20％上回るとの仮説で実施された.

結果：登録症例数401例. 追跡期間中央値7.4年の時点で，chlorambucil＋リツキシマブ群，chlorambucil群，リツキシマブ群の5年EFSはそれぞれ68％，51％，50％で，chlorambucilにリツキシマブを追加することでEFSが有意に改善することが示された〔hazard ratio（以下HR），0.54，95％CI 0.38-0.77〕. またリツキシマブはchlorambucilとほぼ同等の治療効果が認められた（HR 0.97，95％CI 0.69-1.35）. 5年OSは，chlorambucil＋リツキシマブ群，chlorambucil群，リツキシマブ群それぞれ90％，89％，92％で各群に

有意な差は認められなかった.

b. リツキシマブ＋ベンダムスチン[9]

対象: 未治療 MALT リンパ腫, 胃 MALT リンパ腫では *H.pylori* 除菌不成功あるいは除菌後再発, 皮膚 MALT リンパ腫では局所療法後再発, 進行例で, 全身治療が必要な症例が対象となった.

方法: BR 療法を3コース実施し, 完全奏効 (CR) 症例には1コース, 部分奏効 (PR) 症例には3コース追加するデザインで実施された.

結果: 登録症例数 60 例. 3コース後の全奏効率 (ORR) 100％, CR (CRu) 率 75％, 治療終了後の ORR 100％, CR (CRu) 率 98％. 観察期間 82 カ月の長期追跡の結果, 7年 EFS 87.7％, 治療終了後2年以上経過した時点で, 3症例に日和見感染 (herpes zoster, cytomegalovirus, lung infection with Nocardia) が認められた.

2. 初発 MALT リンパ腫治療の考え方

IELSG-19 は MALT リンパ腫のみを対象とした唯一の比較試験であり, 他の低悪性度リンパ腫と同様にリツキシマブ併用化学療法の有用性が示された. しかし本邦では chlorambucil が使用できないため, シクロホスファミドあるいは CVP 療法 (シクロホスファミド, ビンクリスチン, プレドニゾロン) などを代用しているのが実情である.

リツキシマブ＋ベンダムスチン療法は IELSG-19 の試験群と比較して, 奏効率, EFS 共に高い治療効果が認められたが, 第Ⅱ相試験であり症例数の少ないこと, 症例背景が異なる点, 日和見感染の問題もあり単純に優劣は比較できないが, 選択肢の1つである.

初発 MALT リンパ腫の治療は, 基本的には濾胞性リンパ腫の治療に準じるが, IELSG-19 の長期追跡結果より現段階ではリツキシマブ追加は OS 改善に寄与していない. この点が, 濾胞性リンパ腫の場合と異なる点である. つまり治療が必要な状態であればリツキシマブ併用化学療法が選択されるが, この併用療法を積極的に選択する意義は濾胞性リンパ腫より小さい. IELSG-19 では, chlorambucil とリツキシマブはほぼ同等の治療効果が示されたことより, リツキシマブ単剤も有力な選択肢となる.

未来への展望

1 MALT リンパ腫治療の今後の展望

　長期追跡の結果，アルキル化剤に抗 CD20 抗体を追加しても OS の改善が認められなかったため，濾胞性リンパ腫と比較して MALT リンパ腫における抗 CD20 抗体併用化学療法の役割は限定的と考えられた．したがって既存の薬剤とは作用機序が異なる分子標的薬の検討が実施された．代表的なものとして免疫調節薬（レナリドミド），BTK 阻害薬（イブルチニブ），PI3K 阻害薬（copanlisib, duvelisib, idelalisib），イブリツモマブチウキタセンがあるが，以下レナリドミド，イブルチニブ，duvelisib を中心に概説する．

A 主な臨床試験

1. レナリドミド

　免疫調節薬サリドマイドの誘導体で，免疫調節作用に加えて VEGF の抑制を通して血管新生阻害作用を有する．骨髄腫で高い治療効果が認められたため，リンパ腫でも様々な組織型で治療効果が検討された．

a. リツキシマブ併用レナリドミド療法第 II 相試験

　未治療あるいは既治療例を対象としたレナリドミド単剤の第 II 相試験で，ORR 61%，CR 率 33% の治療効果が認められたため[10]，リツキシマブ併用の単施設第 II 相試験が実施された．

　対象：未治療低悪性度リンパ腫．

　方法：マントル細胞リンパ腫に対する第 I 相試験の結果を踏まえて，第 1 日目にリツキシマブ $375mg/m^2$ 投与，レナリドミドは 20mg/ 日を 21 日間投与して 7 日間休薬し，これを 1 サイクルとして 6 サイクル投与し，この時点で治療効果が認められれば最大 12 サイクルまで治療継続できるデザインで実施された．

　結果：全体で 110 例が登録され，その内訳は濾胞性リンパ腫 50 例，辺縁帯リンパ腫（節性，節外性）30 例，小リンパ球性リンパ腫 30 例であった．全体の ORR は 90%（95% CI 83-95），CR 率 65%（95% CI 53-72）で，各組織型別の治療効果を表 3-6 に示す．辺縁帯リンパ腫では，濾胞性リンパ腫と同様の治療効果が示された[11]．辺縁帯リンパ腫に関して，観

表 3-6 ■ リツキシマブ併用レナリドミド療法第Ⅱ相試験組織型別治療効果

	濾胞性リンパ腫	辺縁帯リンパ腫	小リンパ球性 リンパ腫
登録症例数	50	30	30
高腫瘍量の割合 (GELF 基準)	54%	43%	47%
治療効果			
ORR	87% (95% CI 74-95)	89% (95% CI 71-98)	80% (95% CI 61-92)
CR 率	76% (95% CI 61-87)	67% (95% CI 46-83)	23% (95% CI 記載なし)
3 年 PFS	78.50% (95% CI 66.8-92.2)	87.00% (95% CI 74.2-100)	61.60% (95% CI 45.2-83.9)
3 年 OS	94.40% (95% CI 87.2-100)	100%	96.20% (95% CI 88.2-100)

察期間中央値 75.1 カ月の長期追跡の結果が報告された．ORR 90.1%，CR率 70%で，無増悪生存期間（PFS）中央値 59.8 カ月，5 年 OS 96%であった[12]．

有害事象の概要はレナリドミド単剤とほぼ同様で，グレード 3 以上の有害事象では，血液毒性では好中球減少が 35%，非血液毒性では筋肉痛が 9%，皮疹が 7%観察された．

b. AUGMENT 試験

再発・難治濾胞性リンパ腫，辺縁帯リンパ腫を対象に，リツキシマブ＋placebo に対するリツキシマブ＋レナリドミドの治療効果を検証したものである．358 例が登録され，MALT リンパ腫は 63 例が登録された．

MALT リンパ腫の ORR はレナリドミド群 65%（95% CI 45-81%），placebo 群 44%（95% CI 26-61%）であった[13]．

c. MAGNIFY 試験

維持療法を比較する第Ⅲ相試験で，リツキシマブ＋レナリドミド療法を 12 サイクル実施し，SD 以上の治療効果が認められた症例を維持療法としてリツキシマブ＋レナリドミド療法（レナリドミド 10mg/ 日，1〜21 日で 28 日サイクル；リツキシマブ 375mg/m²，1 日目）とリツキシマブ療法（375mg/m²，1 日目　1 サイクルおき）に無作為に割付けるデザイン

で実施された.

辺縁帯リンパ腫の ORR は 51%（95% CI 36-66%）で，追跡期間 11.5 カ月の時点で奏効持続期間中央値未達であった[14].

2019 年 5 月 28 日，米国 FDA（the Food and Drug Administration）は，AUGMENT 試験，MAGNIFY 試験の結果をもとに既治療濾胞性リンパ腫，辺縁帯リンパ腫を対象にリツキシマブ併用のもとでレナリドミドを承認した.

2. イブルチニブ

B 細胞性腫瘍において B 細胞受容体シグナル伝達経路が重要な役割を担っていることが推察されたため，その経路上にある Bruton tyrosine kinase（以下 BTK）阻害薬の治療効果が検討された．代表的なものはイブルチニブである．再発・難治 B 細胞性腫瘍を対象とした第 I 相試験で，辺縁帯リンパ腫 3 例中 1 例に部分奏効が認められたため，第 II 相試験が実施された.

a. 単剤第 II 相試験[15]

再発・難治 MZL で，前治療歴 1 レジメン以上で抗 CD20 抗体既使用例が対象となった．治療が必要（重要臓器に影響を及ぼす恐れあり，病変の長径 5cm 以上，全身症状あり，輸血あるいは増殖因子が必要）な症例のみを対象としたのが本試験の特徴である．イブルチニブ 560mg を経口投与し，病勢進行あるいは許容できない有害事象が出現するまで，最長 3 年間継続するデザインで実施された．治療 63 例が登録され，前治療数の中央値は 2 レジメン（35% が 3 レジメン以上）で，22% が直近の治療に抵抗性であった．効果安全性評価委員会の評価による ORR は 48%，CR 率 3% であり，78% に腫瘍縮小が観察された．追跡期間中央値 14.2 カ月で，PFS 中央値 14.2 カ月で，病型別では MALT リンパ腫 13.8 カ月，脾 MZL19.4 カ月，節性 MZL 8.3 カ月だった．有害事象は全グレードで代表的なものが倦怠感（44%），下痢（43%），貧血（33%），グレード 3 以上で貧血（14%），肺炎（8%），倦怠感（6%）で，グレード 3 以上の感染症が 19% で，毒性の概要はこれまでの報告と同様であった.

3. PI3K 阻害薬

PI3K は α，β，γ，δ の 4 つのアイソフォームが知られている．PI3K-γ は T 細胞とマクロファージの遊走による腫瘍微小環境形成と M_2 マクロ

ファージへの分化，PI3K-δはB細胞性腫瘍の増殖とサイトカイン受容体のシグナル伝達に関与しているため，この2つが協働して腫瘍増殖と腫瘍微小環境形成を担っていると推察されている．

開発が進んでいるのはcopanlisib（PI3K-α，-δ阻害），duvelisib（PI3K-γ，-δ阻害），idelalisib（PI3K-δ阻害）である．duvelisibは経口PI3K-γと-δの阻害薬で，再発・難治低悪性度リンパ腫を対象にその有効性を検証したのがDYNAMO試験である．

a. DYNAMO試験[16]

単群の第II相試験で，リツキシマブ抵抗性かつ化学療法あるいは免疫放射線療法に抵抗性を有する低悪性度リンパ腫を対象とした．duvelisib 25mgを1日2回内服し，28日を1サイクルとしてPDまで治療を継続するデザインで実施された．129例が登録され，その内訳はFL 83例，SLL 28例，MZL 18例であった．観察期間中央値32.1カ月の時点で全体のORRは47%（95% CI 38-56%）で，MZLのORRは39%であった．主な有害事象は下痢，嘔気，好中球数減少，倦怠感，咳嗽で，グレード3以上の治療関連有害事象として好中球減少（24.8%），下痢（14.7%），貧血（14.7%），血小板減少（11.6%）が認められた．重篤な日和見感染は3例に認められた．またグレード3以上の免疫関連有害事象として肺臓炎，肝酵素上昇（8.5%），腸炎（5.4%），皮疹（4.7%）が報告された．

B 再発MALTリンパ腫の今後の治療

治癒困難で再発を繰り返すという臨床的な特徴，実臨床の5年OSが80%以上であることを考慮しながら，長期的視野に立った治療戦略が求められる．

免疫調整薬，BTK阻害薬，PI3K阻害薬のいずれも本邦では未承認で，リツキシマブ，殺細胞薬と比較して，長期毒性のデータは乏しい．またこれらの薬剤の使用順序に関しての明確なエビデンスはない．

今後これらの新規分子標的薬が上市された場合，リツキシマブ，殺細胞薬に抵抗性となった時点が，使用のタイミングと考えられる．ケモフリーという，殺細胞薬を使用しない治療戦略は魅力的ではあるものの，早期使用に関しては長期毒性のデータが明らかになるまで，慎重な対応が望まれる．再発時の薬剤の選択に際しては，MALTリンパ腫は臨床経過が長いた

め，有害事象のウエイトが相対的に大きくなる．合併症を考慮しながら長期投与が可能な薬剤の選択が必要である．

■文献

1) Swerdlow SH, Campo E, Harris NL, et al. editors. WHO Classification of Tumors of Hematopoietic and Lymphoid Tissues (Revised 4th ed.). Lyon: IARC Press; 2017. p. 259-62.

2) A clinical evaluation of the International Lymphoma Study Group classification of non-Hodgkin's lymphoma. The Non-Hodgkin's Lymphoma Classification Project. Blood. 1997; 89: 3909-18.

3) Katsushima H, Fukuhara N, Ichikawa S, et al. Non-biased and complete case registration of lymphoid leukemia and lymphoma for five years: a first representative index of Japan from an epidemiologically stable Miyagi Prefecture. Leuk Lymphoma. 2017; 58: 80-8.

4) Nakamura S, Sugiyama T, Matsumoto T, et al. Long-term clinical outcome of gastric MALT lymphoma after eradication of *Helicobacter pylori*: a multicentre cohort follow-up study of 420 patients in Japan. Gut. 2012; 61: 507-13.

5) Olszewski AJ, Castillo JJ. Survival of patients with marginal zone lymphoma: analysis of the surveillance, epidemiology, and end results database. Cancer. 2013; 119: 629-38.

6) Thieblemont C, Cascione L, Conconi A, et al. A MALT lymphoma prognostic index. Blood. 2017; 130: 1409-17.

7) Zucca E, Conconi A, Laszlo D, et al. Addition of rituximab to chlorambucil produces superior event-free survival in the treatment of patients with extranodal marginal-zone B-cell lymphoma: 5-year analysis of the IELSG-19 randomized study. J Clin Oncol. 2013; 31: 565-72.

8) Zucca E, Conconi A, Martinelli G, et al. Final results of the IELSG-19 randomized trial of mucosa-associated lymphoid tissue lymphoma: Improved event-free and progression-free survival with rituximab plus chlorambucil versus either chlorambucil or rituximab monotherapy. J Clin Oncol. 2017; 35: 1905-12.

9) Salar A, Domingo-Domenech E, Panizo C, et al. Long-term results of a phase 2 study of rituximab and bendamustine for mucosa-associated lymphoid tissue lymphoma. Blood. 2017; 130: 1772-4.

10) Kiesewetter B, Troch M, Dolak W, et al. A phase II study of lenalidomide in patients with extranodal marginal zone B-cell lymphoma of the mucosa associated lymphoid tissue (MALT lymphoma). Haematologica. 2013; 98: 353-6.

11) Fowler NH, Davis RE, Rawal S, et al. Safety and activity of lenalidomide and rituximab in untreated indolent lymphoma: an open-label, phase 2 trial. Lancet Oncol. 2014; 15: 1311-18.

12) Becnel MR, Nastoupil LJ, Samaniego F, et al. Lenalidomide plus rituximab (R_2) in previously untreated marginal zone lymphoma: subgroup analysis and

long-term follow-up of an open-label phase 2 trial. Br J Haematol. 2019; 185: 874-82.

13) Leonard JP, Trneny M, Izutsu K, et al. Rituximab versus placebo plus rituximab in relapsed or refractory indolent lymphoma. J Clin Oncol. 2019; 37: 1188-99.

14) Coleman M, Andorsky DJ, Yacoub A, et al. Phase IIIB study of lenalidomide plus rituximab follower by maintenance in relapsed or refractory NHL: analysis of marginal zone lymphoma. Hematol Oncol. 2017; 35, IssueS2: 148-148.

15) Noy A, de Vos S, Thieblemont C, et al. Targeting Bruton tyrosine kinase with ibrutinib in relapsed/refractory marginal zone lymphoma. Blood. 2017; 129: 2224-32.

16) Flinn IW, Miller CB, Ardeshna KM, et al. DYNAMO: A phase II study of duvelisib (IPI-145) in patients with refractory indolent non-hodgkin lymphoma. J Clin Oncol. 2019; 37: 912-22.

〈石澤賢一〉

3章　リンパ系疾患

G　成人Ｔ細胞白血病・リンパ腫

はじめに

　成人Ｔ細胞白血病（adult T-cell leukemia: ATL）は，1977年，高月清，内山卓らにより提唱された新たな疾患概念である．本疾患発見は，その後，ヒトで初めて同定されたレトロウイルスであるヒトＴ細胞白血病ウイルス１型（human T-cell leukemia virus type1: HTLV-1）の同定へとつながるのである．それから40年，ATL/HTLV-1に関する基礎研究は，ウイルスによる本疾患発症機構や本疾患の病態を明らかにしたが，一方で，その治療成績に関しては，いまだきわめて予後不良である．今なお108万人のHTLV-1キャリアが存在する本邦においては，その新規治療開発が急務であるが，ゲノム解析の進歩や血液疾患分野における新薬開発速度の加速は，本疾患に対しても新たな治療開発の可能性を示している．本稿では，現在の治療法の現状と新たな治療開発の展望に関して述べる．

1　ATL の臨床病態と予後

　ATLは，HTLV-1の感染後，60年の潜伏期間を経て，約5％のキャリアに発症する．その分子機構は，現在では，次のように考えられている．HTLV-1感染初期には，Tax蛋白による感染Ｔ細胞の不死化が起こる．その後，Tax特異的な細胞障害性Ｔ細胞（CTL）を回避するため，感染細胞は，その発現を低下する一方で，HBZを発現し続け，その増殖を支持し続ける．それら長年の過程の間に，感染細胞はポリクローナルからオリゴクローナルな増殖へと進化し，最終的には，Taxに代わるTCR経路，あるいはNF-κB経路などを活性化するゲノム変異やエピジェネティックな変化が生じ，ATL細胞のモノクローナルな増殖へとつながるのである[1,2]．

　下山らは，1983～1987年の818症例の詳細な解析より，ATLを急性型，リンパ腫型，慢性型，くすぶり型の4病型に分類し，その生存期間中央値がそれぞれ6カ月，10カ月，24カ月，5年以上，4年全生存率（OS）がそれぞ

190　●　3章　リンパ系疾患

れ，5.0％，5.7％，27％，63％であることを示した[3]．現在もこの下山分類がスタンダードとして使用される．近年の勝屋らの報告も（2000～2009年の1594例の解析）[4]，4年OSは，それぞれ，11％，16％，36％，52％であり，急性型，リンパ腫型における予後の改善が見られたが，依然その数値は低く，満足のいくものではない．

2 ATL薬物治療の現状

昨年度（2018年），日本血液学会の造血器腫瘍診療ガイドラインの改訂がなされたと同時に，コンセンサスレポートの改訂版が出版されたので[5]，それに沿って述べたい．

A 化学療法

日本血液学会の造血器腫瘍診療ガイドライン2018年改訂版の治療アルゴリズムは，基本的には前回2013年度版と大きな改訂はない．すなわち，くすぶり型，予後不良因子のない慢性型に対しては，経過観察を推奨し，一方，予後不良因子（血清LDH，BUN，Alb）を有する慢性型，リンパ腫型，急性型に対しては，治療介入を推奨している．化学療法は，臨床試験JCOG9801においては，VCAP-AMP-VECP療法（mLSG15）とbiweekly CHOP療法の無作為化比較試験の結果，完全奏効（CR）率40％ vs 25％（P＝0.020），3年OS 24％ vs 13％（P＝0.085）と，VCAP-AMP-VECP療法の優位性が示されていることから[6]，本療法が推奨される．しかしながら，本臨床試験の成績は，抽出された患者に対するものであり，実臨床においては治療成績はさらに劣る．また，本療法は毒性も強く，実臨床の現場では，高齢患者に遂行することが困難な場合も決して少なくなく，代替としてCHOP療法が選択される場合も多い．したがって，これら化学療法の成績は決して満足のいくものではなく，化学療法で一定の効果の得られた70歳未満では，可能であれば同種造血幹細胞移植が推奨される．

B 同種造血幹細胞移植術（allo-hematopoietic stem cell transplantation: aHSCT）

同種造血幹細胞移植は，2000年以降の骨髄非破壊的移植（RIST）の導入により，ATLにも有効性が示されるようになった．菱澤らによるレジストリ

データを用いた全国調査では，3年OSは33％であり，前述の化学療法単独の成績を上回るのみならず，長期生存例の存在から治癒が期待できることが示唆された[7]．しかしながら，臍帯血移植の成績は，他のソースに比べて予後不良であった．臍帯血移植を行う症例そのものの状態が悪いなどのバイアスの可能性は否定できないとはいえ，現在も臨床現場では臍帯血を積極的には採用しない傾向がある．続く諫田らの解析から，aGVHD グレード1～2でOS改善（HR＝0.65，P＝0.018）という解析結果が示され，GV-ATL効果が示唆された[8]．また，移植後再発35例の詳細な解析では，ドナーリンパ球輸注（DLI）が実施された9例中5例において治療効果を認めCR 3例，部分寛解（PR）2例，DLIを施行しなかった症例においても免疫抑制薬中止のみで2例がCRに至っている．全35例の再発後の平均生存期間は6.2カ月に対し，DLI実施例16.9カ月，DLI非実施例3.9カ月というデータもまたGvATL効果を示唆するものとして興味深い[9]．

C 抗ウイルス療法

1995年，Hermine および Gill らが，ATLに対して，抗レトロウイルス薬であるインターフェロンαと逆転写酵素阻害薬ジドブジン（AZT）の併用療法（いわゆる抗ウイルス療法）の有効性を報告した[10,11]．その後，同グループは，231例の後方視データメタ解析により，初回治療における抗ウイルス療法群と化学療法群の比較で，5年OS 46％ vs 20％（P＝0.004）と抗ウイルス療法の圧倒的な優位性を示した[12]．これらのデータにより，抗ウイルス療法は欧米においてはNCCNガイドラインに記載される標準的治療である一方，本邦においては両薬剤とも保険適用がなく，残念ながら現実の臨床現場では使用することができない．さらに，抗ウイルス療法がATLに有効な機序は不明のままであったが，近年，我々はそれがATLにおけるDNA修復異常を標的としていることを見出し，現在医師主導治験を実施，解析中である[13]．

D 新規薬剤（分子標的薬を中心に）

1. 抗CCR4抗体　モガムリズマブ（ポテリジオ®）

モガムリズマブは，ケモカイン受容体CCR4に対するヒト化モノクローナル抗体である．再発・再燃例に対する単剤投与による全奏効率（ORR）50％，生存中央期間13.7カ月という臨床試験成績により，2012年2月に再発・難治

ATL 例への適応が承認された．さらに，2014 年 12 月に初発例に対する適応も承認されたが，前述の mLSG15 への上乗せ効果を狙った臨床試験において，mLSG15 ＋モガムリズマブは，CR 率 52％ vs 33％，と CR 率では優位性を示せたが，残念ながら無増悪生存期間は有意な延長を認めなかった[14]．現状，初回治療には，可能であれば本併用療法を選択することが一般的である．しかしながら，一方で，CCR4 が制御性 T 細胞に発現しているため，本剤使用後 aHSCT を行った際に激しい GVHD が出ることが複数報告され，移植適応例に関しては，初回治療時には推奨されない．仮に使用した場合，藤らの移植例検討により，今回のコンセンサスレポートでは，本剤投与後少なくとも 50 日以上のインターバルを移植までに取ることを推奨している[5, 15]．

2. レナリドミド（レブラミド®）

レナリドミドは，再発再燃 ATL 患者 26 例を対象とした第Ⅱ相試験（CC-5013-ATLL-002）において，ORR 42％（CR 19％，PR 23％），病勢コントロール率 73％，OS 中央値 20.3 カ月と，単剤ではきわめて高い有効性が示され[16]，2017 年 3 月に承認された．有効性の高い経口剤ということで，移植非適応の高齢者再発例への使用が期待されるが，現状，立ち位置は確立されていない．

3. その他新規薬剤

米国では，葉酸拮抗薬プララトレキサート（ジフォルタ®），HDAC 阻害薬 belinostat，ロミデプシン（イストダックス®）が，PTCL に対して承認を得ており，ATL にも使用される．また，FDA の承認は得ていないが，NCCN ガイドラインは，CD30 陽性例に対してブレンツキシマブベドチン（アドセトリス®）の使用を勧めている（グレード 2A）．フランスにおける第Ⅱ相試験で，慢性型に対する IFN/AZT ＋亜ヒ酸（三酸化二ヒ素）（トリセノックス®）療法が有望な結果を示している[5]．

未来への展望

1 新規治療開発

さて，ここからは，本企画の本題である未来型治療に関して述べていきたい．これらは，現状の基礎研究や臨床試験に基づく未来の治療であり，無論適応外であるだけでなく，多くの仮定的推察が含まれることをあらか

G　成人 T 細胞白血病・リンパ腫　193

じめお断りしておく.

A 免疫療法

　前述のごとく，aHSCT の成績や GVHD の予後への影響，移植後再発における DLI の有効性は，GvATL 効果，すなわち ATL におけるがん免疫の有効性を示唆している. 実際，神奈木らは，移植後患者における HTLV-1 Tax 蛋白に対する CTL 応答が疾患コントロールに寄与している可能性を明らかにし[17]，末廣らは，Tax ペプチド添加樹状細胞ワクチン療法の臨床研究を行い，その有効性を示した[18]. 本臨床においては，ATL3 例に対して1 回のワクチン投与で，3 例全例で症状の改善と 16〜20 週で Tax 特異的 CTL が検出された. PR の 1 例で 24 カ月，CR の 1 例で 19 カ月の寛解維持が見られていることは特筆に値する.

　さらに近年，片岡らは，ゲノム解析から，ATL49 例中 13 例において（27%），PD-L1 の 3′-UTR の様々な遺伝子変化により，PD-L1 発現の増強が起こることを明らかにした[19]. また，著者らは，ATL における DNA 修復異常の存在とその分子機構を明らかにしつつあり[20]，これまでの ATL 患者におけるマイクロサテライト不安定性の存在の報告を一部説明するものである[21]. これらの基礎研究は，ATL におけるチェックポイント阻害薬の有効性を示唆しており，実際，その臨床研究が進行中であるが，一方で，アメリカのグループからチェックポイント阻害薬の投与により急激に悪化した症例が報告され[22]，今後のさらなる検討が必要であろう.

B 新規分子標的治療薬の開発

　片岡らは，ATL 患者検体の網羅的ゲノム解析により，ATL 細胞におけるゲノム変異の全体像を明らかにした. なかでも，TCR および NF-κB 経路を活性化する遺伝子異常が多く認められ，これらを標的とした治療開発が期待される. そのなかで，IRF4 は，レナリドミドの治療標的であることから，これが同薬が ATL に有効なメカニズムの一部を説明可能であり，今後のさらなる標的開発が期待できる. 一方，NF-κB 経路を標的としたボルテゾミブが単剤では臨床試験であまり有効な結果を得られず[23]，他の新薬との併用で有効な可能性を見出していることは，これらのデータの慎重な解釈とそれに基づく治療開発が必要と言える. また，渡邊らは，ATL

におけるエピジェネティックな制御の異常を報告したが[2], それを標的と
した EZH1/2 阻害薬の企業治験も進行中である. さらに, 前述したように,
チェックポイント阻害薬の効果が期待され, 臨床試験の結果が待たれる.

まとめ

現時点においては, 治療が必要な患者に対しては, 早期に化学療法を開
始し, aHSCT が可能な場合は早期に移植を行うことが重要である. モガ
ムリズマブは, 初回治療における化学療法（mLSG15）との併用療法に関
して, 後に控える aHSCT を考慮しながら治療選択する必要がある. さら
に, 本稿のテーマである, 未来型治療が応用されることで, ATL 患者の予
後が劇的に改善することを祈念して本稿を締めくくりたい.

■文献

1) Kataoka K, Nagata Y, Kitanaka A, et al. Integrated molecular analysis of adult
T cell leukemia/lymphoma. Nat Genet. 2015: 47: 1304-15.

2) Fujikawa D, Nakagawa S, Hori M, et al. Polycomb-dependent epigenetic land-
scape in adult T-cell leukemia. Blood. 2016; 127: 1790-802.

3) Shimoyama M. Diagnostic criteria and classification of clinical subtypes of
adult T-cell leukaemia-lymphoma. A report from the Lymphoma Study Group
(1984-87). Br J Haematol. 1991; 79: 428-37.

4) Katsuya H, Ishitsuka K, Utsunomiya A, et al. Treatment and survival among
1594 patients with ATL. Blood. 2015; 126: 2570-7.

5) Cook LB, Fuji S, Hermine O, et al. Revised Adult T-Cell Leukemia-Lympho-
ma International Consensus Meeting Report. J Clin Oncol. 2019; 37: 677-87.

6) Tsukasaki K, Utsunomiya A, Fukuda H, et al. VCAP-AMP-VECP compared
with biweekly CHOP for adult T-cell leukemia-lymphoma: Japan Clinical On-
cology Group Study JCOG9801. J Clin Oncol. 2007; 25: 5458-64.

7) Hishizawa M, Kanda J, Utsunomiya A, et al. Transplantation of allogeneic he-
matopoietic stem cells for adult T-cell leukemia: a nationwide retrospective
study. Blood. 2010; 116: 1369-76.

8) Kanda J, Hishizawa M, Utsunomiya A, et al. Impact of graft-versus-host dis-
ease on outcomes after allogeneic hematopoietic cell transplantation for adult
T-cell leukemia: a retrospective cohort study. Blood. 2012; 119: 2141-8.

9) Itonaga H, Tsushima H, Taguchi J, et al. Treatment of relapsed adult T-cell
leukemia/lymphoma after allogeneic hematopoietic stem cell transplantation:
the Nagasaki Transplant Group experience. Blood. 2013; 121: 219-25.

10) Gill PS, Harrington W Jr, Kaplan MH, et al. Treatment of adult T-cell leuke-
mia-lymphoma with a combination of interferon alfa and zidovudine. N Engl J

Med. 1995; 332: 1744-8.

11) Hermine O, Bouscary D, Gessain A, et al. Brief report: treatment of adult T-cell leukemia-lymphoma with zidovudine and interferon alfa. N Engl J Med. 1995; 332: 1749-51.

12) Bazarbachi A, Plumelle Y, Carlos Ramos J, et al. Meta-analysis on the use of zidovudine and interferon-alfa in adult T-cell leukemia/lymphoma showing improved survival in the leukemic subtypes. J Clin Oncol. 2010; 28: 4177-83.

13) Tada K, Kobayashi M, Takiuchi Y, et al. Abacavir, an anti-HIV-1 drug, targets TDP1-deficient adult T cell leukemia. Sci Adv. 2015; 1: e1400203.

14) Ishida T, Jo T, Takemoto S, et al. Dose-intensified chemotherapy alone or in combination with mogamulizumab in newly diagnosed aggressive adult T-cell leukaemia-lymphoma: a randomized phase II study. Br J Haematol. 2015; 169: 672-82.

15) Fuji S, Inoue Y, Utsunomiya A, et al. Pretransplantation Anti-CCR4 antibody mogamulizumab against adult T-cell leukemia/lymphoma is associated with significantly increased risks of severe and corticosteroid-refractory graft-versus-host disease, nonrelapse mortality, and overall mortality. J Clin Oncol. 2016; 34: 3426-33.

16) Ishida T, Fujiwara H, Nosaka K, et al. Multicenter phase II study of lenalidomide in relapsed or recurrent adult T-cell leukemia/lymphoma: ATLL-002. J Clin Oncol. 2016; 34: 4086-93.

17) Kannagi M, Harashima N, Kurihara K, et al. Tumor immunity against adult T-cell leukemia. Cancer Sci. 2005; 96: 249-55.

18) Suehiro Y, Hasegawa A, Iino T, et al. Clinical outcomes of a novel therapeutic vaccine with Tax peptide-pulsed dendritic cells for adult T cell leukaemia/lymphoma in a pilot study. Br J Haematol. 2015; 169: 356-67.

19) Kataoka K, Shiraishi Y, Takeda Y, et al. Aberrant PD-L1 expression through 3'-UTR disruption in multiple cancers. Nature. 2016; 534: 402-6.

20) Takiuchi Y, kobayashi M, Tada K, et al. HTLV-1 bZIP factor suppresses TDP1 expression through inhibition of NRF-1 in adult T-cell leukemia. Sci Rep. 2017; 7: 12849.

21) Hatta Y,Yamada Y, Tomonaga M, et al. Microsatellite instability in adult T-cell leukaemia. Br J Haematol. 1998; 101: 341-4.

22) Ratner L, Waldmann TA, Janakiram M, et al. Rapid progression of adult T-cell leukemia-lymphoma after PD-1 inhibitor therapy. N Engl J Med. 2018; 378: 1947-8.

23) Ishitsuka K, Utsunomiya A, Katsuya H, et al. A phase II study of bortezomib in patients with relapsed or refractory aggressive adult T-cell leukemia/lymphoma. Cancer Sci. 2015; 106: 1219-23.

〈高折晃史〉

3章　リンパ系疾患

H NK/T 細胞リンパ腫

　NK/T 細胞リンパ腫（WHO 分類における節外性 NK/T 細胞リンパ腫，鼻型（extranodal NK/T-cell lymphoma, nasal type: ENKL）は節外主体の Epstein-Barr virus（EBV）関連リンパ腫であり，東アジアと中南米に多い．ただし近年の研究では日本でも全悪性リンパ腫に占める割合が 1% 未満（0.68%）と報じられており[1]，欧米諸国並みに低い．次世代シークエンスによる解析で，ENKL では *PD-L1*，*DDX3X*，*BCOR*，*TP53* のほか，JAK-STAT シグナル伝達経路関連遺伝子の異常が比較的高頻度に検出される．

　診断時年齢中央値は 40〜60 歳で，日本では 50 歳代後半に中央値がある[2]．約 7 割が診断時限局期であり，9 割弱で鼻腔〜周辺に主病変を認める．その他では皮膚，消化管，肝脾，精巣，中枢神経系などで病変を認める（extranasal ENKL）．病変検索では全身 FDG-PET-CT が有用であり，限局期鼻 ENKL では浸潤範囲同定のために鼻腔 MRI が有用である．治療前の予後予測には prognostic index of natural killer lymphoma（PINK）を用い，年齢>60 歳，病期Ⅲ/Ⅳ，non-nasal type，遠隔リンパ節浸潤ありの 4 つの因子の該当数で予後を予測する[3]．治療後の病勢モニタリングには末梢血 EBV DNA 量が有用である．

1 現在の治療方針

　ENKL の現行治療の key components は放射線治療とアントラサイクリンを含まない化学療法である．進行期 ENKL では後者が主体であり，放射線治療追加の意義は明らかでない．限局期 ENKL での放射線治療の省略は不良な局所制御と全生存（overall survival: OS）短縮を招く．CHOP 療法への反応は不十分で，ENKL の腫瘍細胞に多剤耐性（multidrug resistance：MDR）に関与する P 糖蛋白が発現していることが理由の 1 つとされている．

　初回治療方針は，安全に一度に照射できる照射体積内にすべての病変があるか否かで決まる．頸部リンパ節は鼻腔腫瘍の所属リンパ節に相当し，それより

H　NK/T 細胞リンパ腫　● 197

遠方（鎖骨下，腋窩，縦隔など）のリンパ節浸潤がある場合，限局期の治療は不十分のため，進行期に準じて治療する．

A I 期および鼻腔～頸部リンパ節浸潤までの II 期 ENKL の初回治療方針

病変部放射線治療と，アントラサイクリンを含まない化学療法の同時または逐次併用療法が基本である．60 歳以下で鼻腔外浸潤のない低リスク例では放射線治療単独でもよいとの中国からの報告があるが，わが国では大半の患者が 60 歳以上であり，PET-CT および MRI などで詳細に検討するとほぼ全例で鼻腔外浸潤が認められるため勧められない．

Key drug として MDR 非関連薬である白金薬と L-アスパラギナーゼがあげられる．希少疾患のためランダム化比較試験に基づくエビデンスはなく，放射線治療の状況が国と地域ごとに異なるため，最も有効な治療法は不明である．日本血液学会の造血器腫瘍診療ガイドライン 2018 年版[4] では，日本で開発され 10 年近くの実績のある同時併用化学放射線療法である RT-2/3DeVIC 療法が推奨されている．3 コースの 2/3DeVIC 療法と病変部放射線治療（50～50.4Gy，1.8～2.0Gy/ 回，病変＋2cm＋鼻腔・鼻咽頭）を同時開始するものである．臨床試験（JCOG0211-DI）では放射線治療と化学療法の開始のずれは 1 週間以内とされていたが，実臨床では 2/3DeVIC 療法をまず開始し，準備が整い次第放射線治療を開始する．RT-2/3DeVIC 療法により 70％の 5 年生存割合が期待できる[5]．完全奏効後の地固め療法としての自家移植併用大量化学療法は，毒性と上乗せ効果不明の点から勧められない．

RT-2/3DeVIC 療法のほか，海外ではシスプラチンと病変部 RT の同時併用を組み入れた CCRT-VIDL 療法[6]，強度変調放射線治療（IMRT）を先行し GDP 療法を行う治療法[7]，後述する SMILE 療法の L-アスパラギナーゼを pegaspargase に置き換えた modified SMILE 療法短期コースのあとに 45Gy の病変部放射線治療を行う治療法[8] などが行われている．最良の治療は不明であり，臨床試験への参加も有力な治療オプションである．

B A以外の ENKL に対する初回治療方針

遠隔リンパ節浸潤を伴う II 期，進行期，皮膚などの extranasal ENKL がこの群に含まれる．初発進行期の標準化学療法レジメンは，日本が主導する東アジア共同臨床試験で開発された SMILE 療法（デキサメタゾン→ステロイド，

メトトレキサート, イホスファミド, L–アスパラギナーゼ, エトポシド)[9] である. 2コース以上行い, 移植可能患者では引き続き移植を実施する. そのほか, 欧州での臨床試験で開発された AspaMetDex 療法があげられるが, もともと CHOP 療法後の再発例を対象とした臨床試験で評価されており[10], 有効性は SMILE 療法より低い印象がある. SMILE 療法より低毒性で有効な治療として, 中国から数々のレジメン (LVP, P-GEMOX, GELOX, GDP など) が開発されている. わが国ではこれらのうち, 保険適用内で実施可能な GDP 療法[11] が試みられつつある.

C 再発または難治 ENKL に対する治療方針

L–アスパラギナーゼまたは白金薬を含む化学療法を行い, 可能なら何らかの移植を追加することが基本となる. L–アスパラギナーゼ未投与の場合はこれを含むレジメンを優先する. SMILE 療法では強い骨髄抑制および感染症を避けるため, 70歳以下で末梢血リンパ球数が $500/\mu L$ 以上であり, 主要臓器機能が保たれていることを必ず確認し, そうでなければ50％程度に減量するか, LVP, DeVIC, GDP, L–アスパラギナーゼ単剤投与などのよりマイルドな治療法を選択する. 病変が限局性で未照射の場合は放射線治療を追加する. L–アスパラギナーゼを含む化学療法後に増悪した場合は, DeVIC, GDP 療法などの白金薬を含む化学療法, または新規治療薬の臨床試験への参加を検討する.

進行期, 再発または難治 ENKL で寛解導入後に行う最適の移植については議論が多い. 同種移植ではおおむね3割の長期奏効, 4割の再発死亡, 3割の非再発死亡が報告されており[12], 治癒指向性治療としての魅力と高い非再発死亡について個々の患者で判断される必要がある. 近年, 特に欧米では免疫チェックポイント阻害薬の導入を見越して自家移植が好んで選択されつつあるがエビデンスレベルは高くなく, 現時点では同種, 自家移植の双方ともよい選択肢である.

未来への展望

1 ENKL 治療の未来

現時点の情報をもとに, 今後の ENKL 治療で起こりうる変化を予想す

る.

A ENKL 診断の迅速化

特徴的遺伝子変異あるいは EBV 関連マーカーなどによる liquid biopsy の導入により，鼻出血，鼻閉，慢性副鼻腔炎症状，不明熱を呈する患者での ENKL 診断の迅速化が期待される．これに伴い，限局期で診断される患者が増える可能性がある．

また，慢性活動性 EBV 感染症に続発する ENKL の存在，およびそれと ENKL の遺伝子変異の類似性が最近指摘されており[13]，先行病態の治療の進歩が続発性 ENKL の減少に繋がるかもしれない．

B 限局期治療の標準化

現在は主として放射線治療へのアクセスおよび親和度から，種々の化学放射線治療が世界の国々と地域で実施されている．今後，多国間多数例でのランダム化比較試験あるいは後方視的解析，コホート研究が実施され，至適 combined modality therapy（CMT）が絞り込まれると予想される．ENKL の発生頻度が高く単施設でもランダム化比較試験が可能な中国で，有望な化学放射線治療が開発される可能性がある．利便性と毒性低減の観点からは，低毒性化学療法を先行し，現在より低線量の放射線治療を追加する CMT の開発が期待される．

C 新規治療薬の導入

ENKL では PD-L1 が過半数の患者で腫瘍細胞に陽性である．再発 / 難治 ENKL 患者を対象とした PD-1 阻害薬単独の治療成績を表 3-7 にまとめて示した（表 3-7）．このうち，連続投与例を対象とした後方視的研究におけるペムブロリズマブ単独投与の最良奏効割合は 43%，同完全奏効割合は 36% であった[14]．現時点で PD-1 阻害薬は ENKL に対する新規治療薬のなかでは最も有望視されているが，単独では不十分とも予想されており，放射線治療との逐次的治療，CD47 などリンパ球以外のチェックポイント阻害薬の併用などが ENKL でも行われる可能性がある．これらにより，ほかのリンパ腫病型でも待望されている chemo-free な治療法が確立されるかもしれない．そのほか，NK 細胞独自の標的分子に関する新しい治療薬開

200 ● 3章 リンパ系疾患

表 3-7 ■ 再発 / 難治 ENKL に対する PD-1 阻害薬単独の治療成績

薬剤名	試験デザイン	N	治療前の状態	総合効果	文献
ペムブロリズマブ	後方視的研究	7	SMILE（類似）化学療法後の再発 / 治療抵抗性	CR 5, PR 2 奏効割合 100%	Kwong YL, et al. Blood. 2017
	後方視的研究	1	治療抵抗性	CR	Lai J, et al. BMC Cancer. 2017
	後方視的研究	7	再発 / 治療抵抗性	CR 2, PR 2 奏効割合 57%	Li X, et al. J Hematol Oncol. 2018
	後方視的研究	14	再発 / 治療抵抗性（連続治療例）	CR 5, PR 1 奏効割合 43%	Kim SJ, et al. Cancer Res Treat. 2018[14]
ニボルマブ	後方視的研究	3	SMILE（類似）化学療法後の再発 / 治療抵抗性	CR 2, SD 1	Chan TSY, et al. Ann Hematol. 2017
sintilimab	第II相試験	28	再発 / 治療抵抗性	奏効割合 68% 1 年 OS 82%	Tao R, et al. ASCO. 2019 (abstract)

CR: complete response, PR: partial response, SD: stable disease.

発，AI を導入した治療薬選択も期待される．

D 放射線治療のさらなる進歩

　2000 年代の臨床試験では CT 使用治療計画を用いた三次元原体照射が使用されていたが，現在では強度変調放射線治療（IMRT）あるいは強度変調回転放射線治療（VMAT）が ENKL 治療に導入されつつある．今後，陽子線治療，重粒子線治療の導入により，有害反応の低減や治療期間の短縮が達成されるかもしれない．一方で，薬物療法の進歩により限局期 ENKL の治療において放射線治療が不要となる可能性もある．

E 細胞免疫療法

　ほかのリンパ系腫瘍で実臨床への導入が始まった CAR-T 療法が，ENKL でも開発されつつある．また，前治療による細胞傷害性 T 細胞疲弊の問題を克服するため，iPS 細胞から LMP1/2 を標的とした細胞を作製する試

みがなされており[15]，今後が期待される.

■文献

1) Muto R, Miyoshi H, Sato K, et al. Epidemiology and secular trends of malignant lymphoma in Japan: Analysis of 9426 cases according to the World Health Organization classification. Cancer Med. 2018; 7: 5843-58.

2) Yamaguchi M, Suzuki R, Oguchi M, et al. Treatments and outcomes of patients with extranodal natural killer/T-cell lymphoma diagnosed between 2000 and 2013: A cooperative study in Japan. J Clin Oncol. 2017; 35: 32-9.

3) Kim SJ, Yoon DH, Jaccard A, et al. A prognostic index for natural killer cell lymphoma after non-anthracycline-based treatment: a multicentre, retrospective analysis. Lancet Oncol. 2016; 17: 389-400.

4) 日本血液学会. 造血器腫瘍診療ガイドライン 2018 年版. 東京: 金原出版; 2018.

5) Yamaguchi M, Tobinai K, Oguchi M, et al. Concurrent chemoradiotherapy for localized nasal natural killer/T-cell lymphoma: an updated analysis of the Japan clinical oncology group study JCOG0211. J Clin Oncol. 2012; 30: 4044-6.

6) Kim SJ, Yang DH, Kim JS, et al. Concurrent chemoradiotherapy followed by L-asparaginase-containing chemotherapy, VIDL, for localized nasal extranodal NK/T cell lymphoma: CISL08-01 phase II study. Ann Hematol. 2014; 93: 1895-901.

7) Huang Y, Yang J, Liu P, et al. Intensity-modulated radiation therapy followed by GDP chemotherapy for newly diagnosed stage I/II extranodal natural killer/T cell lymphoma, nasal type. Ann Hematol. 2017; 96: 1477-83.

8) Qi S, Yahalom J, Hsu M, et al. Encouraging experience in the treatment of nasal type extra-nodal NK/T-cell lymphoma in a non-Asian population. Leuk Lymphoma. 2016; 57: 2575-83.

9) Yamaguchi M, Kwong YL, Kim WS, et al. Phase II study of SMILE chemotherapy for newly diagnosed stage IV, relapsed, or refractory extranodal natural killer (NK) /T-cell lymphoma, nasal type: the NK-Cell Tumor Study Group study. J Clin Oncol. 2011; 29: 4410-6.

10) Jaccard A, Gachard N, Marin B, et al. Efficacy of L-asparaginase with methotrexate and dexamethasone (AspaMetDex regimen) in patients with refractory or relapsing extranodal NK/T-cell lymphoma, a phase 2 study. Blood. 2011; 117: 1834-9.

11) Wang JJ, Dong M, He XH, et al. GDP (gemcitabine, dexamethasone, and cisplatin) is highly effective and well-tolerated for newly diagnosed stage IV and relapsed/refractory extranodal natural killer/T-cell lymphoma, nasal type. Medicine (Baltimore). 2016; 95: e2787.

12) Kanate AS, DiGilio A, Ahn KW, et al. Allogeneic haematopoietic cell transplantation for extranodal natural killer/T-cell lymphoma, nasal type: a CIBM-TR analysis. Br J Haematol. 2018; 182: 916-20.

13) Okuno Y, Murata T, Sato Y, et al. Defective Epstein-Barr virus in chronic active infection and haematological malignancy. Nat Microbiol. 2019; 4: 404-13.

14) Kim SJ, Hyeon J, Cho I, et al. Comparison of efficacy of pembrolizumab between Epstein-Barr viruspositive and negative relapsed or refractory non-Hodgkin lymphomas. Cancer Res Treat. 2019; 51: 611-22.

15) Ando M, Ando J, Yamazaki S, et al. Long-term eradication of extranodal NK/T cell lymphoma, nasal type, by induced pluripotent stem cell-derived Epstein-Barr virus-specific rejuvenated T cells *in vivo*. Haematologica. 2019 [Epub ahead of print]

〈山口素子〉

3章　リンパ系疾患

I 多発性骨髄腫

はじめに

　2000年以降の数多くの新規薬剤の登場により，多発性骨髄腫（multiple myeloma）の治療は大きく変化した．この期間，おそらくすべての悪性腫瘍の中でも最も進歩が速く，治療成績が改善した疾患であろう．これは1993〜1997年における3年目のrelative survival rateが30%弱であったものが，その15年後である2008〜2012年にはこれが60%を超えていることからも，劇的に治療成績が改善していることがわかる[1]．この新規薬剤とは，プロテアソーム阻害薬（PI：proteasome inhibitor），免疫調節薬（IMiD：immunomodulatory drug），そしてモノクローナル抗体（MoAb：monoclonal antibody）を指し，現在もさらなる新薬の治験が進行中である．この稿では近い将来の動向も含めて，多発性骨髄腫治療の現状を概説する．

1　多発性骨髄腫の治療の現状は

　2006年にPI製剤であるボルテゾミブ（BTZ）が承認され，IMiD製剤であるサリドマイドが登場し，この誘導体であるレナリドミド（LEN）やポマリドミド（POM）が追加承認され，再発難治症例に使用されるようになった．その後，カルフィゾミブ（CFZ）やイキサゾミブといった第2世代のPIが登場し，さらにはここ数年間に，骨髄腫細胞表面に存在する表面抗原に対する抗体療法薬であるエロツズマブ（ELO）やダラツムマブ（DARA）も登場したことで，本疾患に対する治療成績は急速に改善している．現在ではこれら新薬の登場により，多くの悪性腫瘍に対して行われている多剤併用療法が主体となっている．3剤併用療法では，2剤併用療法に比して無増悪生存率（PFS：progression-free survival）や全奏効率（ORR）が良好であることから，PI製剤とステロイド剤の2剤に系統の異なるIMiD製剤もしくは抗体製剤を併用する3剤併用療法が主流となっている．本邦では初発症例に使用できる新薬剤はBTZとLENに限られているため（2019年7月時点），現在最も使用され

ている寛解導入療法は BLD〔BTZ+LEN+デキサメタゾン（DEX）〕療法およびこれの減量レジメである BLD lite 療法であろう．一方，これら新規薬剤がなかったころに標準化された大量化学療法を併用する自家造血幹細胞移植は現在でもその一定の有用性が評価され，65 歳ないし 70 歳以下の全身状態が良好かつ臓器機能が保たれている症例に対しては地固め療法として行われている．

維持療法は，特に LEN を用いたものが主流となっている．一部の臨床研究およびメタ解析の結果，特に予後不良染色体の存在しない症例では，PFS の延長のみならず，OS の改善傾向も示されていることから，広く用いられるようになっている．

再発時には，先の 3 系統の薬剤を組み合わせて治療を行う．現在では，日本血液学会の診療ガイドラインや日本骨髄腫学会の治療指針で推奨された治療レジメが多数示されている．

治療選択にとって最も大切なのは，完治が困難である疾患であるが故，疾患背景，治療背景や患者背景をよく評価し，そのつど患者や家族と治療の目標を定めてから治療方針を設定することである[2,3]．

2 MRD 評価とこれを用いた治療戦略

深い奏効が得られる治療レジメを得ることができるようになってきたが，今後これらを有効に使うには正確な病勢評価が可能な微小残存病変（MRD：minimal residual disease）の評価が不可欠である．現在では，10^{-4}～10^{-5} 程度まで評価が可能なマルチカラーフローサイトメトリー（MFC：multicolor flowcytometry）と，10^{-5}～10^{-7} レベルまでの MRD を評価可能な次世代シークエンシング（NGS：next-generation sequencing）が主流である．前者の国際規格は IMWG（International Myeloma Working Group）が推奨されている Cytognos 社の EuroFlow™ であり，後者は Adaptive biotechnologies® 社の ClonoSEQ® がほぼ独占状態である．前者には専用の抗体キットと解析ソフトが存在し，これはやや高価で本邦の医療保険では償還できない．現時点ではこれに類似した検査系が SRL 社および BML 社で提供が始まった．SRL 社のものは，国内の症例を用いて EuroFlow™ との相同性を評価した研究があり，これに準じた MRD の評価が可能と考えられている[4]．なおこれら国内検査会社で施行できる MFC は，保険内で使用できるため実臨床での使用が可能であ

JCOPY 498-22518　　　　　　　　　　　　　　　　　　　｜　多発性骨髄腫　　205

る．今後本邦での使用例が増えることで，本検査系のさらなるエビデンスが蓄積されることが期待される．NGS は感度が高いだけでなく存在する複数のクローンなども検出できるが，検査に数週間以上の時間と 10 万円近くの費用を要することから，まだ本邦での使用は限定的であろう．

これら MRD 陰性は PFS ないし OS の延長を示すサロゲートマーカーとしての認識は揺るがないが，現時点では MRD 陰性がそれ以降の治療を中止できるという判断材料にはならない．高齢・フレイルなどの強い治療の継続が困難な患者群を除くと CR 以上が治療の目標であるが，これが現在進行中の多数の臨床試験の結果では，近い将来には MRD 陰性が新たな治療目標となることが予想される．将来の骨髄腫の治療戦略は，慢性骨髄性白血病のように MRD により治療方針が異なる世界に近づいてると思われる．

未来への展望

1 近未来の多発性骨髄腫の治療は

A 寛解導入療法は

米国のコホート研究によると，寛解導入療法によって得られる PFS の中央値は 30 カ月程度であるのに対し，第 1 再発および第 2 再発時の治療後の PFS はそれぞれがなんと 7.5 カ月，5.5 カ月まで短縮することが明らかになっている[5]．これを考えると，寛解導入療法や第 1 再発期などの初期の治療に強力な化学療法を導入し，なるべく長期の PFS を獲得することが大切だということがわかる．もちろんこういった治療レジメには先述のような MRD 陰性などの深い奏効の獲得が期待される．

初発高齢者を対象とする DARA を含む第Ⅲ相試験の成績が良好である[6,7]．これらレジメは本年中に本邦でも承認される予定なので，これら治療が主流になることが予想される．さらに最近では，IMiD 製剤，PI 製剤そして DEX のコンビに加え，抗体療法剤を加えた 4 剤併用療法が，初発症例に対し良好な成績を示し始めている．特に自家移植を併用した DVRD（DARA＋BTZ＋LEN＋DEX）療法の第Ⅱ相試験では，全症例数は 16 例と少ないものの，比較的許容できる有害事象であるのに，その ORR が 100％，また地固め療法後の 10^{-5} レベルの NGS-MRD 陰性例が 50％ときわめて深い寛解が得られていた[8]．このほか BTZ を CFZ に，LEN を POM

206　3章　リンパ系疾患

3-8 ■ 現在臨床研究中の新規薬剤一覧（CAR-T 療法を除く）

Class	Agent	NDMM regimens	RRMM regimens
Proteasome inhibitors	Carfilzomib	KMP (NCT01818752), KCRd (NCT01554852)	KD once-weekly versus twice-weekly (NCT02412878) [†]
	Ixazomib	ITd (NCT03608501)	ITd (NCT02410694)
Monoclonal antibodies	Daratumumab	Dara-Rd (NCT02252172), Dara-RVd (NCT02874742), Dara-VTd (NCT02541383)	Dara-Kd (NCT03158688)
	Elotuzumab	Elo-Rd (NCT01335399)	Elo-Td (NCT01632150)
	Isatuximab	Isa-RVd (NCT03319667)	Isa-Pom-d (NCT02990338), Isa-Kd (NCT03275285)
BCL-2 inhibitor	Venetoclax	−	Venetoclax-Vd, Venetoclax-Dara-Vd (NCT03701321)
SINE agent	Selinexor	−	Selinexor-Vd (NCT03110562)
Checkpoint inhibitors	Pembrolizumab	Pembrolizumab-Rd (NCT02579863)	Pembrolizumab-Rd (NCT02036502), Pembrolizumab-Pom-d (NCT02576977)
ADC	Anti-BCMA-ADC	−	Anti-BCMA-ADC (NCT02064387)
BiTE	Anti-BCMA/CD3-BiTE	−	Anti-BCMA/CD3-BiTE (NCT02514239)

Abbreviation; ADC: antibody-drug conjugate, BCL-2: B-cell lymphoma 2, BCMA: B-cell mature antigen, BiTE: Bi-specific T-cell engager, CD: cluster of differentiation, Dara-KD: daratumumab, carfilzomib, dexamethasone, Dara-Rd: daratumumab, lenalidomide, dexamethasone, Dara-RVd: daratumumab, lenalidomide, bortezomib, dexamethasone, Dara-Vd: daratumumab, bortezomib, dexamethasone, Dara-VTD: daratumumab, bortezomib, thalidomide, dexamethasone, Elo-Rd, elotumumab, lenalidomide, dexamethasone, Elo-Td: elotumumab, lenalidomide, dexamethasone, Isa-Kd: isatuximab, carfilzomib, dexamethasone, Isa-Pom-d: isatuximab, pomalidomide, dexamethasone, Isa-RVD: isatuximab, lenalidomide, bortezomib, dexamethasone, Itd: ixazomib, thalidomide, dexamethasone, KCRd: carfilzomib, cyclophosphamide, lenalidomide, dexamethasone, KD: carfilzomib, dexamethasone, KMP: carfilzomib, melphalan, dexamethasone, NDMM: newly diagnosed MM, Pom-D: pomalidomide dexamethasone, Rd: lenalidomide, dexamethasone, RRMM: refractory relapsed MM, SINE: selective inhibitor of nuclear export, Vd: bortezomib, dexamethasone

にと代えたり，これら4種類の製剤を用いた治療レジメの臨床研究が進んでおり，近い将来初期治療の主力になると考えられている．先述のように，初回治療の成績改善は本疾患の全生存期間に最も大きく寄与すること

が予想されており，これらにより生命予後の大きな改善が期待される．

B サルベージ療法は

現在治験中の薬剤の一覧を表3-8にあげる[9]．このうち selinexor（XPOVIO™）が 2019 年 7 月に FDA の承認を受けた．本剤は経口の選択的核外輸送蛋白質阻害薬（SINE: selective inhibitor of nuclear export）であり，核‐細胞質内輸送に関わる核外輸送蛋白 exportin1（XPO1）を阻害する．多くの腫瘍細胞においてこの XPO1 の発現が増加しており，その結果 XPO1 により APC，p53，BRCA1/2 などさまざまながん抑制因子やその他の成長制御因子などが核外に輸送されてしまう結果，腫瘍細胞の生存に加担してしまうことがわかっている．本剤は第Ⅱb相試験である STORM 試験において，前治療中央 7 ラインの再発難治症例群に対し selinexor と DEX の併用療法が施行され，ORR 26.2％を示した[10,11]．また，PI 耐性の細胞株において本剤を併用することでその感受性が回復することがわかっており[12]，既存薬との併用療法にも期待が集まっている．

2 CAR-T 療法の現在

キメラ抗原受容体導入 T 細胞療法（CAR-T: chimeric antigen receptor T-cell）療法はエフェクター細胞療法の 1 つである．先行する CD19 を標的にした CD19CAR-T 療法は，再発難治若年者急性リンパ性白血病（ALL: acute lymphoblastic leukemia）や再発性びまん性大細胞型 B 細胞リンパ腫に対して，すでに本邦で販売されている．腫瘍特異的な標的を認識し，これに端を発するシグナルを受けて T 細胞の活性化を誘導する配列を組み込んだ T 細胞受容体を遺伝子導入した T 細胞を，体外で増幅し体内に戻すのがこの CAR-T 療法のやり方である．本治療では，この輸注した T 細胞が比較的長期間にわたり免疫学的に腫瘍細胞を傷害することで，高い抗腫瘍効果を発揮する．一方，CAR-T 療法にはサイトカイン放出症候群や腫瘍崩壊症候群そして神経症状などの有害事象があるが，ときにこれらは重篤であり集中全身管理が必要となる．骨髄腫の標的抗原のうち，すでに臨床試験の段階にあるのは，ほとんどが B 細胞成熟抗原（BCMA: B-cell maturation antigen）に対するもので，他に CD38 や CD138 に対するものがある[13,14]．すでに第Ⅱ相試験までが施行され，前治療歴などの患

Trial site/company	Antigen	Signaling/domain	Lymphodepletion regimen	Accrual	Overall response rate	Grades 3-4 CRS/neurotoxicity*	Identifier
National Cancer Institute	BCMA	CD28	Flu/Cy	Completed (24 patients)	81% at highest dose (13 of 16)	38%/19% patients treated at highest dose	NCT02215967
University of Pennsylvania. Novartis	BCMA	4-1BB	None or Cy	Completed (25 patients)	64% at highest dose (7 of 11)	32%/12%	NCT02546167
Multisite phase I, Bluebird	BCMA	4-1BB	Flu/Cy	Ongoing (43 patients)	83% at higher doses (29 of 35)	5%/2%	NCT02658929
Multisite phase I/II. Nanjing-Legend, China	BCMA	Unknown	Cy	Ongoing (57 patients)	88% (50 of 57)	7%/0%	NCT03090659
Multisite phase I, Bluebird	BCMA	4-1BB	Flu/Cy	Ongoing (7 patients)	86% (6 of 7)	14%/14%	NCT03274219
Fred Hutchinson, Juno	BCMA	4-1BB	Flu/Cy	Ongoing (7 patients)	100% (6 of 6)	0%/0%	NCT03338972
Multisite phase I, Poseida	BCMA	4-1BB	Flu/Cy	Ongoing (12 patients)	83% (5 of 6)	0%/0%	NCT03288493
Multisite phase I in China	BCMA	Unknown	Flu/Cy	Ongoing (16 patients)	100% (13 of 13)	6%/0%	NA
Multisite phase I/II, Juno	BCMA	4-1BB	Flu/Cy	Ongoing (19 patients)	100% (8 of 8)	0%/12.5%	NCT03430011
Memorial Sloan Kettering Cancer Center/Juno	BCMA	4-1BB	Flu/Cy	Ongoing (11 patients)	100% at highest dose (5 of 5)	20%/0%	NCT03070327
Single site phase I, HRAIN Biotechnology. China	BCMA	4-1BB	Flu/Cy	Ongoing (17 patients)	79% (11 of 14)	7%/7%	NCT03093168
Huazhong University of Science and Technology. China	BCMA	CD28	Flu/Cy	Ongoing (28 patients)	87% (26 of 28)	14%/0%	NA
University of Pennsylvania, Novartis	CD19	4-1BB	Mel based auto SCT	Completed (10 patients)	20% (2 of 10)	0%/0%	NCT02135406
Soochow University, China	BCMA CD19	OX40 and CD28	BUCY conditioning+ Tandem auto SCT	Ongoing (9 patients)	ORR 100%	0%/0%	NCT03455972
Soochow University. China	BCMA CD19	OX40 and CD28	Flu/Cy	Ongoing (8 patients)	80% (4 of 5)	12.5%/0%	NCT03196414
General Hospital of PLA, China	CD138	41BB	None	Completed (5 patients)	80% (4 of 5)	0%/0%	NCT01886976
Baylor University	Kappa LC	CD28	Flu/Cy	Completed (7 patients)	0% (0 of 5)	0%/0%	NCT00881920

Abbreviation; BCMA: B-cell mature antigen, CRS: cytokine releasing syndrome, Cy: cyclophosphamide, Flu: fludarabine, LC: light chain, Mel: melphalan, NA: not available, SCT: stem cell transplantation. *Different CRS grading scales are used across the studies.
(Susanibar Adaniya SP, et al. Am J Hematol. 2019: 94 (S1): S28-33) [14]

多発性骨髄腫

者背景を考慮すると，高いORRが報告されている（表3-9）．またHosen
らは，骨髄腫細胞に特異的に結合する抗体の中からβ7インテグリンに対
する抗体を発見し，これを認識するCAR-Tを作成した[15]．β7インテグリ
ンは形質細胞のみならずリンパ球の細胞表面にも広く発現する分子である
が，骨髄腫表面に存在するものはこの分子構造が他の細胞に存在するもの
と異なり，先の抗体はこの骨髄腫細胞のみに特異的に結合するため，骨髄
腫細胞への特異的な抗腫瘍効果が期待されている．このCAR-T療法の臨
床試験も近く開始される予定で，本邦発の新たな治療法としてその成果が
期待される．

3 多発性骨髄腫治療の問題点

　このようにさらなる治療成績の改善が見込まれる骨髄腫ではあるが，問
題となっているのが莫大な医療費である．米国では，全悪性腫瘍のたかだ
か1%程度を占める骨髄腫が，医療費ではその10%近くに迫っているこ
とが問題となっている[16]．このため医療費の負担率が低い海外では，治療
による高額な医療費により生活が逼迫することで医療内容に制限が発生し
ていることが明らかになっており，これを"financial toxicity"と呼んで
いる[17]．現在でも患者1人当たりの年間の医療費が1,000万円を超えるこ
とも珍しくない疾患であるが，今後期待されているCAR-T療法に代表さ
れる新規免疫療法はさらに高額なものが多く，これが患者のみならず国庫
の負担になることが懸念されている．

おわりに

　多発性骨髄腫は新規薬剤が登場する前までは短期間で命を落とす疾患で
あったが，近年の新薬の登場により予後は飛躍的に改善した．だがいまだ
完治はなかなか望めない疾患である．そんな予後不良の造血器腫瘍だが，
既存薬剤のさらに効果的な組み合わせの検討，免疫療法を含むこれからの
新規薬剤，そして深い寛解を正確に評価できるような検査法の出現によ
り，治療は次の世代に入ると思われる．
　苦しがっている骨髄腫患者を多く診てきた我々臨床医にとって，いよい
よ治癒が望める時代を迎えつつあることに喜びを禁じ得ない．

■文献

1) Costa LJ, Brill IK, Omel J, et al. Recent trends in multiple myeloma incidence and survival by age, race, and ethnicity in the United States. Blood Adv. 2017; 1: 282-7.

2) Ludwig H, Miguel JS, Dimopoulos MA, et al. International Myeloma Working Group recommendations for global myeloma care. Leukemia. 2014; 28: 981-92.

3) Sonneveld P, Broijl A. Treatment of relapsed and refractory multiple myeloma. Haematologica. 2016; 101: 995.

4) Takamatsu H, Yoroidaka T, Fujisawa M, et al. Comparison of minimal residual disease detection in multiple myeloma by SRL 8-color single-tube and Euro-Flow 8-color 2-tube multiparameter flow cytometry. Int J Hematol. 2019 Feb 18. doi: 10.1007/s12185-019-02615-z. [Epub ahead of print]

5) Jagannath S, et al. #3222 60th ASH Dec 2017, Atlant US

6) Mateos MV, Dimopoulos MA, Cavo M, et al. Daratumumab plus bortezomib, melphalan, and prednisone for untreated myeloma. N Engl J Med. 2018; 378: 518-28.

7) Facon T, Kumar S, Plesner T, et al. Daratumumab plus lenalidomide and dexamethasone for untreated myeloma. N Engl J Med. 2019; 380: 2104-15.

8) Voorhees P, Rodrigues C, Reeves B, et al. Efficacy and updated safety analysis of a safety run-in cohort from griffin, a phase 2 randomized study of daratumumab (Dara), bortezomib (V), lenalidomide (R), and dexamethasone (D; Dara-Vrd) vs. vrd in patients (Pts) with newly diagnosed (ND) multiple myeloma (MM) eligible for high-dose therapy (HDT) and autologous stem cell transplantation (ASCT). Blood. 2018 132: 151; doi: https://doi.org/10.1182/blood-2018-151

9) Costello C, Davies FE, Cook G, et al. INSIGHT MM: a large, global, prospective, non-interventional, real-world study of patients with multiple myeloma. Future Oncol. 2019; 15: 1411-28.

10) Vogl DT, Dingli D, Cornell RF, et al. Selective inhibition of nuclear export with oral selinexor for treatment of relapsed or refractory multiple myeloma. J Clin Oncol. 2018; 36: 859-66.

11) Chari A, Vogl DT, Dimopoulos MA, et al. Results of the pivotal STORM study (part 2) in penta-refractory multiple myeloma (MM): deep and durable responses with oral selinexor plus low dose dexamethasone in patients with penta-refractory MM. Abstract #598. Presented at the 2018 ASH Annual Meeting, December 3, 2018; San Diego, CA.

12) Turner JG, Kashyap T, Dawson JL, et al. XPO1 inhibitor combination therapy with bortezomib or carfilzomib induces nuclear localization of $I\kappa B\alpha$ and overcomes acquired proteasome inhibitor resistance in human multiple myeloma. Oncotarget. 2016; 7: 78896-909.

13) Raje N, Berdeja J, Lin Y, et al. Anti-BCMA CAR T-cell therapy bb2121 in

relapsed or refractory multiple myeloma. N Engl J Med. 2019; 380: 1726-37.

14) Susanibar Adaniya SP, Cohen AD, Garfall AL. Chimeric antigen receptor T cell immunotherapy for multiple myeloma: A review of current data and potential clinical applications. Am J Hematol. 2019; 94 (S1): S28-33.

15) Hosen N, Matsunaga Y, Hasegawa K, et al. The activated conformation of integrin β_7 is a novel multiple myeloma-specific target for CAR T cell therapy. Nat Med. 2017; 23: 1436-43.

16) Klein IM, Boccia RV, Cannon E, et al. Evolving strategies for the management of multiple myeloma: a managed care perspective. Am J Manag Care. 2014; 20 (2 Suppl): s45-60.

17) Huntington SF, Weiss BM, Vogl DT, et al. Financial toxicity in insured patients with multiple myeloma: a cross-sectional pilot study. Lancet Haematol. 2015; 2: e408-16

〈佐々木 純〉

3章 リンパ系疾患

J 原発性マクログロブリン血症

1 原発性マクログロブリン血症とは？

　スウェーデン人の Jan Gösta Waldenström 博士が 1944 年に初めて報告した 2 症例からはじまる原発性マクログロブリン血症（Waldenström macroglobulinemia：WM）は，過粘稠症候群（hyperviscosity syndrome：HVS）に伴う口腔鼻粘膜の出血傾向，リンパ節腫脹および脾腫，貧血，低フィブリノゲン血症なのに赤沈亢進，骨髄中のリンパ系細胞の増加を特徴とし，骨髄腫とは異なって骨痛や骨病変を伴わない疾患として認知されてきた[1]．しかし WM の腫瘍としての本体は，リンパ濾胞を通過した CD22^{low}CD25$^+$活性化 B 細胞由来で short-lived plasma cell に分化し得る細胞を起源とする lymphoplasmacytic lymphoma（LPL）である[2]．WHO 分類 2017 では，骨髄に主病変を持ち（LPL 病変と呼ばれる），IgM の M 蛋白を有する疾患を WM と定義している[2]．したがって WM は LPL の大半を占めるが，同値イコールの疾患ではない．実際 LPL は IgM 以外の M 蛋白を持つ場合もあり，病変部の主体がリンパ節以外であれば MALT lymphoma（MALT）との区別が曖昧となるし，リンパ節や脾臓を主病変とすると nodal marginal zone lymphoma（NMZL）や splenic marginal zone lymphoma（SMZL）との異同が問題となって，病理診断では明確な線引きはできない．また WM の前段階病変と考えられる IgM 型の monoclonal gammopathy of undetermined significance（MGUS）や典型的な WM とは異なる臨床症侯として寒冷凝集素症，血管障害をきたす HCV 感染と関連の深いⅡ型クリオグロブリン血症，抗 MAG 抗体陽性となる末梢神経障害，さらには非常にまれと思われるが，t(11;14)(q13;q32) を持つ IgM 型骨髄腫などといった関連疾患がある（表3-10）．これらを把握する上で WM の 90％以上に認められる *MYD88* L265P 変異の有無を明らかにすることが，診断・治療に直結する重要な情報となってきた[1-3]．実際 *MYD88* 変異は WM を明らかに画一的な疾患として特徴づけており，米国ですでに WM に認可されている Bruton's tyrosine kinase（BTK）阻害薬の ibrutinib やいずれ認可されるであろう acal-

表 3-10 ■ マクログロブリン血症の鑑別

	IgM M蛋白	骨髄浸潤 (>10%)	adenop-athy	IgM増加に伴う症候	溶骨性骨病変	*MYD88* L265P 変異
IgM-MGUS	+	−	−	−	−	+/−
asymptomatic/ smoldering WM	+	+	−	−	−	+
symptomatic WM	+	+	+	+/−	−	+
寒冷凝集素症・Ⅱ型クリオグロブリン血症・末梢神経障害など	+	+/−	−	+	−	−/+
nodal/splenic MZL	+/−	+/−	+	−	−	−/+
IgM myeloma	+	+	−	+/−	+	−

abrutinib の有効性も規定する重要な要因となる．今後の WM 診療を考える上で，*MYD88* 変異の検出がほぼ必須とされていくであろう．

❷ WM の治療指針

　WM の診療は欧米では骨髄腫を扱う医師たちが主体で行われているため，治療開始基準，治療内容，治療効果判定など，リンパ腫というよりも骨髄腫の診療に似通っている点が多い．しかし FDG-PET の導入によって WM/LPL の髄外病変の理解も進んでおり，今後はリンパ腫の治療効果判定の知識も導入されていくものと思われる．まず血清 IgM の M 蛋白を確認し，骨髄検査でLPL 病変を確認したら，WM による症候を確認し，symptomatic WM という判断の下に治療を開始することになる．Asymptomatic/smoldering WM からsymptomatic WM への進展は，① IgM 値が高い（≧4,500mg/dL，②骨髄でのLPL 細胞増加（≧70％），③β_2MG 値が高い（≧4.0mg/L），⑤低アルブミン血症（<3.5g/dL），といった項目がリスク因子となるが，*MYD88* 変異のない（*MYD88*[WT]）ものの方があるものよりも進行が速いということが，Dana-Faber，Mayo，ギリシャのコホート解析で確認されている[4]．*MYD88*[WT] のWM は diffuse large B-cell lymphoma（DLBCL）への移行しやすさも指摘されており，やはり *MYD88* 変異検索は WM 診療で欠かせないものといえよう．従来のフルダラビン，シクロホスファミドなどのプリンアナログやアルキル化

剤を用いた治療では，骨髄腫同様根治は望めず，国際ワークショップ参加施設の経験から導き出された International Prognostic Scoring System for WM (IPSSWM) で規定された予後推定によって，おおよその生存期間が推察できる（図3-13）[5]．IPSSWM の予後因子としては，①年齢（>65歳），②貧血（Hb≦11.5g/dL），③血小板減少（Plt≦10万/μL），④β_2MG値上昇（>3mg/L），⑤ IgM 高値（>7,000mg/dL）があり，特に年齢は重要な予後因子となる．高リスク群の生存中央期間は3年半程度で，この結果はリツキシマブ導入後でもそれほど変わっていない．したがって高齢者では症候性の範疇に Hb・Plt・IgM 値などの検査値異常が入り込むと考えてよい．一方 HVS に関連して IgM>6,000mg/dL が治療開始の目安とする報告もあるが，最近の Mayo Clinic の997人の検討によると IgM>6,000mg/dL を示すわずか15％の患者しか HSV を発症しておらず，多変量解析では血清粘度>1.8cp（RR 4.0, P=0.02）が唯一の HSV 発症の危険因子という結果だった[6]．眼底出血・起立性低血圧・繰り返す鼻血などの症候がなければ IgM 値だけで判断せず，HVS のリスク評価には血清粘度を測定する必要がある．また治療薬としてリツキシマブを用いる場合は，"IgM flare" という治療後に IgM 増加と HVS 症候の増悪が起きるため，IgM>4,000mg/dL の場合で治療開始する際にはアルブミンを用いて血漿交換を行ってからリツキシマブを投与するよう国際ワークショップから推奨もされている[7]．日本血液学会の示した WM/LPL に対する初回治療

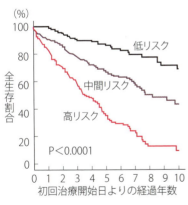

図3-13 ● International Prognostic Scoring System for WM (IPSSWM) による全生存割合

(Morel P, et al. Blood. 2009; 113: 4163-70)[5]

指針と国際ワークショップの治療効果判定基準を図3-14, 表3-11に示す[8].

WM/LPLの症候として, IgM値が高くHVSが主体で末梢神経障害の症候が少なければ, ボルテゾミブ＋デキサメタゾン＋リツキシマブ（BDR）療法を中心としたプロテアソーム阻害薬を基軸とした治療を選択しやすいが, 末梢神経障害があって腫瘍量が多そうな場合にはリツキシマブ＋ベンダムスチン（R-Benda）療法やデキサメタゾン＋リツキシマブ＋シクロホスファミド（DRC）療法を中心とした治療を選択しやすいと思われる（表3-12）. 2000年代以降ギリシャのグループを中心に骨髄腫と同様, 若年者にDRC療法から自己末梢血幹細胞移植を行う治療が試みられ, 後方視的に評価されたが, 移植後complete response（CR）が得られたのが20％程度で奏効例の半数以上が5年で再燃しており, 二次性がんの発症も8％程度に認められるなど, 骨髄腫と比

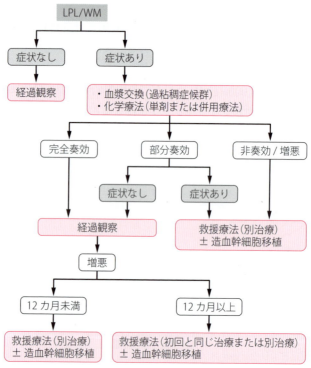

図3-14 ● 日本血液学会によるWM/LPLの初回治療アルゴリズム
（日本血液学会, 編. 造血器腫瘍診療ガイドライン2018年版. 東京: 金原出版; 2018）[8]

表 3-11 ■ WM/LPL の治療効果判定基準 (International Workshop on WM)

criteria		
complete response	CR	M 蛋白: IgM は正常化し, 免疫固定法で M 蛋白消失 骨髄: 組織学的に LPL 病変の消失 臓器腫大: ベースラインで存在したリンパ節腫脹・脾腫などの消失 症候: WM 関連症候の消失
very good partial response	VGPR	M 蛋白: IgM はベースラインから 90％以上減少 骨髄: 不問 臓器腫大: ベースラインで存在したリンパ節腫脹・脾腫などの消失 症候: WM 関連症候の消失
partial response	PR	M 蛋白: IgM はベースラインから 50％以上 90％未満の減少 骨髄: 不問 臓器腫大: ベースラインから診察 or CT 上で 50％以上縮小, 新規病変なし 症候: WM 症候は活動性はなく, 新たな症候も出現なし
minor response	MR	M 蛋白: IgM はベースラインから 25％以上 50％未満減少 骨髄: 不問 臓器腫大: 増大傾向なし. 新規病変なし 症候: WM 症候は活動性はなく, 新たな症候も出現なし
stable disease	SD	M 蛋白: IgM はベースラインから 25％未満の減少もしくは増加 骨髄: 不問 臓器腫大: 明らかな増大傾向なく, 新規病変なし 症候: WM 症候は活動性はなく, 新たな症候も出現なし
progressive disease	PD	M 蛋白: IgM はベースラインから 25％以上の増加 骨髄: 不問 臓器腫大: ベースラインから明らかに増悪または新規病変出現 症候: B 症状, 神経症状, HVS などの症候の増悪, 新たな症候出現

べると十分確立できている治療手段とは言えない[9]. 現在本邦で使用できる薬剤の治療だけでは 2000 年以前とあまり変わらない治療成績しか残せそうもないと思われるが, 2019 年 5 月時点では, ベンダムスチンとボルテゾミブをいかにうまく活用するかが本邦における WM/LPL の治療戦略において重要と思われる.

表 3-12 ■ WM/LPL の症侯と選択しやすい化学免疫療法の P2 試験結果

症侯	選択しやすい治療	Pt	ORR (%)	CR (%)	median TTP (mo)	adverse events
HVS, AL amyloidosis	BDR	23	96	13	66	hematologic toxicity, peripheral neuropathy
	BR	26	88	4	not reached	IgM flare, nausea, peripheral neuropathy
adenopathy	DRC	72	83	7	35	mild hematologic toxicity
	R-Benda	71	80	7	not reached	hematologic toxicity, rash, fatigue
CAD, neuropathy	R	37	54	3	11	muscle pain

(Leblond V, et al. Blood. 2016; 128: 1321-8) [7]

3 WM/LPL における *MYD88* と *CXCR4* 遺伝子変異

　全ゲノム解析により, 3p22/*MYD88*（95〜97％に認められる）や 2q22/*CXCR4*（30〜40％に認められる）が WM の driver mutation としてすでに特定されており, WM の診断の重要なマーカーともなっている[3,10]. *CXCR4* やヒストン修飾に関わる *KMT2D*（*MLL2*）変異は IgM-MGUS における検出頻度の低さから, WM の病態進行に関わっている可能性が指摘されている[11]. 一方, 非常にまれな $MYD88^{WT}$ の WM は, 進行が速く予後不良で activated B-cell（ABC）-like DLBCL と共通する NF-κB 経路に関わる変異や *TP53*, *ATM* の異常などが観察されている[12].

　WM/LPL に認められる *MYD88* 変異のほとんどはコドン 265 のロイシンからプロリンにアミノ酸置換を起こす機能獲得型の L265P 変異で, この異常は表 3-10 で示した疾患以外でも MALT や ABC-like DLBCL にも認められる. MYD88 は多くの Toll-like receptor（TLR）や IL-1 receptor（R）の細胞内ドメインに結合するアダプター蛋白で, TLR リガンドや IL-1 の刺激を受けるとホモダイマーを形成し, IL-1R-associated kinase（IRAK）と複合体を形成して TRAF6 から IKK を介して NF-κB を活性化させる（図 3-15）. B 細胞では MYD88 は BTK とも結合し, これらが誘導するシグナル伝達は特に T

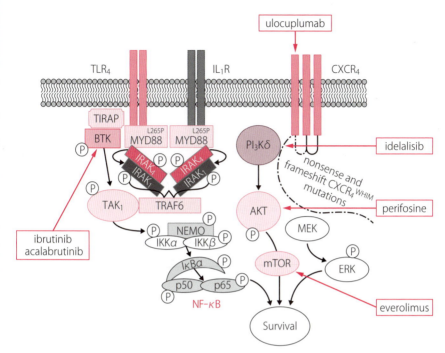

図 3-15 ● WM/LPL 細胞における NF-κB, Akt, MAP キナーゼの活性化

細胞非依存性の B 細胞活性化および IgM 産生に関わっていると考えられている[13]. WM では 3p に増幅が起きていることが観察され, 3p22/*MYD88* の野生型片アレルは消失して変異型の uniparental disomy になっているようで, 常に変異型 MYD88 のホモダイマーを形成する状態になっている[14]. つまり, WM では TLR にリガンドの結合なく恒常的に MYD88-BTK 経路を活性化させており, WM 細胞自体が MYD88 にかなり依存する特徴を持っていると言える. 実際 WM の細胞株では *MYD88* をノックダウンしたり, BTK 阻害薬で処理したりすると細胞死をきたすことから, MYD88-BTK のシグナル伝達が WM 細胞の生存や IgM 産生に重要な役割を果たしていると考えられるのである[14,15].
一方, CXCR4 は CXCL12/SDF1 の受容体で, 造血幹細胞から acute myeloid leukemia (AML), chronic lymphocytic leukemia (CLL) に至るまで血球系において幅広い機能を持つ分子である. WM で認められる変異は C 末端の制御性に働く領域に集中し, 好中球が骨髄から出て行かない先天性免疫不全症の WHIM (warts, hypogammaglobulinemia, infection, and myelokathexis) 症候

表 3-13 ■ WM/LPL に対する新規治療の成績と現在進行中の臨床試験

novel agent	target	phase	n	response	PFS
ibrutinib	BTK	P2	63 (RR)	CR: none, VGPR: 16%, PR: 57%, MR: 17%	69.1% at 24 mo
ibrutinib	BTK	P2	31 (RR)	CR: none, VGPR: 13%, PR: 58%, MR: 19%	86% at 18 mo
ibrutinib ± R	CD20, BTK	P3	IBR: 75 (RR)	CR: 1%, VGPR: 5%, PR: 36%, MR: 20%	28% at 30 mo
			IBR+R: 75 (RR)	CR: 4%, VGPR: 31%, PR: 63%, MR: 27%	82% at 30 mo
acalabrutinib	BTK	P2	14 (TN)	CR: none, VGPR: 7%, PR: 71%, MR: 14%	90% at 24 mo
			92 (RR)	CR: none, VGPR: 32%, PR: 47%, MR: 15%	82% at 24 mo
perifosine	AKT	P2	37 (RR)	CR: none, VGPR: none, PR: 8%, MR: 30%	median 12.6 mo
everolimus	mTOR	P2	60 (RR)	CR: none, VGPR: none, PR: 50%, MR: 23%	median 21 mo
everolimus	mTOR	P2	33 (TN)	CR: none, VGPR: 3%, PR: 58%, MR: 12%	median 21 mo
urocuplumab+ ibrutinib	CXCR4, BTK	P1/2	on going (NCT03225716)		
daratumumab	CD38	P2	on going (NCT03187262)		
venetoclax	BCL2	P2	on going (NCT02677324)		

群で認められる変異と似ている[10]. つまり CXCL12/SDF1 の刺激を増幅し，PI3K-AKT や古典的 MAP キナーゼの系を活性化させるのである（図 3-15）．この変異は MALT や NMZL，SMZL ではまれで，比較的 WM 特異的に認められる異常である．CXCR4 変異を持つ WM は腫瘍細胞の CXCR4 の発現自体が高くなっており，IgM 高値となり HVS を伴うことが多く，MYD88 L265P がある患者でも ibrutinib の有効性が疑問視されている[10,11]. つまり MYD88-BTK のシグナルを補填し，MYD88 変異を持つ WM の中でも臨床的には予後不良のマーカーとなり得ると考えられる．近い将来にはこの 2 つの分子の遺伝子変異を標的の柱として，WM の治療戦略が立てられることになろう（表3-13）．

220 ● 3 章 リンパ系疾患

未来への展望

1　WM/LPL に対する期待される新規治療

　WM/LPL に対するアルキル化剤やプリンアナログによる化学療法は IP-SSWM をみてわかるように，再燃を防げる治療ではない．R-Benda 療法や BDR 療法も従来の化学免疫療法よりも奏効の質を上げているとは思われるが，せいぜい very good partial response（VGPR）到達群を増やしているだけで，深い CR が得られるわけではない．R-Benda や BDR は IPSS-WM 高リスク群の無増悪生存割合（progression-free survival：PFS）の底上げに多少寄与すると期待されるが，これからの WM 治療は，MYD88 と CXCR4 を標的とした治療によって腫瘍細胞を駆逐していかなければ治癒に結びつくブレークスルーは得られないと思われる．*MYD88*^WT の WM については末梢神経障害がなければ R-CHOP 療法など DLBCL と同等の治療でよいと思われるものの，*MYD88* 変異を持つ大多数の WM は前項で紹介した MYD88-BTK を抑える ibrutinib や acalabrutinib などの BTK 阻害薬が基本となり，idelalisib などの PI3K 阻害薬や AKT を直接標的とする peri-fosine，AKT の下流にある mTOR を阻害する everolims などが *CXCR4* 変異のある WM に補助的役割をもたらすと考えられる．Idelalisib は日和見感染の問題があり，WM においては重篤な肝障害の指摘がなされ，開発は宙に浮いている状態だが，everolims や AML で応用されている直接アポトーシスを誘導する抗 CXCR4 抗体の ulocupulumab などは，BTK 阻害薬との併用が期待される[16]．TLR よりも B-cell receptor（BCR）シグナルが重要と考えられる CLL でも BTK，PI3K は治療標的となっているが，これらの阻害薬のみでの CLL 細胞の根絶は難しい．WM 細胞では健常者に比べて抗アポトーシスに関わる BCL2 の発現は増強しており，CLL 同様 BCL2 阻害に働く venetoclax も効果は期待できる．これらに従来のベンダムスチン，プロテアソーム阻害薬，あるいは抗 CD20 抗体や抗 CD38 抗体なども加えて，根治できる併用療法の可能性について今後エビデンスの蓄積を期待したい．

■文献

1) Gertz MA. Waldenström macroglobulinemia: 2019 update on diagnosis, risk

stratification, and management. Am J Hematol. 2019; 94: 266-76.

2) Swerdlow SH, Harris NL, Cook JR, et al. Lymphoplasmacytic lymphoma. In: Swerdlow SH, et al. editors. WHO classifytion of tumours of haematopoietic and lymphoid tissues. Lyon: IARC Press; 2017. p.232-5.

3) Treon SP, Xu L, Yang G, et al. MYD88 L265P somatic mutation in Waldenström's macroglobulinemia. N Engl J Med. 2012; 367: 826-33.

4) Bustonros M, Sklavenitis-Pistofidis R, Kapoor P, et al. Progression risk stratification of asymptomatic Waldenström macroglobulinemia. J Clin Oncol. 2019; JCO1900394. doi: 10.1200/JCO.19.00394. [Epub ahead of print]

5) Morel P, Duhamel A, Gobbi P, et al. International Prognostic Scoring System for Waldenström macroglobulinemia. Blood. 2009; 113: 4163-70.

6) Abeykoon JP, Zanwar S, Ansell SM, et al. Predictors of symptomatic hyperviscosity in Waldenström macroglobulinemia. Am J Hematol. 2018; 93: 1384-93.

7) Leblond V, Kastritis E, Advani R, et al. Treatment recommendations from the eighth International Workshop on Waldenström's macroglobulinemia. Blood. 2016; 128: 1321-8.

8) 日本血液学会. 造血器腫瘍診療ガイドライン 2018 年版. 東京: 金原出版; 2018.

9) Kyriakou C, Canals C, Sibon D, et al. High-dose therapy and autologous stem-cell transplantation in Waldenström macroglobulinemia: the Lymphoma Working Party of the European Group for Blood and Marrow Transplantation. J Clin Oncol. 2010; 28: 2227-32.

10) Hunter ZR, Yang G, Xu Li, et al. Genomics, signaling, and treatment of Waldenström macroglobulinemia. J Clin Oncol. 2017; 35: 994-1001.

11) Varettoni M, Zibellinl S, Defrancesco I, et al. Pattern of somatic mutations in patients with Waldenström macroglobulinemia or IgM monoclonal gammopathy of undetermined significance. Haematologica. 2017; 102: 2077-85.

12) Hunter ZR, Xu L, Tsakmaklis N, et al. Insights into the genomic landscape of MYD88 wild-type Waldenström macroglobulinemia. Blood Adv. 2018; 2: 2937-45.

13) Rawlings DJ, Schwartz MA, Jackson SW, et al. Integration of B cell responses through Toll-like receptors and antigen receptors. Nat Rev Immunol. 2012; 12: 282-94.

14) Poulain S, Roumier C, Decambron A, et al. MYD88 L265P mutation in Waldenstrom macroglobulinemia. Blood. 2013; 121: 4504-11.

15) Yang G, Zhou Y, Liu X, et al. A mutation in MYD88 (L265P) supports the survival of lymphoplasmacytic cells by activation of Bruton tyrosine kinase in Waldenström macroglobulinemia. Blood. 2013; 122: 1222-32.

16) Spinner MA, Varma G, Advani RH. Novel approaches in Waldenström macroglobulinemia. Hematol Oncol Clin N Am. 2018; 32: 875-90.

〈磯部泰司〉

3章 リンパ系疾患

慢性活動性 EB ウイルス感染症

はじめに

　慢性活動性 EBV 感染症（chronic active Epstein-Barr virus infection：CAEBV）とは，EBV に感染した T もしくは NK 細胞がクローナルに増殖した結果，全身臓器への浸潤と炎症をきたす疾患である．症例の報告はこれまで日本を中心とした東アジアに集中している．頻度はまれで，2009 年の厚生労働省研究班全国調査によると，本邦での年間発症数は 23.8 人である．しかし，疾患周知とともに近年成人例を中心に報告が増加している．本稿では，前半で CAEBV の歴史にふれつつ，その臨床像と問題点を述べ，「未来への展望」でその解決のために行われている様々な取り組みと将来の展望を述べる．

1 歴史と疫学

　CAEBV は，1948 年に，伝染性単核症（infectious mononucleosis：IM）によく似た慢性炎症症状が持続し，経過中リンパ腫を発症する疾患としてすでに米国から報告されていた[1]．当初，慢性化した IM と考えられ，慢性活動性 EBV 感染症と名付けられたが[2]，1988 年に Jones らにより T 細胞に EBV が感染し，かつクローナルに増殖している症例が報告された[3]．さらには同様の報告が，日本を中心とした東アジアから相次ぎ，1980 年代以降には腫瘍としての臨床像が多く報告された．2017 年，WHO 造血器腫瘍分類が 9 年ぶりに改訂されたが，CAEBV は EBV 陽性 T，NK リンパ腫の 1 つとして記載された[4]．

2 臨床像

　持続する全身の炎症，EBV 感染細胞の増殖と浸潤，そして両者による臓器障害が CAEBV の主な臨床像である．腫瘍ではあるが腫瘤を形成することは少ない．多くの症例において，本疾患の主症状は様々な臓器の炎症で，最も多い症状は発熱である[5]．すなわち，CAEBV は炎症性疾患と腫瘍性疾患の 2 つ

の顔を持つ．EBV に感染した T 細胞もしくは NK 細胞は組織へ浸潤するが，リンパ系組織のみならず，皮膚，肺，心筋，腸管，中枢および末梢神経などあらゆる臓器が標的となる．さらに，血管炎を生じ，それに伴う臓器障害をきたすことや，ぶどう膜炎を合併することもある．患者が受診し得る診療科は消化器内科，皮膚科，膠原病内科，呼吸器内科，眼科，神経内科，循環器内科，そして救命救急センターと多岐にわたっている．したがってすべての臨床医はこの疾患を認識し，早期診断につとめる必要がある．

CAEBV は 2 つの特徴的な皮膚症状を認める．1 つはいわゆる severe mosquito bite allergy（sMBA），蚊刺過敏症である．これは，ヒトスジシマカに刺された後，刺部の強い炎症とともに高熱をきたす病態をいう．刺された場所は，皮膚のびらんに続き皮下組織が壊死に陥って潰瘍化し，約 1 カ月かけて瘢痕を残して治癒する．ヒトスジシマカの唾液成分に対する EBV 感染細胞の高度な反応が原因と考えられている[6]．もう 1 つは hydroa vacciniforme-like lymphoproliferative disorder（HV-LPD）種痘様水疱症である．日光に当たる皮膚に，炎症や水疱を繰り返す[7]．新診断基準において，CAEBV は，これらの皮膚症状とともに発熱などの慢性全身症状を伴うものと定義されている[8]．虫刺時のみ症状を認める sMBA も CAEBV と同様の経過をとるため，臨床の場では CAEBV と同様に扱うべきと考える．一方皮膚症状のみの HV-LPD の CAEBV との相同性は議論があり定まっていない．

3 診断

2015 年に作成された診断基準を表 3-14 に示す．診断への第一歩は，「疑う事」，である．原因不明の炎症が持続する症例を見たら，また血球貪食性リンパ組織球症を目の前にしたら，本疾患を疑う必要がある．疑ったら，図 3-16 に示すフローチャートに従って鑑別をしていく．診断に必要な検査は以下である．

A 抗体検査

まず EBV 抗体検査を行い，VCA-IgG が陽性であること，すなわち既感染であることを確認する．640 倍以上の値を示すことが多い．抗 EA-IgG 抗体，抗 VCA-IgA 抗体，抗 EA-IgA 抗体など，感染早期に上昇する抗体が陽性を認めることがあるが，全例ではない．抗 Epstein-Barr virus nuclear antigen

表 3-14 ■ 慢性活動性 Epstein-Barr virus 感染症（CAEBV）診断基準

（厚生労働省研究班，2015 年）

1）伝染性単核症様症状が 3 カ月以上持続（連続的または断続的）
2）末梢血または病変組織における EBV ゲノム量の増加
3）T 細胞あるいは NK 細胞に EBV 感染を認める
4）既知の疾患とは異なること

以上の 4 項目をみたすこと.
補足条項
1）「伝染性単核症様症状」とは，一般に発熱・リンパ節腫脹・肝脾腫などをさす. 加えて，血液，消化器，神経，呼吸器，眼，皮膚（種痘様水疱症・蚊刺過敏症）あるいは心血管合併症状・病変（含動脈瘤・弁疾患）などを呈する場合も含む. 初感染に伴う EBV 関連血球貪食性リンパ組織球症，種痘様水疱症で皮膚症状のみのものは CAEBV には含めない. 臓器病変・合併症を伴う種痘様水疱症・蚊刺過敏症は，CAEBV の範疇に含める. 経過中しばしば EBV 関連血球貪食性リンパ組織球症，T 細胞・NK 細胞性リンパ腫・白血病などの発症をみるが，この場合は，基礎疾患としての CAEBV の診断は変更されない.
2）PCR 法を用い，末梢血単核球分画における定量を行った場合，一般に $10^{2.5}$（=316）コピー/μg DNA 以上が 1 つの目安となる. 定性の場合，健常人でも陽性となる場合があるので用いない. 組織診断には in situ hybridization 法などによる EBER 検出を用いる.
3）EBV 感染標的細胞の同定は，蛍光抗体法，免疫組織染色またはマグネットビーズ法などによる各種マーカー陽性細胞解析（B 細胞，T 細胞，NK 細胞などを標識）と EBNA，EBER あるいは EBV DNA 検出などを組み合わせて行う.
4）先天性・後天性免疫不全症，自己免疫・炎症性疾患，膠原病，悪性リンパ腫（ホジキンリンパ腫，節外性 NK/T 細胞リンパ腫 – 鼻型，血管免疫芽球性 T 細胞リンパ腫，末梢性 T 細胞リンパ腫 – 非特定型など），白血病（アグレッシブ NK 細胞性白血病など），医原性免疫不全などは除外する.

（日本小児感染症学会，監修. 慢性活動性 EB ウイルス感染症とその類縁疾患の診療ガイドライン 2016. 東京: 診断と治療社; 2016）[8]

（EBNA）抗体は陰性もしくは低下とされるが特異的ではない. IM を除外することは重要である.

B EBV-DNA 定量検査

　既感染を確認したら，末梢血中の EBV-DNA 量を測定する. $10^{2.5}$ コピー/μgDNA 以上が目安となる[8]. 2018 年 4 月，本検査は CAEBV の診断時，診断後の経過観察に対し月に 1 回の測定が保険適用されることとなった.

K　慢性活動性 EB ウイルス感染症

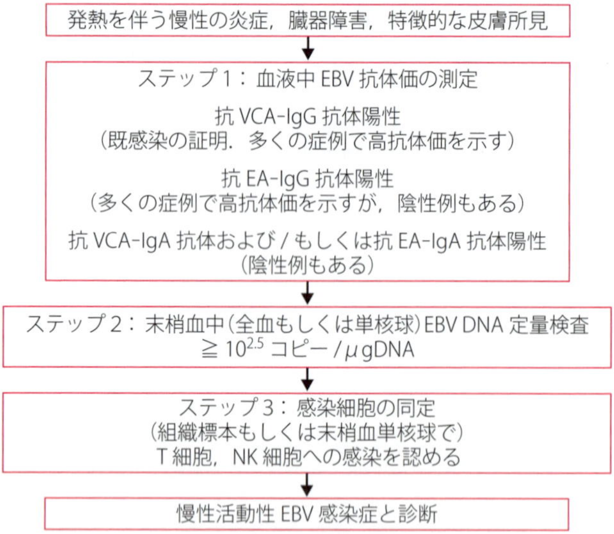

```
┌─────────────────────────────────────────────┐
│ 発熱を伴う慢性の炎症，臓器障害，特徴的な皮膚所見 │
└─────────────────────────────────────────────┘
                        ↓
┌─────────────────────────────────────────────┐
│        ステップ1：血液中 EBV 抗体価の測定        │
│                                               │
│            抗 VCA-IgG 抗体陽性                  │
│    （既感染の証明．多くの症例で高抗体価を示す）     │
│                                               │
│            抗 EA-IgG 抗体陽性                   │
│ （多くの症例で高抗体価を示すが，陰性例もある）      │
│                                               │
│  抗 VCA-IgA 抗体および／もしくは抗 EA-IgA 抗体陽性 │
│            （陰性例もある）                      │
└─────────────────────────────────────────────┘
                        ↓
┌─────────────────────────────────────────────┐
│ ステップ2：末梢血中(全血もしくは単核球)EBV DNA 定量検査│
│            ≧ 10^{2.5} コピー／μgDNA            │
└─────────────────────────────────────────────┘
                        ↓
┌─────────────────────────────────────────────┐
│          ステップ3：感染細胞の同定              │
│    （組織標本もしくは末梢血単核球で）             │
│      T 細胞，NK 細胞への感染を認める             │
└─────────────────────────────────────────────┘
                        ↓
┌─────────────────────────────────────────────┐
│        慢性活動性 EBV 感染症と診断              │
└─────────────────────────────────────────────┘
```

図 3-16 ● 慢性活動性 EBV 感染症診断のためのフローチャート

(Arai A. Front Pediatr. 2019; 7: 14[23]) より改変)

C 感染細胞の同定

　確定検査には EBV 感染細胞の同定，すなわち EBV が感染しているのはどのリンパ球分画か，通常どおり B 細胞か，それとも T 細胞もしくは NK 細胞なのかを検索する．浸潤組織の標本があれば，*in situ* hybridization of Epstein–Barr virus–encoded mRNA（いわゆる EBER 染色）と免疫染色法を行い EBV 陽性細胞の表現型を検討する．しかし，実際は組織標本を得られることは少ないため，末梢血リンパ球を，フローサイトメトリーもしくはリンパ球表面マーカーに対する抗体付き磁気ビーズを用いて各分画に分け，それぞれの EBV-DNA 量を解析して，感染細胞を同定する．前述のように CAEBV では EBV 感染細胞は T 細胞もしくは NK 細胞である．診断に必要な検査であるが，解析は成育医療研究センター，名古屋大学などの限られた施設でのみ行われている．汎用性の高い解析法の開発が望まれる．

4 治療法

　CAEBV は慢性の経過をとるが，適切に治療されないと予後は不良である．Kimura らの 108 例（1～50 歳）の解析では観察中央値 46 カ月で 44％の症例が重症臓器不全で死亡している[5]．また発症時年齢が 8 歳未満の症例の 15 年

生存率は59.7％であったのに対し，8歳以上では27％と有意な差を認めた．同様の報告は複数あり，発症時の高年齢は予後不良因子と考えられる[9,10]．

　CAEBVは，炎症と腫瘍の2つの性質を持つため，両者の制御を目的とした治療を行う．ひとたび悪性リンパ腫や血球貪食性リンパ組織球症を発症すると致死的経過をとるため，これらを発症する前の治療介入が望ましい．副腎皮質ステロイド，エトポシド，シクロスポリンなどの併用療法やリンパ腫に準じた化学療法が行われるが[11]，末梢血EBV-DNA量の消失，つまりEBV感染腫瘍細胞を排除させ得る有効な化学療法はない．これらの排除を得ることができる治療として，複数の報告があるのは骨髄非破壊的前処置による造血幹細胞移植（以下移植）である[8]．発熱，肝障害（ALTが施設基準値の2倍以上を2回連続して示す），進行する皮膚病変，血管炎，ぶどう膜炎などの炎症症状が持続する状態を「疾患活動性」とし，前処置開始前に疾患活動性を有する症例は移植後の予後が不良である，とする報告がなされている[5,12]．すなわち，現在の化学療法の位置づけは疾患活動性の抑制による，移植成績の向上である．

未来への展望

1 病態解明と予後の改善に向けて

A 発症機構解明の試み

　EBVは世界にあまねく存在し，成人になるまでにほとんどのヒトが感染するとされる．なぜ一部のヒトがCAEBVを発症するのだろうか？　そのメカニズムは徐々に明らかにされつつある．

　まず，EBVはどのようにTもしくはNK細胞へ感染するのだろうか．EBVは通常はCD21を感染受容体としてB細胞へ感染するが，実はCD21はわずかにT細胞にも発現している[13]．またB細胞との接触による免疫学的シナプスによりNK細胞にもCD21が発現し，EBVが感染しうるという報告がある[14]．実際にIMの急性期にEBVのT細胞やNK細胞への感染は認められており[15]，感染自体は成立しうるものと考えられる．CAEBV患者には，感染の持続を許すしくみが存在するのかもしれない．

　CAEBV患者のウイルスには，他と異なった特徴はないのだろうか．2019年，Okunoらは77例のCAEBV患者の感染ウイルスのゲノム解析を行い，そのうち27例（35％）に，他のEBV陽性腫瘍の感染ウイルスと共

通した部分に欠失が見られたと報告している[16]. そのうち14例はBamHI A rightward（BART）と言われるマイクロRNA, miR-BARTs をコードする部分の欠失を認めた. miR-BARTs はウイルス粒子の産生に働くBZLF1やBRLF1 などのウイルス蛋白質の発現制御に関与しており, その発症への寄与について解析が待たれる. 一方で, 他の65%のCAEBV患者のウイルスにはゲノム上共通する特徴的な異常は見られなかったことになる.

これらの結果から, EBVのT, NK細胞への感染成立から, その排除不全, 活性化, 腫瘍化には何らかの宿主側の因子の関与が疑われる.

これまでCAEBVの報告は, 日本を中心とした東アジアに集中してきたため, 何らかの遺伝的因子が発症に関与する可能性が指摘されている. 現在複数のグループでCAEBV患者における遺伝的素因については解析が進んでおり, 結果が待たれる.

B 治療法の開発

CAEBVに対する有効な薬剤の開発のため, 発症に関与する細胞内分子シグナリングの解明は急務である. T細胞株, NK細胞株にin vitro でEBVを感染させると, CD40[17, 18], CD137[19] などの発現とともにNF-κBの恒常的な活性化が強くみられ, 血清除去, もしくは抗がん剤処理時のアポトーシスが抑制されることが明らかになっている[19, 20]. また, EBVの感染はT細胞にP糖蛋白質の発現を促し, 化学療法抵抗性の原因となる[21]. NF-κBやP糖蛋白質は治療標的として魅力的である.

2018年, 著者らはCAEBVのEBV感染T, NK細胞で転写因子STAT3が強く活性化しており, その抑制効果をもつJAK1/2阻害薬ルキソリチニブの処理により増殖の抑制と炎症性サイトカインの産生抑制がもたらされることを見出した[22]. ルキソリチニブはすでに骨髄線維症, 真性多血症の治療薬として国内外で承認されている. この適用拡大を目的として, 著者らのグループでは2019年1月よりルキソリチニブの効果を検証する医師主導治験を開始した. 特に抗炎症効果すなわち疾患活動性の抑制による移植成績の改善が期待される.

C 今後の展望

本邦での診断基準や診療ガイドラインの作成に加え, WHO造血器腫瘍

分類に記載されたことで今後 CAEBV は世界的に疾患認知が進み報告例が増えると予想される．CAEBV が 1 つの疾患単位として認識され，発症機構の解明や治療法開発が加速することが期待される．さらに，予後予測モデルの開発とそれに立脚した治療方針の決定のため，自然歴，臨床経過の詳細な解析も必須である．そのためには，疾患登録による前向きな解析が欠かせない．2018 年に厚生労働省研究班により，CAEBV レジストリが成育医療研究センターに設立されている．本邦の研究者に期待される役割は大きい．

■文献

1) Isaacs R. Chronic infectious mononucleosis. Blood. 1948; 3: 858-61.
2) Virelizier JL, Lenoir G, Griscelli C. Persistent Epstein-Barr virus infection in a child with hypergammaglobulinaemia and immunoblastic proliferation associated with a selective defect in immune interferon secretion. Lancet. 1978; 2: 231-4.
3) Jones JF, Shurin S, Abramowsky C, et al. T-cell lymphomas containing Epstein-Barr viral DNA in patients with chronic Epstein-Barr virus infections. N Engl J Med. 1988; 318: 733-41.
4) Swerdlow SH, Campo E, Pileri SA, et al. The 2016 revision of the World Health Organization classification of lymphoid neoplasms. Blood. 2016; 127: 2375-90.
5) Kimura H, Ito Y, Kawabe S, et al. EBV-associated T/NK-cell lymphoproliferative diseases in nonimmunocompromised hosts: prospective analysis of 108 cases. Blood. 2012; 119: 673-86.
6) Asada H, Saito-Katsuragi M, Niizeki H, et al. Mosquito salivary gland extracts induce EBV-infected NK cell oncogenesis via CD4 T cells in patients with hypersensitivity to mosquito bites. J Invest Dermatol. 2005; 125: 956-61.
7) Quintanilla-Martinez L, Ridaura C, Nagl F, et al. Hydroa vacciniforme-like lymphoma: a chronic EBV+ lymphoproliferative disorder with risk to develop a systemic lymphoma. Blood. 2013; 122: 3101-10.
8) 日本小児感染症学会, 監修. 慢性活動性 EB ウイルス感染症とその類縁疾患の診療ガイドライン 2016. 東京: 診断と治療社; 2016.
9) Arai A, Imadome K, Watanabe Y, et al. Clinical features of adult-onset chronic active Epstein-Barr virus infection: a retrospective analysis. Int J Hematol. 2011; 93: 602-9.
10) Kawamoto K, Miyoshi H, Suzuki T, et al. A distinct subtype of Epstein-Barr virus-positive T/NK-cell lymphoproliferative disorder: adult patients with chronic active Epstein-Barr virus infection-like features. Haematologica. 2018; 103: 1018-28.

11) Sawada A, Inoue M, Kawa K. How we treat chronic active Epstein-Barr virus infection. Int J Hematol. 2017; 105: 406-18.

12) Arai A, Sakashita C, Hirose C, et al. Hematopoietic stem cell transplantation for adults with EBV-positive T- or NK-cell lymphoproliferative disorders: efficacy and predictive markers. Bone Marrow Transplant. 2016; 51: 879-82.

13) Fischer E, Delibrias C, Kazatchkine MD. Expression of CR2 (the C3dg/EBV receptor, CD21) on normal human peripheral blood T lymphocytes. J Immunol. 1991; 146: 865-9.

14) Tabiasco J, Vercellone A, Meggetto F, et al. Acquisition of viral receptor by NK cells through immunological synapse. J Immunol. 2003; 170: 5993-8.

15) Anagnostopoulos I, Hummel M, Kreschel C, et al. Morphology, immunophenotype, and distribution of latently and/or productively Epstein-Barr virus-infected cells in acute infectious mononucleosis: implications for the interindividual infection route of Epstein-Barr virus. Blood. 1995; 85: 744-50.

16) Okuno Y, Murata T, Sato Y, et al. Publisher Correction: Defective Epstein-Barr virus in chronic active infection and haematological malignancy. Nat Microbiol. 2019; 4: 544.

17) Imadome K, Shirakata M, Shimizu N, et al. CD40 ligand is a critical effector of Epstein-Barr virus in host cell survival and transformation. Proc Natl Acad Sci U S A. 2003; 100: 7836-40.

18) Imadome K, Shimizu N, Arai A, et al. Coexpression of CD40 and CD40 ligand in Epstein-Barr virus-infected T and NK cells and their role in cell survival. J Infect Dis. 2005; 192: 1340-8.

19) Yoshimori M, Imadome KI, Komatsu H, et al. CD137 expression is induced by Epstein-Barr virus infection through LMP1 in T or NK cells and mediates survival promoting signals. PLoS One. 2014; 9: e112564.

20) Isobe Y, Sugimoto K, Matsuura I, et al. Epstein-Barr virus renders the infected natural killer cell line, NKL resistant to doxorubicin-induced apoptosis. Br J Cancer. 2008; 99: 1816-22.

21) Yoshimori M, Takada H, Imadome K, et al. P-glycoprotein is expressed and causes resistance to chemotherapy in EBV-positive T-cell lymphoproliferative diseases. Cancer Med. 2015; 4: 1494-504.

22) Onozawa E, Shibayama H, Takada H, et al. STAT3 is constitutively activated in chronic active Epstein-Barr virus infection and can be a therapeutic target. Oncotarget. 2018; 9: 31077-89.

23) Arai A. Advances in the Study of Chronic Active Epstein-Barr Virus Infection: Clinical Features Under the 2016 WHO Classification and Mechanisms of Development. Front Pediatr. 2019; 7: 14.

〈新井文子〉

4章 血小板・凝固線溶系疾患

A 特発性血小板減少性紫斑病

はじめに

特発性血小板減少性紫斑病（idiopathic thrombocytopenic purpura: ITP）は，主に抗血小板自己抗体による血小板貪食・破壊の亢進を中心に，血小板産生障害も加わり血小板減少を生じる自己免疫疾患である[1,2]．欧米においてはprimary ITP（primary immune thrombocytopenia）の名称が普及しつつある[3]．指定難病の認定証発行数より，本邦では約25,000名が罹患していると考えられる．年間の新規発症数は10万人あたり2.16人と推計されており，6歳以下の小児，20～34歳の女性および高齢者に好発する[4]．primary ITPはその発症時期により，新規診断（newly-diagnosed）ITP（発症後3カ月以内），持続性（persistent）ITP（3～12カ月），および慢性（chronic）ITP（12カ月以上）に分類される[3]．

ITPに対する疾患特異的な検査が確立されておらず，ITPの診断は基本的に除外診断である．すなわち，血小板減少（10万/μL未満）を認めるが，赤血球系（ただし出血あるいは鉄欠乏による貧血を除く）および白血球系は正常であり，かつ血小板減少をきたすその他の疾患を除外できる場合にITPと診断される．

1 従来のITPの治療

「成人ITP治療の参照ガイド」が2012年に厚生労働省難治性疾患克服研究事業血液凝固異常症に関する調査研究班より発表された[5]．このガイドでは，まず本邦に特徴的といえるピロリ菌関連ITPの位置づけが明確化され，またITPの治療開始基準および治療目標が明示され，副腎皮質ホルモンを1st Line，脾臓摘出術（脾摘）を2nd Line，その他の治療を3rd Lineとする治療の流れがその推奨度とともに示された．すなわち，ITPと診断された場合，まずピロリ菌関連ITPを除外する．ピロリ菌陽性例においては，除菌成功例の50～70％で血小板数の増加を得られる．ピロリ菌陰性，もしくは除菌療法

にて血小板数の増加を得られなかった症例においては，出血症状および血小板数に基づき治療適応を決定する．通常，血小板数 3 万 / μL 以上で出血症状がない，あるいは軽微な場合には無治療で経過観察を行う．血小板数 2〜3 万 / μL で出血症状がない，あるいは軽微な場合は，個々の症例の年齢や併存疾患などの出血リスクを考慮して治療適応を判断する．血小板数 2 万 / μL 未満あるいは重篤な出血症状，多発する紫斑，点状出血や粘膜出血を認める場合は治療を開始する．特に血小板数 1 万 / μL 未満の重症型では消化管出血や頭蓋内出血を呈することがあり，積極的な治療が必要である．

1st Line 治療は副腎皮質ステロイド療法である．プレドニゾロン（PSL）0.5〜1mg/kg/ 日を 2〜4 週間使用し，その後，血小板数の増加の有無にかかわらず 8〜12 週かけて PSL を 10mg/ 日以下にまで漸減し，維持量とする．

副腎皮質ステロイド維持量にて安全な血小板数（通常，3 万 / μL 以上）を維持できない，もしくは合併症や副作用などのためステロイド不耐容である症例においては脾摘を勧める．脾摘は約 80％の症例に血小板増加効果が得られるが，約 20％において再発し，永続的効果を得られるのは約 60％である．また手術に伴う合併症以外に，長期的に感染症および血栓症のリスクがわずかに増加することが知られている．このような情報を提示し十分な同意を得たうえで，脾摘を施行する．なお，新規発症 ITP では自然寛解の可能性があるため，脾摘施行は発症後 6〜12 カ月以降に行うことが望ましい．

脾摘無効，あるいは同意されなかった場合は 3rd Line 治療に移行する．3rd Line 治療に用いられる薬剤の中で ITP に保険適用を有するのは，2 種類のトロンボポエチン受容体作動薬（TPO-RA）（ロミプロスチムおよびエルトロンボパグ）およびリツキシマブである．ロミプロスチムは週 1 回投与の皮下注製剤であり，エルトロンボパグは経口薬である．ロミプロスチム，エルトロンボパグともに 80％以上の例で血小板数の増加が得られる[6,7]．また，エルトロンボパグが無効であってもロミプロスチムが有効，あるいはその逆の場合がある[8,9]．リツキシマブは通常量投与（375mg/m^2 週 1 回×4）を行う．これにより短期的には 50〜60％，長期的には 20〜30％の症例で血小板数増加が得られる[10]．これらが無効あるいは使用できない場合は，アザチオプリン（保険適用外），ダナゾール（保険適用外），シクロスポリン（保険適用外）などを適宜試みる．

2 治療参照ガイドの改訂: 2nd Line 治療の変更

　2012 年以降，ITP 治療の基本的な理念には変わりはなく，治療参照ガイド 2012 年版は現在でも十分有用なガイドである．しかし，2012 年当時は発売直後であった TPO-RA も使用経験が蓄積され長期的な有効性および安全性が明らかにされてきた[6,11]．また本邦において 2017 年からリツキシマブが成人 ITP に対して適応拡大された．一方，正常臓器を摘出する脾摘の施行例は減少しており，副腎皮質ステロイド無効例に対する 2nd Line 治療の選択において，臨床現場の判断と参照ガイドの乖離が大きくなってきている．そこで，厚生労働省の ITP 研究班にて参照ガイドの改訂作業（2019 年版）が行われた（臨床血液 2019 年 8 月号掲載予定）．

　本改訂においては，2nd Line 治療として，脾摘だけでなく，TPO-RA およびリツキシマブも推奨することとした（図 4-1）．TPO-RA は有効率が高く，また長期的にも大きな副作用の増加は報告されていない．しかし多くは継続的な治療が必要であり，また血栓症の増加や骨髄線維症誘発の可能性を否定できない[6,7]．リツキシマブは，その有効率は必ずしも高くないが，短期間（4 週間）で治療が終了することは大きなメリットとなる．脾摘は最も高い寛解率を得られるが，生涯にわたる感染症および血栓症のリスクの僅かな増加があ

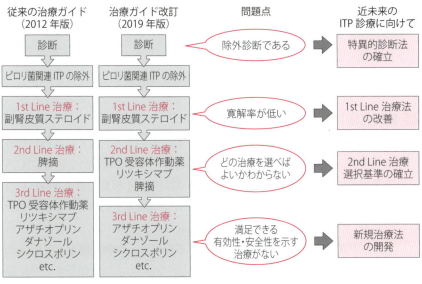

図 4-1 ● ITP 診療の過去・現在・未来

る[12]．2nd Line 治療は，このようなそれぞれの治療法の長所・短所を勘案し，個々の患者の状態およびライフスタイルなどに合わせて個別に判断する．

未来への展望

1 現在の治療の問題点と近未来の ITP 治療の展望 （図 4-1）

現在の ITP 診療には，今回の参照ガイド改訂でも解決されていない多くの問題点がある．

A 特異的診断法の開発

ITP には特異的な診断法がないため，現在においてもその診断は除外診断あるいは治療的診断に頼らざるをえない．現在保険適用されている PAIgG 測定は血小板減少の鑑別診断にはあまり役立たない．臨床上，特に問題となることが多い（軽症）再生不良性貧血と ITP の鑑別においては，網状血小板（幼若血小板）比率と血中 TPO 濃度測定が有用であり[13]，これらの検査が保険適用されることが期待される．また ITP の特異的な診断法の開発にはさらなる ITP の病因・病態の解明が必須である．現在においても，他の自己免疫疾患と同様に，ITP の根本的な病因は明らかにされていない．これは ITP が複数の病因・病態が関与する症候群であるためと考えられる[14]．また ITP の病態を把握する簡便な検査法の開発により，現在の "効くかどうかはやってみないとわからない" という ITP 治療から，オーダーメイド治療へと改革されていくことを期待する．

B 新規発症 ITP の初回治療成績の向上

ITP 治療における大きな問題点の 1 つは，1st Line 治療として行われる副腎皮質ステロイドの寛解率の低さである．現在推奨されている PSL 通常量投与法では，多くの症例において一時的な血小板数の増加は得られるが，PSL 減量に伴い血小板数が低下し PSL の再増量を必要とする症例も少なくない．ステロイドを中止できる症例はたかだか 10~25% 程度にとどまる．長期にわたる高用量のステロイド投与は，耐糖能障害，免疫能低下，骨粗鬆症などの多くの副作用を生じ，QOL および生命予後に悪影響を与える．ステロイド治療の有効性の向上と長期投与を避ける目的で高用

234 ● 4 章 血小板・凝固線溶系疾患

量デキサメタゾン療法（HD-DEX）（保険適用外）が試みられている．HD-DEX と通常量 PSL 療法を比較したメタ解析によると，HD-DEX の方がより早く血小板数の回復を得られる可能性があるが，6 カ月後には PSL 通常量を上回る有効性は認められていない[15]．したがって，今回の参照ガイド改訂においても初回治療には PSL 通常量投与を推奨している．しかし，血小板数低下が高度であり，早期の血小板数増加が必要な若年症例では HD-DEX を選択することを考慮してもよいであろう．また初回治療からリツキシマブや TPO-RA を併用する試みもなされている．現時点ではこれらの併用により初回寛解率が大幅に改善したというデータは得られていないが，新規薬剤を含めて初回治療による高い寛解率を目指す努力が今後も必要である．

C 2nd Line 治療の選択基準の確立

今回の参照ガイド改訂により 2nd Line 治療として，TPO-RA, リツキシマブ，脾摘を同等に推奨し，これらをどのような症例にどのような順番で使用するかは，それぞれの治療の長所・短所を考慮し個々に判断することとした．しかし，その選択基準をより明確化していくことが望まれる．長い歴史を有する脾摘に関しては，有効性を予測する目的で種々の因子が検討されてきたが，現在においても有用な方法は見いだせていない．リツキシマブに関しては，少なくとも初回は入院治療が必要であることから治療を躊躇する患者も多い．後方視的解析から若い女性において脾摘に匹敵する有効性があるとした報告や[16]，抗血小板抗体陽性例において有効性が高い可能性を示した報告がある[17]．リツキシマブにおいてもその有効性を予測する因子の特定が今後の課題である．TPO-RA に関しては，副作用，特に血栓症の危険性の高い患者をどのように選択しフォローするか明確化することが重要であろう．抗リン脂質抗体陽性例や担がん患者など，血栓傾向のある（疑われる）患者に対する適切な TPO-RA の使用法あるいは抗血栓療法の併用に関して，臨床データのさらなる蓄積が必要である．

D 難治性 ITP に対する治療法の開発

従来，副腎皮質ステロイドおよび脾摘に反応しない，いわゆる "難治性" ITP 症例は 5〜30% 程度存在すると考えられており，これらに対して

A　特発性血小板減少性紫斑病　235

多くの治療が試みられてきた[5, 18]．TPO-RA およびリツキシマブが使用可能となった現在においては，これらの治療にも反応しない多剤無効（multi-refractory）ITP 症例はかなり限られると思われるが，一定数存在することも事実である．このような症例では慢性リンパ性白血病や SLE に合併する secondary ITP が多いことが報告されており[19]，ITP の診断を再度確認しておくことが望ましい．また多剤無効 ITP では，TPO-RA と免疫抑制薬の併用が比較的有効であることが報告されている[19]．新規治療薬として Syk 阻害薬，ホスタマチニブが有望である．ホスタマチニブはチロシンキナーゼである Syk を阻害することによりマクロファージによる血小板貪食・破壊を抑制する．欧米で行われた 2 つのランダム化比較試験（第 III 相試験）において，プラセボ群を上回り約半数の症例において有効であったことから[20]，FDA において既存治療が無効な症例においてその使用が認可された．副作用としては下痢，高血圧，嘔気などが認められるが重篤なものは少ない．長期的な有効率は必ずしも高くないようであるが，興味深いことに TPO-RA が無効であった症例の 34%において有効であったことが報告されており[21]，本邦での臨床治験の進行が期待される．

おわりに

ITP 診療は TPO-RA およびリツキシマブが使用されるようになり大きく変わってきたが，診断・治療ともにファジーな状況のまま行われているのが現状である．疾患特異的な診断の確立および適切な治療選択のための指針の確立が近未来に解決すべき重要な課題であろう．

■文献

1) Cines DB, Blanchette VS. Immune thrombocytopenic purpura. N Engl J Med. 2002; 346: 995-1008.
2) Kashiwagi H, Tomiyama Y. Pathophysiology and management of primary immune thrombocytopenia. Int J Hematol. 2013; 98: 24-33.
3) Rodeghiero F, Stasi R, Gernsheimer T, et al. Standardization of terminology, definitions and outcome criteria in immune thrombocytopenic purpura of adults and children: report from an international working group. Blood. 2009; 113: 2386-93.
4) Kurata Y, Fujimura K, Kuwana M, et al. Epidemiology of primary immune thrombocytopenia in children and adults in Japan: a population-based study and

literature review. Int J Hematol. 2011; 93: 329-35.

5) 藤村欣吾, 宮川義隆, 倉田義之, 他. 成人特発性血小板減少性紫斑病治療の参照ガイド 2012 年版. 臨床血液. 2012; 53: 433-42.

6) Wong RSM, Saleh MN, Khelif A, et al. Safety and efficacy of long-term treatment of chronic/persistent ITP with eltrombopag: final results of the EXTEND study. Blood. 2017; 130: 2527-36.

7) Kuter DJ, Bussel JB, Newland A, et al. Long-term treatment with romiplostim in patients with chronic immune thrombocytopenia: safety and efficacy. Br J Haematol. 2013; 161: 411-23.

8) Lakhwani S, Perera M, Fernandez-Fuertes F, et al. Thrombopoietin receptor agonist switch in adult primary immune thrombocytopenia patients: A retrospective collaborative survey involving 4 Spanish centres. Eur J Haematol. 2017; 99: 372-77.

9) Cantoni S, Carpenedo M, Mazzucconi MG, et al. Alternate use of thrombopoietin receptor agonists in adult primary immune thrombocytopenia patients: A retrospective collaborative survey from Italian hematology centers. Am J Hematol. 2018; 93: 58-64.

10) Chugh S, Darvish-Kazem S, Lim W, et al. Rituximab plus standard of care for treatment of primary immune thrombocytopenia: a systematic review and meta-analysis. Lancet Haematol. 2015; 2: e75-81.

11) Rodeghiero F, Stasi R, Giagounidis A, et al. Long-term safety and tolerability of romiplostim in patients with primary immune thrombocytopenia: a pooled analysis of 13 clinical trials. Eur J Haematol. 2013; 91: 423-36.

12) Chaturvedi S, Arnold DM, McCrae KR. Splenectomy for immune thrombocytopenia: down but not out. Blood. 2018; 131: 1172-82.

13) Kurata Y, Hayashi S, Kiyoi T, et al. Diagnostic value of tests for reticulated platelets, plasma glycocalicin, and thrombopoietin levels for discriminating between hyperdestructive and hypoplastic thrombocytopenia. Am J Clin Pathol. 2001; 115: 656-64.

14) Cines DB, Bussel JB, Liebman HA, et al. The ITP syndrome: pathogenic and clinical diversity. Blood. 2009; 113: 6511-21.

15) Mithoowani S, Gregory-Miller K, Goy J, et al. High-dose dexamethasone compared with prednisone for previously untreated primary immune thrombocytopenia: a systematic review and meta-analysis. Lancet Haematol. 2016; 3: e489-96.

16) Marangon M, Vianelli N, Palandri F, et al. Rituximab in immune thrombocytopenia: gender, age, and response as predictors of long-term response. Eur J Haematol. 2017; 98: 371-7.

17) Feng R, Liu X, Zhao Y, et al. GPIIb/IIIa autoantibody predicts better rituximab response in ITP. Br J Haematol. 2018; 182: 305-7.

18) Provan D, Stasi R, Newland AC, et al. International consensus report on the investigation and management of primary immune thrombocytopenia. Blood.

2010; 115: 168-86.

19) Mahevas M, Gerfaud-Valentin M, Moulis G, et al. Characteristics, outcome, and response to therapy of multirefractory chronic immune thrombocytopenia. Blood. 2016; 128: 1625-30.

20) Bussel J, Arnold DM, Grossbard E, et al. Fostamatinib for the treatment of adult persistent and chronic immune thrombocytopenia: Results of two phase 3, randomized, placebo-controlled trials. Am J Hematol. 2018; 93: 921-30.

21) Bussel JB, Arnold DM, Boxer MA, et al. Long-term fostamatinib treatment of adults with immune thrombocytopenia during the phase 3 clinical trial program. Am J Hematol. 2019; 94: 546-53.

〈柏木浩和〉

4章 血小板・凝固線溶系疾患

B 血栓性血小板減少性紫斑病

はじめに

血栓性血小板減少性紫斑病（thrombotic thrombocytopenic purpura：TTP）は，血小板血栓が全身の微小血管に生じることにより発症する．TTP は溶血性貧血，血小板減少，血小板血栓による臓器障害を特徴とする血栓性微小血管症（thrombotic microangiopathy：TMA）の代表的疾患である．TMA はその病因により分類することが推奨されており，そのなかで ADAMTS13（a disintegrin-like and metalloproteinase with thrombospondin type 1 motifs 13）活性が著減しているもののみを TTP と診断するようになっている．2016 年に TTP は指定難病となり，厚生労働省「血液凝固異常症に関する調査研究班」TTP グループはその診断基準と治療方針をまとめ，「TTP 診療ガイド 2017」として発表した[1]．後天性 TTP では ADAMTS13 を補充し自己抗体を除去することを目的とした血漿交換とともに，自己抗体の産生抑制のために副腎皮質ステロイドによる免疫抑制療法が行われる．現在では血漿交換の導入により 80％以上の生存率が得られるようになったが，一部に難治例，早期再発例が認められるなど解決すべき課題は依然として残されている．本稿ではまず初めに病態をふまえ，現在の TTP 治療を解説するとともに，後半では残された課題の解決に向けて今後期待される新規治療薬について概説する．

1 TTP の病態

TTP は ADAMTS13 活性が健常人の 10％未満に低下することによって，全身の微小血管に血小板血栓が形成され発症する疾患である．ADAMTS13 とは von Willebrand 因子（VWF）を特異的に切断する酵素であり，VWF は血液中に存在する止血因子で，主として血管内皮細胞で産生される．血小板との結合などによる VWF の止血機能はその分子量に比例し，血管内皮細胞から分泌直後の超高分子量 VWF 重合体（unusually large VWF multimers, UL-VWFM）が最も活性が高いとされている．そのため，UL-VWFM が血液中に存在する

ことにより血栓形成の危険が高まることになるが，それを抑制するのが
ADAMTS13である．VWFは大動脈などの低ずり応力の下では折りたたまれ
た構造をしているが，細動脈など高ずり応力が発生する部位では伸展構造とな
り，血小板結合部位やADAMTS13による切断部位が露出する[2]．その結果，
健常人ではUL-VWFMはADAMTS13によって切断され，血栓形成は抑制さ
れる．一方，TTPではADAMTS13活性低下によりUL-VWFMが切断され
ずに血液中に残存し，高ずり応力の発生する微小血管で活性化され，血小板血
栓を形成する．この血小板血栓が，腎臓や脳などの流入血管に形成されると臓
器障害が生じる．ADAMTS13活性が著減する原因として，先天性は
ADAMTS13遺伝子異常によって，後天性はADAMTS13に対する自己抗体が
産生されることにより発症する．

2 後天性TTPの診断

TTPの症状としては1966年にAmorosiとUltmanがTTP 271症例を集計
し，報告した5つの徴候（血小板減少，溶血性貧血，腎機能障害，発熱，精
神神経症状）が古典的5徴候としてよく知られている[3]．しかし，実際には5
徴候がすべて揃う症例は，後天性TTP全体の10％未満と非常に少ないことが
報告されており[4]，現在ではそのなかでも血小板減少と溶血性貧血が診断に重
要であることが認識されている．この2徴候を認めた場合にはTTPを疑い，
ADAMTS13活性を測定する．ADAMTS13活性が10％未満に著減していれば
TTPと診断し，抗ADAMTS13自己抗体が陽性であれば後天性TTPと診断
する．TTPは全身性エリテマトーデスなどの膠原病やチクロピジンなどの薬
剤に関連して発症することがあり，その場合には後天性二次性TTPと診断す
る．基礎疾患を認めない場合には後天性原発性TTPと診断する．

3 後天性TTPの治療

後天性TTPにおいて科学的根拠が示されている治療法は血漿交換のみであ
る[5]．新鮮凍結血漿（fresh frozen plasma：FFP）50〜75mL/kgを置換液とし
て，1日1回連日施行する．血漿交換は，1）ADAMTS13の補充，2）抗
ADAMTS13自己抗体の除去，3）UL-VWFMの除去，といった機序により治
療効果が期待される．血漿交換の開始の遅れが予後を悪化させるとの報告があ
ることから[6]，後天性TTPを疑った場合には，できるだけ早期に血漿交換を

開始する必要がある．また，自己抗体の産生抑制を目的としてステロイド療法が血漿交換と並行して実施される．ステロイド療法としてはステロイドパルス療法（メチルプレドニゾロン 1000mg 3 日間）またはステロイド大量内服療法（プレドニゾロン 1mg/kg/ 日）が使用される．また，高度な貧血に対しては赤血球輸血が推奨される一方で，血小板輸血は血栓症を増悪させる危険性があるため，致死的な出血がある場合を除いて禁忌と考えられる．

しかし，血漿交換や副腎皮質ステロイドによる治療を実施しても血小板数が回復しないような難治例や，回復後にすぐに血小板数が低下する早期再発例が存在し，そのような場合にはリツキシマブ投与が考慮される（2019 年 8 月より保険適用）．難治性 TTP の病態の 1 つに血漿交換開始後 7～15 日後に抗 ADAMTS13 自己抗体が急上昇する現象（ADAMTS13 inhibitor boosting）があり，このような場合にもリツキシマブの有効性が報告されている[7]．

TMA を疑った場合の診断と治療に関する考え方は図 4-2 のようにまとめられる．

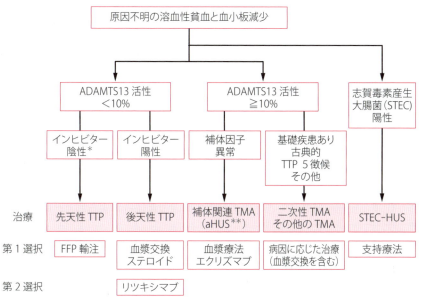

図 4-2 ● TMA の診断と治療

*インヒビター陰性であっても，ADAMTS13 結合抗体陽性の後天性 TTP が存在する．
**非典型 HUS：保険病名や慣用名としてしばしば使用されている．
（松本雅則, 他. 臨血. 2017; 58: 271-81）[1]

未来への展望

1 後天性 TTP 治療の課題と新規治療薬

TTP は急性期に血栓症（脳梗塞，心筋梗塞など）を発症する危険があり，無治療の場合は 90％以上が死亡するきわめて予後不良な疾患であったが，血漿交換が導入され約 80％の生存率が得られるようになった．しかし，その後の生存率の改善は軽度にとどまっており，依然として解決すべき課題は残されている．以下の稿では残された課題に焦点を当て，解決に向けたアプローチおよび今後期待される新規治療薬について概説する．

A 発症早期の致死的な血栓症

TTP 治療において免疫抑制療法は自己抗体産生抑制を目的として血漿交換と併用されるが，効果発現には一定の期間を要する．そのため，急性期の致死的な血栓症を完全には回避できないことが指摘されている．リツキシマブにおいても投与開始から血小板の回復までには約 2 週間を要することが知られており，その間は血栓症に伴う臓器障害のリスクを伴う[8]．その改善に期待されているのが抗 VWF 抗体である caplacizumab である．本剤は VWF の A1 ドメインを標的とした単一の可変領域からなるヒト化抗体製剤（nanobody）であり，VWF の血小板への結合を阻害することで血小板血栓の産生抑制にはたらく．後天性 TTP に対する caplacizumab の第 II 相，第 III 相試験の成績が報告され，本剤投与により血小板数正常化までの期間はプラセボ群と比較して有意に短縮し，臓器障害を反映するバイオマーカー（LDH，トロポニン I，血清クレアチニン）の早期改善がみられた[9,10]．微小血栓の形成が早期に抑制されたことを示唆しており，虚血による臓器障害を防ぐことによって生存率改善に寄与することが期待される．

B 難治例，早期再発例

続いて問題となるのが血漿交換，ステロイド治療の難治例，早期再発例である．このような症例に対してリツキシマブの有効性が高いことが報告されているが，それでもなお無効例が存在し，新規薬剤の開発が望まれる．その 1 つが遺伝子組換え型 ADAMTS13 製剤（rADAMTS13）である．

242　4 章　血小板・凝固線溶系疾患

これまで主に先天性 TTP 症例に対する rADAMTS13 の開発が進められているが，後天性 TTP に対する有効性についてもすでに報告されている．後天性 TTP では投与された rADAMTS13 が自己抗体によって中和され，効果を発揮しないことが危惧されるが，それを上回る用量を投与することで VWF 分解活性が回復する可能性が示唆されている[11]．また，自己抗体により中和されない変異型 rADAMTS13 も開発されており，有効性が期待される．

リツキシマブ同様に ADAMTS13 自己抗体の産生抑制による効果が想定されるものとしてボルテゾミブがあげられる．同剤は多発性骨髄腫の治療薬として用いられるプロテアソーム阻害薬であり，形質細胞に作用することで自己抗体の産生抑制が期待される．難治性 TTP に対して有効性がみられたとする報告が散見される[12] が，症例数は限られており，多発性骨髄腫に準じた投与量，投与間隔が適切か否かも含め検討が望まれる．

その他には N-アセチルシステイン（N-acetylcysteine：NAC）の TTP に対する効果が注目されている．NAC はアセトアミノフェン中毒の解毒剤や呼吸器疾患での去痰薬として使用されており，ムチンのジスルフィド結合を開裂することにより粘稠度を低下させ，痰の喀出を促す．VWF もジスルフィド結合により多量体を形成するため，NAC による UL-VWFM の分解が期待される．実際に後天性 TTP に対して有効性を認めた報告もあるが[13]，現時点では適切な投与量含め不明瞭な点が多く，今後の症例の蓄積が望まれる．

C 高い再発率

最後にあげられるのが高い再発率の問題である．初発から 7〜10 年の期間で実に 40％もの後天性 TTP 患者に 1 回以上の再発がみられたとする報告がある[14]．寛解後も ADAMTS13 活性が低下している症例があることが知られており，再発が高頻度にみられることが指摘されている．そのような患者に対して寛解後にリツキシマブを使用することで再発率の低減が可能であったことが報告されている（preemptive therapy）[15]．一方で，効果が一過性にとどまり追加投与が必要な場合があることや，そもそも再発を認めないこともあり，どのような症例に使用すべきかなど検討すべき課題は残されている．

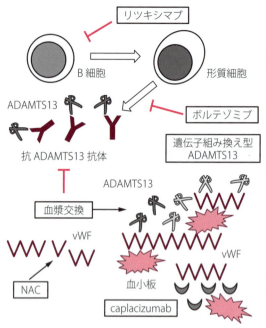

図 4-3 ● 病態に基づいた後天性 TTP の治療戦略

リツキシマブは CD20 に対するモノクローナル抗体であり，B リンパ球を減らすことで抗 ADAMTS13 自己抗体の産生を抑制する．ボルテゾミブは形質細胞に作用し，自己抗体産生の抑制にはたらく．血漿交換によって，自己抗体，UL-VWFM の除去および，ADAMTS13 補充が可能となる．NAC はジスルフィド結合の開裂により UL-VWFM を分解する．caplacizumab は VWF の血小板への結合を阻害し，血小板血栓産生抑制が期待される．
(Sadler JE. Blood. 2017; 130: 1181-8[16] より改変)

以上をふまえ，病態に基づいた後天性 TTP の治療戦略について図 4-3 に示す[16]．

おわりに

後天性 TTP 治療において標準治療である血漿交換，ステロイド療法に加え，新規治療薬が複数開発されており，その有効性を示す臨床試験結果が報告されている．今後，TTP の病態解明およびそれに基づいた治療戦略の発展，新規薬剤の臨床への導入が進むことによって，さらなる予後の改善が期待される．

■文献

1) 松本雅則, 藤村吉博, 和田英夫, 他. 厚生労働科学研究費補助金 難治性疾患等政策研究事業血液凝固異常症等に関する研究班 TTP グループ. 血栓性血小板減少性紫斑病（TTP）診療ガイド 2017. 臨血. 2017; 58: 271-81.
2) Tsai HM, Sussman II, Nagel RL, et al. Shear stress enhances the proteolysis of von Willebrand factor in normal plasma. Blood. 1994; 83: 2171-9.
3) Amorosi EL, Ultmann JE. Thrombotic thrombocytopenic purpura.: report of

16 cases and review of the literature. Medicine (Baltimore). 1966; 45: 139-60.

4) Joly BS, Coppo P, Veyradier A. Thrombotic thrombocytopenic purpura. Blood. 2017; 129: 2836-46.

5) Rock GA, Shumak KH, Buskard NA, et al. Canadian Apheresis Study Group. Comparison of plasma exchange with plasma infusion in the treatment of thrombotic thrombocytopenic purpura. N Engl J Med. 1991; 325: 393-7.

6) Pereira A, Mazzara R, Monteagudo J, et al. Thrombotic thrombocytopenic purpura/hemolytic uremic syndrome: a multivariate analysis of factors predicting the response to plasma exchange. Ann Hematol. 1995; 70: 319-23.

7) 飯野宏充, 小川孔幸, 柳澤邦雄, 他. リツキシマブにより完全寛解に到達した難治性血栓性血小板減少性紫斑病. 臨血. 2017; 58: 204-9.

8) Froissart A, Buffet M, Veyradier A, et al. Efficacy and safety of first-line rituximab in severe, acquired thrombotic thrombocytopenic purpura with a suboptimal response to plasma exchange. Experience of the French Thrombotic Microangiopathies Reference Center. Crit Care Med. 2012; 40: 104-11.

9) Peyvandi F, Scully M, Kremer Hovinga JA, et al. Caplacizumab for acquired thrombotic thrombocytopenic puroura. N Engl J Med. 2016; 374: 511-22.

10) Scully M, Cataland SR, Peyvandi F, et al. Caplacizumab treatment for acquired thrombotic thrombocytopenic purpura. N Engl J Med. 2019; 380: 335-46.

11) Plaimauer B, Kremer Hovinga JA, Juno C, et al. Recombinant ADAMTS13 normalizes von Willebrand factor-cleaving activity in plasma of acquired TTP patients by overriding inhibitory antibodies. J Thromb Haemost. 2011; 9: 936-44.

12) Eskazan AE. Bortezomib therapy in patients with relapsed/refractory acquired thrombotic thrombocytopenic purpura. Ann Hematol. 2016; 95: 1751-6.

13) Rottenstreich A, Hochberg-Klein S, Rund D, et al. The role of N-acetylcysteine in the treatment of thrombotic thrombocytopenic purpura. J Thromb Thrombolysis. 2016; 41: 678-83.

14) Kremer Hovinga JA, Vesely SK, Terrell DR, et al. Survival and relapse in patients with thrombotic thrombocytopenic purpura. Blood. 2010; 115: 1500-11.

15) Jestin M, Benhamou Y, Schelpe A, et al. Preemptive rituximab prevents long-term relapses in immune-mediated thrombotic thrombocytopenic purpura. Blood. 2018; 132: 2143-53.

16) Sadler JE. Pathophysiology of thrombotic thrombocytopenic purpura. Blood. 2017; 130: 1181-8.

〈久保政之　松本雅則〉

4章 血小板・凝固線溶系疾患

C von Willebrand 病

1 von Willebrand 病について

von Willebrand 病は，von Willebrand 因子（VWF）の量的・質的異常により出血傾向をきたす先天性凝固異常症である．VWF は，生体内では血漿，血小板α顆粒，血管内皮細胞にある weibel-palade 小体および内皮下結合組織に存在し，凝固因子としては，①内皮下結合組織および血小板への結合を介した

表 4-1 ■ von Willebrand 病の分類

病型	VWF 異常	VWF 機能	VWF 重合構造	検査値の特徴	DDAVP	病型別頻度
1	量的低下	正常	正常	VWF:RCo & VWF:Ag 低下，VWF:RCo/VWF:Ag 比正常	有効のことが多い	75%
2A	質的異常	GPIb 依存性血小板凝集能低下	HMW 欠損	VWF:RCo 低下，VWF:RCo/VWF:Ag 比低下（<0.3）	ときに有効	12%
2B	質的異常	GPIb 依存性血小板凝集能亢進	HMW 欠損（消耗性欠損）	VWF:RCo 低下，VWF:RCo/VWF:Ag 比低下（0.3〜0.7 程度），RIPA 亢進，血小板減少	禁忌（血小板減少惹起）	5.2%
2M	質的異常	GPIb 依存性血小板凝集能低下	正常	VWF:RCo 低下，VWF:RCo/VWF:Ag 比低下（<0.7）	ときに有効	1%
2N	質的異常	FⅧ結合能低下	正常	VWF:RCo & VWF:Ag 低下なし，FⅧ:C 低下，FⅧ:C/VWF:Ag 比低下（<0.5）	ときに有効	2.1%
3	完全欠損	−	−	VWF 不検出	無効	4.7%

GP：（血小板表面）糖蛋白，FⅧ：凝固第Ⅷ因子，HMW：高重合 VWF，VWF:RCo：VWF リストセチンコファクター活性，VWF:Ag：VWF 抗原量，RIPA：リストセチン惹起血小板凝集，FⅧ:C：凝固第Ⅷ因子活性

血小板粘着・凝集すなわち一次止血への貢献，②凝固第Ⅷ因子（coagulation factor Ⅷ：FⅧ）に結合しこれを安定化することによる二次止血への貢献，の2つの機能を有している．VWF は複数の分子が結合した多量体（マルチマー）を形成しており，血中に放出された後は ADAMTS13 によって開裂され，適切なマルチマーサイズに調節される[1,2]．高分子のマルチマーほど血小板結合能が高く，低分子のマルチマーは血小板凝集活性をほとんどもたない一方，FⅧへの結合能はマルチマーサイズに依存しないことがわかっている[1,3]．

　von Willebrand 病は，type 1・2A・2B・2M・2N・3 の6病型に分類される（表4-1）．VWF 抗原量，リストセチンコファクター活性（VWF:RCo）などの一般臨床において実施可能な検査のみでは病型分類が困難なことはしばしばある．また，多くを占める type1 と健常との境界について判断に悩む場合も少なくないが，診断基準はいまだ定まっていない[1,4]．

　臨床症状としては，鼻出血，紫斑・皮下血腫，口腔粘膜出血，月経過多など，血小板凝集の障害を思わせる出血症状を呈する場合が多いが，これらは健常人においてもある程度一般的に認められる症状であるため，病歴聴取の際に先天性異常としてとらえがたい側面がある．type 3 のように FⅧ活性が高度に低下した一部症例では，血友病のように関節内出血や筋肉内出血，頭蓋内出血などの深部出血をきたしたり，反復する関節出血の結果として関節症を発症したりすることもある[5]．また，主に高分子マルチマーが欠損している病型（type 2の一部および type 3）において，angiodysplasia に起因する消化管出血を反復する場合があることが古くより知られていたが，近年，その病態についても急速に理解が進んでいる[6]．

　止血治療は VWF の補充，デスモプレシン（DDAVP）が中心となり，その他の補助療法を組み合わせて行う．

② VWF 補充療法

　VWF を含む凝固因子製剤としては，血漿由来 FⅧ・VWF 濃縮製剤（コンファクト F®，アステラス製薬）がある．すべての病型に使用可能である．

　コンファクト F®の単位数表示は FⅧ としてのものであり，VWF は VWF:RCo で FⅧ の1.6倍（例えばコンファクト F®500 中には 800IU）含まれることに注意する．VWF 1IU/kg の投与により VWF:RCo は約 2IU/dL 上昇し，血中半減期は 12〜16 時間程度である[7]．しかし FⅧ など他の凝固因子と同様，

表 4-2 ■ 観血的処置および出血時の VWF 補充療法

	投与量 (IU/kg)	投与回数・期間
大手術	40〜60 (5 日目以降減量)	術前 1 回, 術後 7〜10 日間 または創部治癒まで
小手術	30〜50	術前 1 回, 術後 2〜5 日間
抜歯	20〜30	処置前 1 回
外傷後出血	20〜30	1〜2 日間または止血まで
口腔内出血・鼻出血	20	1 回または止血まで

(高橋芳右. フォン・ヴィレブランド病. In: 白幡 聡, 他編. みんなに役立つ血友病の基礎と臨床. 改訂第 3 版. 大阪: 医薬ジャーナル社; 2016. p.179-83)[8]

薬物動態の個人差が大きいため, 可能であれば症例ごとにあらかじめ輸注試験を行い, 薬物動態を確認しておきたい. 重症出血や大手術の際には, 当初は VWF:RCo を 100IU/dL 以上, その後 7〜10 日程度は VWF:RCo のトラフを 50IU/dL 程度に保つよう補充を行う. 小手術・処置時には状況に応じて 1〜5 日程度は VWF:RCo を 30IU/dL 以上に保つようにする. 投与量の目安を別表に記した (表 4-2)[8].

頻回に出血を認める重症患者において, VWF を日常的・予防的に補充することで, 消化管や関節出血を含む各種出血の回数が大幅に減少し, 出血による入院回数も減少することが示されている[9-12]. しかし, 血友病患者に対する定期補充療法の有効性と方法が確立しているのに比べるとエビデンスが限られており, 最適な VWF の投与量や投与頻度も定まっていない.

VWF が完全欠損している tyep 3 では, VWF の投与により 10% 程度の頻度で VWF に対する中和抗体 (インヒビター) が生じる. 補充療法が無効化するだけでなく, 約半数では VWF 投与によりアナフィラキシー反応を惹起するようになり, 止血治療における著しい障害となる[13].

3 デスモプレシン (DDAVP)

DDAVP は抗利尿ホルモンの合成誘導体であり, 中枢性尿崩症の治療のため開発された後に, FVIII活性や VWF:RCo を上昇させる作用があることが発見された[14-16]. DDAVP は, 血管内皮細胞に結合し cAMP によるシグナル伝達を活性化することにより, VWF の分泌を引き起こす.

248 ● 4 章 血小板・凝固線溶系疾患

DDAVP 0.2〜0.4 μg/kg を生理食塩水で希釈し 30 分程度で点滴静注すると，投与終了後 1 時間程度で VWF:RCo と FVIII活性はピークに達し，効果は 6〜8 時間程度持続する[17]．反復投与により次第に効果が減弱するため，長期間 VWF:RCo を維持する必要がないような，軽微な出血や小手術・処置の際の使用に向いている．type 2A では治療反応が悪いことが多く，type 3 には無効，type 2B では血小板凝集を惹起してしまうため禁忌である（表4-1）．いずれの病型においても治療反応性は個人差が大きいため，あらかじめ投与試験を行っておくとよい．

　副作用発現率が高く使いにくい部分はあるが，大多数は頭痛，めまい，のぼせなどの軽微なものである．排尿機能に問題がない健常人においては，水分過剰摂取をしなければ抗利尿作用が問題となることはなく，水中毒や低ナトリウム血症といった重篤な副作用を伴うことはまれである．

4　その他の補助療法・特殊な状況における治療

　止血治療における補助療法としてしばしばトラネキサム酸が用いられる[18]．月経後の止血困難においては，ホルモン療法の併用も有効である[19]．

　angiodysplasia による消化管出血を反復する症例において，定期的な VWF 補充の有用性は示されているが，その出血予防効果は他の出血部位に対するものと比べるとやや劣るようである[6]．様々な方法が試されており，近年はサリドマイドやレナリドマイドの有効性を示唆する報告もある[20, 21]．

　インヒビターを生じてしまった type 3 症例，特にアナフィラキシーを伴う場合の止血治療にはしばしば難渋するが，VWF をまったく含まない遺伝子組換え第VIII因子製剤や遺伝子組換え活性型第VII因子製剤による治療が試みられており[22-25]，筆者らの施設でも有効性を確認している．

未来への展望

1　遺伝子組換え VWF 製剤

　欧米ではすでに遺伝子組換え VWF 製剤（recombinant VWF:rVWF）が発売されている．rVWF は，既存の血漿由来製剤と比較し，① FVIII との複合製剤ではない，②高分子の VWF マルチマーを多く含む，③血液由来成分を製造工程で使用しない，といった点において優位である．

血漿由来 VWF 含有製剤（plasma derived VWF：pdVWF）の多くは，FVIIIと VWF を共に含む複合因子製剤である．しかし von Willebrand 病患者における FVIII活性の低下は，FVIIIを保護するキャリアとしての VWF が欠乏することにより FVIIIのクリアランスが亢進した結果であり，FVIIIの産生能は保たれている．このため，FVIIIを含有する pd VWF を反復投与すると，内因性の FVIIIもあわせて上昇し，FVIII活性が高値となった状態をしばしば経験する．rVWF の単独輸注後 6 時間で FVIII活性は 40IU/dL を超え，同 24 時間後には正常化すると報告されている[26] ことから，FVIII活性が血友病患者並みに低下している type 3 患者であっても，止血治療における 1 回目の輸注を除き，FVIIIを VWF とともに補充し続ける必要はないと考えられる．必要量の FVIIIのみを別に輸注することで，FVIII活性が高値となり潜在的な血栓症リスク状態となることを回避できると考えられる．

rVWF は製造工程で ADAMTS13 にさらされないため，製剤化以前に血中で ADAMTS13 による開裂が起きている pdVWF とは異なり，高分子のマルチマーを多く含む[27]．前述のとおり VWF はマルチマーサイズが大きいほど血小板血栓を形成する能力が高いことを反映してか，薬物動態試験において，rVWF 輸注後の VWF:RCo の AUC は，pdVWF に比しやや大きい傾向を示した．

血漿由来製剤による HIV や HCV の集団感染事故が起きたのはつい三十数年前のことである．原料となる血漿のウイルス遺伝子検査，複数のウイルス不活化・除去工程により各製剤の安全性は向上しているが，血液由来である限り，感染事故を引き起こす可能性を完全に排除することはできないため，rVWF の普及によりさらなる安全性の向上が期待される．

なお，現在本邦で主に用いられているコンファクト F® は発売から 35 年近くが経過しており，血友病の治療に用いられている最新の遺伝子組換え凝固因子製剤と比較すると，単位あたりの液量が多く，溶解および輸注操作も煩雑である点は否めない．これらが改善されれば家庭輸注が行いやすくなり，アドヒアランスや QOL が向上することが期待される．

2 遺伝子治療

近年，血友病領域においては遺伝子治療の開発が進み，FVIIIのような大分子量蛋白の遺伝子であっても導入が可能となっている．VWF も同じく

250　4 章　血小板・凝固線溶系疾患

大分子量蛋白であるが，マウスにおいて正常なマルチマー構造を保った
VWF を長期間発現させることに成功しており[28]，今後の発展が期待される.

■文献

1) 松下　正. Von Willebrand 因子と von Willebrand 病. 現代医学. 2010; 58: 239-51.
2) Shida Y, Nishio K, Sugimoto M, et al. Functional imaging of shear-dependent activity of ADAMTS13 in regulating mural thrombus growth under whole blood flow conditions. Blood. 2008; 111: 1295-8.
3) Vlot AJ, Koppelman SJ, Meijers JC, et al. Kinetics of factor Ⅷ-von Willebrand factor association. Blood. 1996; 87: 1809-16.
4) Sadler JE. A revised classification of von Willebrand disease. For the subcommittee on von Willebrand factor of the scientific and standardization committee of the international society on thrombosis and haemostasis. Thromb Haemost. 1994; 71: 520-5.
5) Lak M, Peyvandi F, Mannucci PM. Clinical manifestations and complications of childbirth and replacement therapy in 385 Iranian patients with type 3 von Willebrand disease. Br J Haematol. 2000; 111: 1236-9.
6) Franchini M, Mannucci PM. Gastrointestinal angiodysplasia and bleeding in von Willebrand disease. Thromb Haemost. 2014; 112: 427-31.
7) 松下　正. 血友病と von Willebrand 病 - 補充療法を中心に. 日内会誌. 2009; 98: 1608-18.
8) 高橋芳右. フォン・ヴィレブランド病. In: 白幡　聡, 他編. みんなに役立つ血友病の基礎と臨床. 改訂第 3 版. 大阪: 医薬ジャーナル社; 2016. p.179-83.
9) Abshire TC, Federici AB, Alvárez MT, et al. Prophylaxis in severe forms of von Willebrand's disease: results from the von Willebrand Disease Prophylaxis Network（VWD PN）. Haemophilia. 2013; 19: 76-81.
10) Abshire T, Cox-Gill J, Kempton CL, et al. Prophylaxis escalation in severe von Willebrand disease: a prospective study from the von Willebrand Disease Prophylaxis Network. J Thromb Haemost. 2015; 13: 1585-9.
11) Holm E, Carlsson KS, Lövdahl S, et al. Bleeding-related hospitalization in patients with von Willebrand disease and the impact of prophylaxis: Results from national registers in Sweden compared with normal controls and participants in the von Willebrand Disease Prophylaxis Network. Haemophilia. 2018; 24: 628-33.
12) Peyvandi F, Castaman G, Gresele P, et al. A phase III study comparing secondary long-term prophylaxis versus on-demand treatment with vWF/FⅧ concentrates in severe inherited von Willebrand disease. Blood Transfus. 2019.（in press）
13) James PD, Lillicrap D, Mannucci PM. Alloantibodies in von Willebrand disease. Blood. 2013; 122: 636-40.

14) Franchini M. The use of desmopressin as a hemostatic agent: a concise review. Am J Hematol. 2007; 82: 731-5.

15) Mannucci PM. Desmopressin (DDAVP) in the treatment of bleeding disorders: the first 20 years. Blood. 1997; 90: 2515-21.

16) Federici AB. The use of desmopressin in von Willebrand disease: the experience of the first 30 years (1977-2007). Haemophilia. 2008; 14 (suppl 1): 5-14.

17) 片山春奈, 鈴木隆史. DDAVP の使い方. 日血止誌. 2018; 29: 752-4.

18) Sharma R, Flood VH. Advances in the diagnosis and treatment of Von Willebrand disease. Blood. 2017; 130: 2386-91.

19) James AH. Women and bleeding disorders. Haemophilia. 2010; 16 (suppl 5): 160-7.

20) Franchini M, Frattini F, Crestani S, et al. Novel treatments for epistaxis in hereditary hemorrhagic telangiectasia: a systematic review of the clinical experience with thalidomide. J Thromb Thrombolysis. 2013; 36: 355-7.

21) Khatri NV, Patel B, Kohli DR, et al. Lenalidomide as a novel therapy for gastrointestinal angiodysplasia in von Willebrand disease. Haemophilia. 2018; 24: 278-82.

22) Boyer-Neumann C, Dreyfus M, Wolf M, et al. Multi-therapeutic approach to manage delivery in an alloimmunized patient with type 3 von Willebrand disease. J Thromb Haemost. 2003; 1: 190-2.

23) Pergantou H, Xafaki P, Adamtziki E, et al. The challenging management of a child with type 3 von Willebrand disease and antibodies to von Willebrand factor. Haemophilia. 2012; 18: e66-7.

24) Ciavarella N, Schiavoni M, Valenzano E, et al. Use of recombinant factor VIIa (NovoSeven) in the treatment of two patients with type III von Willebrand's disease and an inhibitor against von Willebrand factor. Haemostasis. 1996; 26 (suppl 1): 150-4.

25) Grossmann RE, Geisen U, Schwender S, et al. Continuous infusion of recombinant factor VIIa (NovoSeven) in the treatment of a patient with type III von Willebrand's disease and alloantibodies against von Willebrand factor. Thromb Haemost. 2000; 83: 633-4.

26) Gill JC, Castaman G, Windyga J, et al. Hemostatic efficacy, safety, and pharmacokinetics of a recombinant von Willebrand factor in severe von Willebrand disease. Blood. 2015; 126: 2038-46.

27) Mannucci PM, Kempton C, Millar C, et al. Pharmacokinetics and safety of a novel recombinant human von Willebrand factor manufactured with a plasma-free method: a prospective clinical trial. Blood. 2013; 122: 648-57.

28) Portier I, Vanhoorelbeke K, Verhenne S, et al. High and long-term von Willebrand factor expression after Sleeping Beauty transposon-mediated gene therapy in a mouse model of severe von Willebrand disease. J Thromb Haemost. 2018; 16: 592-604.

〈兼松 毅 松下 正〉

4章 血小板・凝固線溶系疾患

D 血友病 A・B

1 血友病治療の現状

A 血友病治療の現状

　血友病は最も代表的な先天性凝固障害症であるが，第Ⅷ因子欠乏症を血友病A，第Ⅸ因子欠乏症を血友病Bとして知られている．臨床的重症度は第Ⅷ因子あるいは第Ⅸ因子活性レベルに相関し，活性が＜1％を重症，1〜5％を中等症，＞5％を軽症と分類される．出血症状は皮下出血が最も多いが，治療の対象となる出血では関節内出血が多く，筋肉内出血が続く．その他，口腔内出血，血尿などの頻度も高い．生命の危険を伴う重篤な出血としては，頭蓋内，頸部，腹腔内，胸腔内出血などがあげられる．関節内出血を反復すると，ヘモジデリンの滑膜沈着とともに炎症性サイトカインが放出されて滑膜炎を発症するために，出血頻度が増す（標的関節）．進行すると関節軟骨や骨が変性破壊され，関節機能が著しく障害される．血友病の治療の基本は欠乏する第Ⅷ因子や第Ⅸ因子を補う補充療法であるが，現在では定期的に製剤を投与して出血を予防する定期補充療法が中心である．遺伝子組換え凝固因子製剤の普及により，定期補充療法の実施率は年々増加しているが，平成30年度の血液凝固異常症全国調査[1]によると重症血友病Aの定期補充実施率は全年齢で87％，血友病Bで81％である．年齢別では2歳未満では重症血友病Aで63％，血友病Bで78％であるが，2〜20歳ではそれぞれ97％，96％とわが国の血友病治療は欧米先進国レベルに達している．

B 凝固因子製剤の進化

　上述のように血友病治療の主体は定期補充療法である．出血を予防するためにトラフレベルを＞1％に維持するのが従来のゴールドスタンダードであったが，近年は＞1〜3％に維持するのが標準的になっている．トラフ値を維持するためには従来型の製剤では血友病Aでは週3回あるいは隔日投与，血友病Bでは週1〜2回の投与が必要である．さらに，定期補充療法の早期開始が関

D　血友病 A・B　253

表 4-3 ■ 新規 FⅧ/FⅨ製剤の概要

FⅧ製剤

製品名	メーカー	原理	定期補充の使用量
イロクテイト	バイオベラティブ	Fc 融合 rBDD-FⅧ (rFⅧFc)	1 日目に体重 1kg 当たり 25 国際単位，4 日目に体重 1kg 当たり 50 国際単位から開始し，以降は患者の状態に応じて，投与量は 1 回体重 1kg 当たり 25〜65 国際単位，投与間隔は 3〜5 日の範囲で適宜調節する．週 1 回の投与を行う場合は，体重 1kg 当たり 65 国際単位を投与する．
アディノベイト静注用キット	シャイアー /Takeda	PEG 化 rFⅧ(Full-length)	成人および 12 歳以上の小児には，1 回体重 1kg 当たり 40〜50 国際単位を週 2 回投与するが，患者の状態に応じて 1 回体重 1kg 当たり 60 国際単位に増量できる． 12 歳未満の小児には，1 回体重 1kg 当たり 40〜60 国際単位を週 2 回投与するが，患者の状態に応じて 1 回体重 1kg 当たり 80 国際単位を超えない範囲で増量できる．
ジビイ	バイエル	部位特異的 PEG 化 rBDD-FⅧ	通常，12 歳以上の患者には，体重 1kg 当たり 30〜40 国際単位を週 2 回投与するが，患者の状態に応じて，体重 1kg 当たり 45〜60 国際単位を 5 日に 1 回投与，または体重 1kg 当たり 60 国際単位を週 1 回投与することもできる．
エイフスチラ	CSL ベーリング	1 本鎖 rFⅧ	定期的に投与する場合，通常，体重 1kg 当たり 20〜50 国際単位を週 2 回または週 3 回投与する．
ヘムライブラ	中外製薬 /ロッシュ社	抗 FⅨ(a) /FⅩ バイスペシフィック抗体	通常，エミシズマブ（遺伝子組換え）として 1 回 3mg/kg（体重）を 1 週間の間隔で 4 回皮下投与し，以降は以下のいずれかの用法・用量で皮下投与する． 1 回 1.5mg/kg（体重）を 1 週間の間隔，1 回 3mg/kg（体重）を 2 週間の間隔，1 回 6mg/kg（体重）を 4 週間の間隔

FⅨ製剤

製品名	メーカー	原理	定期補充の使用量
オルプロリクス	バイオベラティブ	Fc 融合 rFⅨ	体重 1kg 当たり 50 国際単位を週 1 回投与，または 100 国際単位を 10 日に 1 回投与から開始する．以降の投与量および投与間隔は患者の状態に応じて適宜調節するが，1 回の投与量は体重 1kg 当たり 100 国際単位を超えないこと．
イデルビオン	CSL ベーリング	アルブミン融合 rFⅨ	定期的に投与する場合，通常，体重 1kg 当たり 35〜50 国際単位を 7 日に 1 回投与する．また，患者の状態に応じて，体重 1kg 当たり 75 国際単位の 14 日に 1 回投与に変更することもできる．なお，いずれの投与間隔においても投与量は適宜調節するが，1 回体重 1kg 当たり 75 国際単位を超えないこと．
レフィキシア	ノボノルディスク	糖鎖 PEG 化 rFⅨ	40 国際単位 /kg を週 1 回投与する．

254 ● 4 章 血小板・凝固線溶系疾患

節症発症の抑制につながることが報告され[2,3]，2歳未満あるいは関節内出血が一度でも出現すれば開始する一次定期補充療法が標準的治療になりつつある．しかしながら，小児患者では頻回の経静脈的投与はなかなか困難である．投与頻度を減少させる目的で，2010年代より，Fc蛋白融合[4,5]，Peg化[6-8]，アルブミン融合[9]などの蛋白修飾により長時間作用型（extended half life：EHL）第Ⅷ因子製剤や第Ⅸ因子製剤が相次いで開発された[10]（表4-3）．

C 第Ⅷ因子／第Ⅸ因子製剤による補充療法の課題

EHL製剤の開発により，従来型の血漿由来，および，遺伝子組換え型第Ⅷ因子／第Ⅸ因子製剤に加えて製剤の選択肢が増えることになった．EHL製剤により投与間隔の減少のみならず，トラフ値も上昇させることが可能で，血友病の定期補充療法はさらに進歩しつつある．しかしながら，定期補充の際の投与レジメや薬物動態は製剤により異なり，それぞれの製剤の特性を理解し，さらに，患者の年齢や活動性を考慮して製剤の選択や投与レジメの決定を行う必要がある．なお，EHL製剤のインヒビター発生率は今までに治療歴のない患者（previously untreated patients：PUPs）の適応を検討するうえで重要な情報となるが，現時点ではまだ公表されていない．

D 第Ⅷ因子代替バイスペシフィック抗体の概要

EHL製剤の追加により血友病の治療は向上しているが，頻回の経静脈投与の必要性，製剤中の第Ⅷ因子や第Ⅸ因子を中和するインヒビターの発生や陽性例の治療は未解決の課題である．これらの問題を解決するために，活性型第Ⅷ因子機能を有するバイスペシフィック抗体製剤（エミシズマブ）[11]が，わが国で開発され，2018年に承認された．本製剤は（活性型）第Ⅸ因子および第Ⅹ因子を認識するヒト化遺伝子組換え二重特性抗体で両因子を適切な位置に配向させることによりFⅨaのFⅩ活性化作用を増強する．本製剤は皮下投与が可能であり，半減期が約30日と長く，1～4週毎の投与で，インヒビターの有無にかかわらず第Ⅷ因子等価活性15％程度を維持できる[12]．第Ⅲ相国際臨床試験において，12歳以上のインヒビター保有症例での本製剤の年間出血率の中央値は2.9で，従来の活性型第Ⅶ因子製剤や活性型プロトロンビン複合体製剤によるオンデマンド止血療法や定期投与と比較して顕著な出血抑制効果が報告された[13]．さらに非インヒビター症例においても，12歳以上の血友病A患者

で，週1回，2週毎投与における治療を要する年間出血率はそれぞれ1.5および1.3で，出血時投与群の年間出血率と比較すると90％以上の減少率であった[14]．第Ⅷ因子製剤による標準的定期補充療法とエミシズマブ投与後の患者内比較試験においても，年間出血率はそれぞれ，4.8と1.5で，エミシズマブの出血抑制効果は第Ⅷ因子製剤による定期補充のそれよりも上回ることが証明された．さらに，投与量は増加するものの，4週毎の投与でも同様の出血抑制効果がインヒビターの有無にかかわらず得られることが報告された[15]．

E エミシズマブによる新たな血友病Aの治療概念

1. インヒビター保有症例について

インヒビター保有血友病Aはエミシズマブが最も力を発揮する対象であるが，重篤な出血や外科手術時の止血管理や免疫寛容療法（immune tolerance induction therapy：ITI）はまだ標準化されていない．エミシズマブの第Ⅷ因子等価活性は，血中抗体濃度45～50μg/mLで15％程度と考えられている．したがって，出血予防効果は期待できるものの，重篤な出血や外科手術時の止血管理には不十分であり，従来のバイパス止血療法製剤を選択せざるを得ない．重篤な出血や大手術の可能性は否定できないことから，理想的にはインヒビターの消失が望ましい．米国のアトランタプロトコールではエミシズマブ投与中8症例でITIを実施された．第Ⅷ因子製剤の投与レジメは100単位/kg週3回と従来の標準的投与量である高用量（200単位/kg連日）と低用量（50単位/kg週3回）プロトコールの中間量であった．ITI開始後，12週以上経過した4症例ではいずれもインヒビター力価が低下した．重篤な有害事象も見られず，エミシズマブ投与下でのITIは安全かつ有効であることが報告された[16]．しかしながら，ITI成功後の第Ⅷ因子の投与期間や，投与量については今後検討すべき課題である[17,18]．インヒビターが最初に検出されたときも，エミシズマブを開始する，ITIを実施してからエミシズマブに移行するの2つの選択肢がある．ITIは頻回の第Ⅷ因子製剤の投与のため，特に小児の患者の場合，中心静脈カテーテルの設置が必要なこともあり，感染や血栓の危険性がある．したがって，患者の状態や家族の状況を十分考慮したうえで，メリットやデメリットを十分説明して決定する必要がある．

2, 非インヒビター血友病Aの将来の治療

エミシズマブの市販後まもないので，使用経験は限られるが，対象年齢は全

256 ● 4章　血小板・凝固線溶系疾患　　　JCOPY 498-22518

年齢の血友病 A と考えられている[19]．従来の定期補充療法は血友病 A の診断後，皮下出血などの出血症状が目立ってきたころから，まず週 1 回から始め，漸次投与回数を増やす方法が一般的である．初めは診療施設で投与し，その後，両親に注射手技の指導を行って，家庭内療法に移行する．10 歳ごろを目安に患者本人にも指導し，自己注射を習得させる．このように，従来の定期補充療法では自己注射確立まで 10 年以上を要する．さらに，思春期以降で定期補充の遵守率が低下することも少なからず経験する．エミシズマブは 1〜4 週毎の皮下注射で投与できることから，患者のみならず家族の負担が大きく軽減できる．さらに，診断後早期から関節内出血や重篤な頭蓋内出血を回避し，インタクトな関節を維持できる利点がある．すでに第Ⅷ因子製剤で治療されている患者でも，注射が困難な場合や遵守率が悪い患者，在宅支援の必要な高齢者にも適応が考慮できる．

未来への展望

1 非凝固因子製剤の開発と展望

エミシズマブの他に 2 種類の非凝固因子製剤の臨床開発が進んでいる．いずれも，内因性抗凝固因子を抑制することにより止血と出血のバランスを止血に向ける，いわゆる "rebalancing" 作用が基盤である．いずれの製剤も皮下投与が可能であること，さらに，特記すべきは血友病 A・B，インヒビターありなし，いずれの患者にも適応があることである．

A 抗 ATsiRNA 製剤

siRNA 製剤（ALN-AT3；Sanofi/Alnylam 社）は肝臓のアンチトロンビン mRNA に結合してアンチトロンビンの mRNA を分解してアンチトロンビン産生をブロックする．ALN-AT3 を投与すると血中の AT が低下するためにトロンビン生成が亢進し，止血能を発揮する[20]．最近，第Ⅱ相延長試験の結果が報告された．本試験では 14 例のインヒビター保有例を含む 33 名の血友病 A・B 患者が参加した．月 1 回の fitusiran 定期投与開始後（中央値 13 カ月）の年間出血日数は 1.7 であった．インヒビター保有患者では投与開始 6 カ月後では年間出血日数はゼロであった．全体的にはアンチトロンビンの低下率は 80%，年間出血日数は 1，出血ゼロ率は 67% と

高い出血抑制効果が示された[21]．有害事象は，多くは注射部位の局所反応であったが，第II相試験において脳静脈洞血栓症による死亡例が報告され，本製剤の臨床試験はFDAの指示によりいったん中断された[22]．本症例は初めは頭蓋内出血と判断されて高用量のFVIII製剤が投与された症例である．現在，80mg/kg，月1回による第III相試験が実施されている．アンチトロンビン低下に伴う血栓症のリスクや，破綻出血や外科手術の際の止血治療については今後検討されるべきである．

B 抗 TFPI 抗体製剤

遺伝子組換え抗TFPIモノクローナル抗体によりTFPIによる組織因子/FVIIaによる第X因子活性化反応の抑制を解除することでトロンビン生成の増加を図る．数社が抗TFPI抗体を開発しているが，先行しているconcizumabはヒト化遺伝子組換えIgG4抗体でTFPIのKunitz-2ドメインを認識する[23]．第I相臨床試験（Explore 3）では，0.25，0.5，0.8mg/kgを4日毎で皮下投与されたが，フリーTFPIの濃度とトロンビンピーク値は良好に相関し，また，concizumabの濃度と出血率とも相関が示唆され，＞100ng/mLでは出血率が有意に低下したことから，本濃度を維持するため連日投与が必要なことが示唆されている[24]．

2 遺伝子治療

A 血友病 B の遺伝子治療臨床研究の実際

Nathwaniらは，コドン至適化した第IX因子遺伝子を導入したAAV8ベクターを，6例の重症血友病B患者に低用量（2×10^{11}vg/kg），中等量（6×10^{11}vg/kg），および高用量（6×10^{12}vg/kg）の3群で経静脈的に単回投与し，すべての患者で2〜11%の第IX因子が発現したことを報告した[25]．その後，あらたに4例に高用量のベクターが投与され，計10例の長期的有効性と安全性について評価された．全例1〜6%の第IX因子の発現が中央値3.2年にわたって維持された[26]．高用量群の6例の発現量は5.1±1.7%で出血頻度が90%以上低下した．4例にトランスアミナーゼ（ALS）の上昇（36〜202IU）が見られたが，プレドニゾロン投与後中央値5日（2〜35日）で正常化した．しかしながら，第IX因子の発現レベルがそれほど高くないこと，高用量の場合には一過性でステロイド反応性ではあるも

258 ● 4章　血小板・凝固線溶系疾患

のの ATS の上昇がみられたことなど，課題も残した．Spark 社の High ら
は，通常の 8〜12 倍の特異的第IX因子活性を有する FIXPadua（factor IX
-R338L）を組み込み，さらに，AAV カプシドに対する免疫反応を軽減す
るために新たな AAV ベクター，SPK-9001 を開発し，多施設臨床試験（第
I〜IIa 相）を実施した[27]．10 名の血友病 B 患者に $5×10^{11}$vg/kg のベク
ターが投与されたが，安定期の第IX因子発現量は 33.7 ± 18.5%（range,
14 to 81）であった．ベクター投与前の平均年間出血頻度と範囲は 1.1/ 年
（0〜48 回）であったが，ベクター投与後 28〜78 週の観察期間における
平均出血頻度と範囲は 0.4 回 / 年（0〜4 回）と減少した．10 例中 8 例の
患者は第IX因子の追加投与はされなかった．2 症例で肝酵素の上昇がみら
れたが，プレドニゾロンで回復した．

B 血友病 A の遺伝子治療臨床研究の動向

　第IX因子の遺伝子サイズに比し，第VIII因子の cDNA サイズは 9kb と大
きく，AAV ベクターに組み込むことが困難なため血友病 A 遺伝子治療の
臨床開発は遅れていた．BioMarin 社は，AAV5 を用いたコドン至適化 B ド
メイン除去第VIII因子発現カセット（AAV5-hFVIII-SQ）を開発し，臨床試験
が実施された[28]．計 9 名の重症血友病 A 患者が参加し，内訳は低用量（1
例：$6×10^{12}$vg/kg），中等量（1 例：$2×10^{13}$vg/kg），高用量（7 例：$6×$
10^{13}vg/kg）であった．低用量および中等量投与例における第VIII因子発現
レベルはそれぞれ<1%，1〜3%であったが，高用量投与例では全例 5%
以上を維持し，7 例中 6 例は 50%以上の正常レベルを 1 年間にわたって
維持した．8 症例（1 低用量例，7 高用量例）で ALT の上昇（59〜128U/
L）がみられた．現在，第III相試験が始まりつつある．BioMarin 社以外に
も Spark 社，ロンドン大学，Sangamo 社，Shire/Takeda 社なども血友病
A 遺伝子治療の臨床研究を開始している．

C 遺伝子治療の課題

　ベクター投与によるカプシドや発現蛋白の免疫反応，肝酵素の上昇など
今後の課題も残っている．さらに，ウイルス由来ベクターの投与，管理，
モニター体制も必要になり，従来の血友病診療体制や医療経済制度にどの
ように取り込むかも重要な課題である．臨床試験の成績では止血レベルに

達している症例もあるが，個人差もある．さらに，サブタイプにもよるが抗 AAV 抗体の陽性率は 18 歳以上の患者では 4 割程度存在する．したがって，抗 AAV 抗体陽性例は適応外である．さらに，インヒビター陽性例や肝細胞の分裂が亢進している 12 歳以下の小児例も適応外である．数年内で遺伝子治療が承認される可能性があり，今から，遺伝子治療の実施体制についてわが国でも対策を講じる必要がある．

おわりに

　近代の血友病の治療の進歩において遺伝子組換え凝固因子製剤の開発は第 1 の重要なマイルストーンであったが，半減期延長型製剤の開発がさらに血友病治療をさらに加速的に進歩させた．第 2 のマイルストーンは，凝固因子製剤の未解決の課題を克服しうるエミシズマブを代表とする非凝固因子製剤の登場である．従来の凝固因子製剤よりはるかに高いトラフレベルをインヒビターの有無に関係なく維持できるようになり，血友病治療のパラダイムシフトを起こしている[29]．第 3 は遺伝子治療で，近い将来に承認される段階にきている．今後，それぞれの治療を十分理解して患者や家族に正しい医療情報を提供すること，院内外の診療連携体制を構築すること，患者毎にベストな選択肢を提供する医療体制が必要になると思われる．

■文献

1) 厚生労働省委託事業. 血液凝固異常症全国調査平成 30 年度報告書（委員長　瀧正志）.

2) Manco-Johnson MJ, Abshire TC, Shapiro AD, et al. Prophylaxis versus episodic treatment to prevent joint disease in boys with severe hemophilia. N Engl J Med. 2013; 369: 2313-23.

3) Nijdam A, Foppen W, van der Schouw YT, et al. Long‐term effects of joint bleeding before starting prophylaxis in severe haemophilia. Haemophilia. 2016; 22: 852-8.

4) Mahlangu J, Powell JS, Ragni MV, Chowdary P, et al. Phase 3 study of recombinant factor Ⅷ Fc fusion protein in severe hemophilia A. Blood. 2014; 123: 317-25.

5) Powell JS, Pasi KJ, Ragni MV, et al. Phase 3 study of recombinant factor Ⅸ Fc fusion protein in hemophilia B. N Engl J Med. 2013; 369: 2313-23.

6) Konkle BA, Stasyshyn O, Chowdary P, et al. Pegylated, full-length, recombi-

nant factor Ⅷ for prophylactic and on-demand treatment of severe hemophilia A. Blood. 2015; 126: 1078-85.

7) Reding MT, Ng HJ, Poulsen LH, et al. Safety and efficacy of BAY 94-9027, a prolonged-half-life factor Ⅷ. J Thromb Haemost. 2017; 15: 411-9.

8) Collins PW, Young G, Knobe K, et al. Recombinant long-acting glycoPEGylated factor Ⅸ in hemophilia B: a multinational randomized phase 3 trial. Blood. 2014; 124: 3880-6.

9) Santagostino E, Martinowitz U, Lissitchkov T, et al. Long-acting recombinant coagulation factor Ⅸ albumin fusion protein (rⅨ-FP) in hemophilia B: results of a phase 3 trial. Blood. 2016; 127: 1761-9.

10) 嶋　緑倫. 先天性血友病―治療の新展開. 臨床血液. 2019; 60: 647-57.

11) Kitazawa T, Igawa T, Sampei Z, et al. A bispecific antibody to factors Ⅸa and Ⅹ restores factor Ⅷ hemostatic activity in a hemophilia A model. Nat Med. 2012; 18: 1570-4.

12) Shima M, Hanabusa H, Taki M, et al. Humanized bispecific antibody mimicking FⅧ function in hemophilia A. N Engl J Med. 2016; 374: 2044-53.

13) Oldenburg J, Mahlangu JN, Kim B, et al. Emicizumab prophylaxis in hemophilia A with inhibitors. N Engl J Med. 2017; 377: 809-18.

14) Mahlangu J, Oldenburg J, Paz-Priel I, et al. Emicizumab prophylaxis in patients who have hemophilia A without inhibitors. N Engl J Med. 2018; 379: 811-22.

15) Pipe SW, Shima M, Lehle M, et al. A multicentre, open-label, non-randomised phase 3 study to evaluate the efficacy, safety, and pharmacokinetics of emicizumab prophylaxis given 4-weekly in persons with haemophilia A. Lancet Hematol. 2019; e295-e305. doi: 10.1016/S2352-3026(19)30054-7.

16) Batsuli GM, Zimowski KL, Tickle K, et al. The Atlanta protocol: Immune tolerance induction on pediatric patients with hemophilia and inhibitors on emicizumab. ASH 2018, No: 0634.

17) Young G. Implementing emicizumab in hemophilia inhibitor management: emicizumab should be prescribed after tolerance. Blood Adv. 2018; 23: 2780-2.

18) Le Quellec S, Negrier C. Emicizumab should be prescribed independent of immune tolerance induction. Blood Adv. 2018; 23: 2783-6.

19) Recommendation on the use and management of emicizumab-kxwh (Hemlibra®) for hemophilia A with and without inhibitors. Medical and Scientific Advisory Council (MASAC). National Foundation of Hemophilia. December 6, 2018.

20) Sehgal A, Barros S, Ivanciu L, et al. An RNAi therapeutic targeting antithrombin to rebalance the coagulation system and promote hemostasis in hemophilia. Nat Med. 2015; 21: 492-7.

21) Pasi KJ, Rangarajan S, Georgiev P, et al. Targeting of antithrombin in hemophilia A or B with RNAi therapy. N Engl J Med. 2017; 377: 819-28.

22) Alnylam Alnylam Reports Patient Death in Fitusiran Clinical Study. National Hemophilia Foundation. 2017. [Accessed August 8, 2018]. Available from:

https://www.hemophilia.org/Newsroom/Industry-News/Alnylam-Reports-Patient-Death-in-Fitusiran-Clinical-Study.

23) Hilden I, Lauritzen B, Sørensen BB, et al. Hemostatic effect of a monoclonal antibody mAb 2021 blocking the interaction between FXa and TFPI in a rabbit hemophilia model. Blood. 2012; 119: 5871-8.

24) Eichler H, Angchaisuksiri P, Kavakli K. Concizumab restores thrombin generation potential in patients with haemophilia: Pharmacokinetic/pharmacodynamic modelling results of concizumab phase 1/1b data. Haemophilia. 2019; 25: 60-6.

25) Nathwani AC, Tuddenham EG, Rangarajan S, et al. Adenovirus associatedvirus vector-mediated gene transfer in hemophilia B. N Engl J Med. 2011; 365: 2357-65.

26) Nathwani AC, Reiss UM, Tuddenham EG, et al. Long-term safety and efficacy of factor IX gene therapy in hemophilia B. N Engl J Med. 2014; 371: 1994-2004.

27) George LA, Sullivan SK, Giermasz A, et al. Hemophilia B gene therapy with a high-specific-activity factor IX variant. N Engl J Med. 2017; 377: 2215-27.

28) Rangarajan S, Walsh L, Lester W, et al. AAV5-factor VIII gene transfer in severe hemophilia A. N Engl J Med. 2017; 377: 2519-30.

29) Mannucci PM. Miracle of haemophilia drugs: Personal views about a few main players. Haemophilia. 2018; 24: 557-62.

〈嶋 緑倫〉

4章　血小板・凝固線溶系疾患

E 播種性血管内凝固

はじめに

　播種性血管内凝固（disseminated intravascular coagulation: DIC）は，しばしば出血傾向や臓器障害をきたし，生命予後の悪い病態である[1]．DIC の診療ガイドランには，日本血栓止血学会（the Japanese Society of Thrombosis and Hemostasis: JSTH）の「科学的根拠に基づいた感染症に伴う DIC 治療のエキスパートコンセンサス」[2,3]，英国血液標準化委員会（the British Committee for Standards in Haematology: BCST）の「DIC の診断ならびに治療ガイドライン」[4]，イタリア血栓止血学会（the Italian Society for Thrombosis and Haemostasis: SISET）の「DIC 診療ガイドライン」[5] ならびに国際血栓止血学会（the International Society on Thrombosis and Haemostasis: ISTH）の「DIC 診療ガイダンス」[6] などがある．2016 年度には，日本集中治療医学会と日本救急医学会が合同で作成した「日本版敗血症診療ガイドライン 2016」[7] が公開され，DIC の診療についても推奨度を示した．しかし，これらのガイドラインの推奨の中には，日本で現在行われている DIC 診療と少しかけ離れているものも多い．

1　DIC 治療の変遷

　DIC は種々の原因によって引き起こされる広範な血管内の凝固活性化状態で，非代償性の overt-DIC では消耗性の凝固障害を起こす．このため，DIC の治療は最初未分画ヘパリン（unfractionated heparin: UFH）による凝固活性化の阻害に重点が置かれた．続いて出血に対して新鮮凍結血漿（fresh frozen plasma: FFP）や濃厚血小板（platelet concentrate: PC）輸血などが行われた[1]．しかし，UFH による過度の凝固活性化の阻害は，消耗性凝固障害が存在する overt-DIC では大量出血を招き，かえって生命予後を悪くさせた．その反省からか，ガベキサートメシル酸塩やナファモスタットメシル酸塩などの，抗凝固活性がマイルドな合成プロテアーゼ阻害薬（synthetic protease in-

表 4-4 ■ DIC 治療の変遷

	1990 年以前	1990〜2010 年	現在	未来
治療	基礎疾患の治療，ヘパリン，輸血	基礎疾患の治療，ヘパリン，輸血，SPI，AT	基礎疾患の治療，輸血，rhTM，AT，SPI	基礎疾患の治療，輸血，rhTM，AT，フィブリノゲン製剤，APC，PPC，DOAC
目的	止血能の改善	止血能の改善，生命予後の改善	止血能の改善，生命予後の改善	止血能の改善，生命予後の改善，QOL の改善
限界	出血の副作用	出血の副作用，生命予後の改善が不十分	まれに出血，生命予後の改善が不十分	

SPI: 合成プロテアーゼ阻害薬，AT: アンチトロンビン，rhTM: リコンビナント人トロンボモジュリン，APC: 活性化プロテイン C，PPC: 血漿プロトロンビン複合体，DOAC: 直接経口凝固阻害薬

hibitor: SPI）が好んで使用された[1]．この結果，副作用としての大量出血はなくなったが，敗血症 DIC などでは抗凝固活性が弱いためか，臓器障害や生命予後の改善は不十分であった．敗血症 DIC の生命予後を改善するために，DIC に対する血漿由来活性化プロテイン C（activated protein C: APC）[8]，重症敗血症に対する組織因子経路阻害因子（tissue factor pathway inhibitor: TFPI）[9]，血漿由来アンチトロンビン（antithrombin: AT）[10] ならびにリコンビナント APC[11,12] や，DIC ならびに重症敗血症に対するリコンビナントヒトトロンボモジュリン（recombinant human thrombomodulin: rhTM）[13,14] などの生理的プロテアーゼ阻害薬（physiological protease inhibitor: PPI）の臨床試験が行われたが，DIC 以外の敗血症にも使用されたためか，生命予後の改善を示せなかった（表 4-4）．近年，DIC は感染症に対する生体防御反応として評価されており，敗血症における超早期の DIC 治療は，かえって生命予後を改善しないのかもしれない．

2 現在の DIC 治療

DIC の治療として，多くのガイドラインが共通して推奨するのは，DIC の診断，基礎疾患の治療，出血に対する FFP や PC の輸血などである．クリオプレシピテート，フィブリノゲン製剤や血漿プロトロンビン複合体（plasma prothrombin complex: PPC）製剤などの使用は，欧米では推奨されているが，

日本ではいまだコンセンサスは得られていない。抗線溶療法，抗凝固療法に関しては，それぞれのガイドラインの推奨が異なる。特に抗凝固療法に関しては，欧米では APC が弱く推奨されているが，SPC，AT や rhTM は推奨されていない。またヘパリン類は静脈血栓塞栓症の予防には推奨されるが，DIC そのものの治療には推奨されていない。一方，日本では JSTH のエキスパートコンセンサス[2,3,15]では，AT，rhTM，SPI，低分子ヘパリン（low molecular weight heparin: LMWH）や UFH などが，DIC の病態別に推奨されている（表 4-5）。いくつかのガイラインの推奨度が異なることにより，臨床医が混乱するのを防ぐため，ISTH は BCST ガイドライン，JSTH ガイドラインや SISET ガイドラインなどをハーモナイズさせた DIC 診療ガイダンスを公表し

表 4-5 ■ 症状ごとの DIC 治療の推奨度 [2,3,15]

分類（症状）			基礎疾患治療	抗凝固療法						抗線溶療法	輸血	
				UFH	LMWH	DS	SPI	AT	rhTM		FFP	PC
全体			○	C	B_2	C	B_2	B_1*1	B_1	D	○*2	○*2
無症候性	輸血	不必要	○	C	B_2	C	B_2	B_2*1	B_2	D		
		必要	○	C	B_2	C	B_2	B_2*1			B_2*2	B_2*2
出血	軽度		○	C	B_2	C	B_2	B_2*1	B_1	D		
	著明		○	D	D	D	B_1	B_2*1	C	C*3	○*2	○*2
臓器障害			○	C	B_2	C	B_2	B_1*1	B_1			
合併症	血栓症		○	B_2	B_2	B_2	C	B_2*1	B_2			
	TTP		○	C	B_2	C	B_2	B_2*1		D	○	D
	HIT		○	D	D	D	B_2	B_2*1		D		D

○: コンセンサス，*1 AT 活性＜70％の患者に限定，*2 輸血のガイドラインに従う，*3 専門医へのコンサルテーション必要

UFH: unfractionated heparin, LMWH: low molecular weight heparin, DS: danaparoid sodium, GM: gabexate mesilate, NM: nafamstat mesilate, AT: antithrombin, FFP: fresh frozen plasma, PC: platelet concentrates, TTP: thrombotic thrombocytopenic purpura, HIT: heparin induced thrombocytopenia, rhTM: recombinant human thrombomodulin

コンセンサス: エビデンスはないが，一般的に行われるべき治療
A: 質の高いエビデンスがあり，臨床的有用性が明白である。
B_1: 中等度あるいは質の高いエビデンスがあるが，臨床的有用性が有意でない。
B_2: 質の高いエビデンスがないが，有害事象がなく，臨床的に使用されている。
C: 質の高いエビデンスがなく，臨床的有用性が明白でない。
D: 有害事象に関する質の高いエビデンスがある。

た．ISTH 診療ガイダンスは，APC，AT ならびに rhTM の推奨度を同じにして，弱く推奨している[6]．現在のところは JSTH の「科学的根拠に基づいた感染症に伴う DIC 治療のエキスパートコンセンサス」に従って，DIC 診療を行うのが妥当と考えられる．

未来への展望

1 未来の DIC 治療

A 補充療法

　FFP や PC 以外にフィブリノゲン製剤，クリオプレシピテートや PPC 製剤などが，近未来には出血型 DIC に使用されるようになるであろう．フィブリノゲン製剤やクリオプレシピテートは，大量出血に対していまだ保険適用されていないが，大量出血時での使用が輸血細胞治療学会などから推奨されようとしている．PPC は，ワルファリン使用例での大出血や観血処置時の予防投与が保険適用となった．PPC はプロテイン C やプロテイン S を大量に含有するため，特殊な病態では抗凝固作用を発揮する．急性白血病，産科疾患，外傷や大動脈瘤などの DIC では，著しい出血を合併し，出血死をきたすこともある（出血型 DIC）．これらの薬剤は，FFP では十分に凝固因子量を補充できない出血型 DIC にも有用と考えられる．フィブリノゲン製剤，クリオプレシピテートや PPC 製剤などの投与により，DIC による出血死をかなりの確率でなくすことが期待でき，今後保険適用される可能性も強い（図 4-4）．

B 生理的プロテアーゼ阻害薬（PPI）

1. 治療

　現在までの重症敗血症や少数例の DIC におけるランダム化比較試験（randomized controlled trial: RCT）では，PPI は止血系の改善を見せるが，総合的に生命予後は改善しなかった．しかし，十分な症例数の DIC 例での検討は行われていない．AT と rhTM は日本では DIC 症例に適応が認められて，エビデンスが蓄積されつつある．特に rhTM はリポ多糖（lipopolysaccharide: LPS）や high-mobility group protein 1（HMG-1）を抑制することができる．APC は DIC に対する保険適用がないが，いくつ

266 　4 章　血小板・凝固線溶系疾患

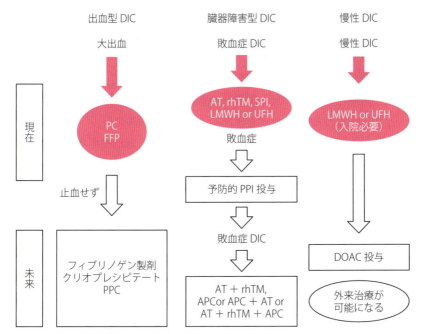

図 4-4 ● 現在から未来の DIC 治療

SPI: 合成プロテアーゼ阻害薬，AT: アンチトロンビン，rhTM: リコンビナント人トロンボモジュリン，APC: 活性化プロテイン C，PPC: 血漿プロトロンビン複合体，DOAC: 直接経口凝固阻害薬，LMWH: 低分子ヘパリン，UFH: 未分画ヘパリン，PC: 濃厚血小板，FFP: 新鮮凍結血漿，PPI: 生理的プロテアーゼ阻害薬

かの RCT では重症敗血症の生命予後を改善し，免疫系にも作用することが期待される．AT は主にトロンビンならびに活性化凝固第 X 因子（Ⅹa）を抑制し，rhTM はトロンビンと活性化凝固第 V ならびに Ⅷ 因子（Ⅴa ならびに Ⅷa）を抑制するので，AT と rhTM の併用療法は強力ではないが広範な凝固活性化を抑制できる．将来 AT と rhTM の併用療法がさらに普及することが期待できる．

2. DIC 発症予防

重症敗血症は高頻度に DIC を合併するが，PPI は重症敗血症の生命予後を改善することは証明されていない．しかし，PPI は重症敗血症の止血系異常を改善することから，DIC 発症予防効果があるかもしれない．今後は発想を転換して，DIC の発症予防を first endpoint とした RCT が成功すれば，PPI が重症敗血症に保険適応されるかもしれない．将来，重症敗血症

の DIC 発症予防を目的として PPI が投与されるようになるかもしれない.

C 抗凝固療法

　固型がんや大動脈瘤などでは慢性の DIC を起こし，持続的な抗凝固療法が必要となる．しかし，UFH や LMWH などの投与は長期の入院を必要とし，患者の QOL に支障をきたす．また，経口薬のワルファリンは出血の副作用があり，DIC の治療には不適当である．経口投与できるダビガトロバン（抗トロンビン薬），リバーロキサバン，アピキサバンやエドキサバン（抗Ⅹa剤）などの direct oral anticoagulant（DOAC）は，心房細動ならびに整形外科関節置換術後や腹部手術後における血栓予防や静脈血栓塞栓症（VTE）の治療などに使用されている．特に選択的抗Ⅹa剤であるリバーロキサバン，アピキサバンやエドキサバンは，出血の副作用が少なく，抗凝固作用は十分あるので，DIC の治療に適していると考えられる．DOAC は DIC の保険適応はないが，将来慢性 DIC 患者に使用可能になれば，外来で DIC のフォローが可能になり，患者の QOL が著しく改善されることが期待される．

■文献

1) Wada H, Disseminated intravascular coagulation. Clin Chim Acta. 2004; 344: 13-21.
2) 日本血栓止血学会学術標準化委員会 DIC 部会. 科学的根拠に基づいた感染症に伴う DIC 治療のエキスパートコンセンサス. 日本血栓止血学会誌. 2009; 20: 77-113.
3) Wada H, Asakura H, Okamoto K, et al; Japanese Society of Thrombosis Hemostasis/DIC subcommittee. Expert consensus for the treatment of disseminated intravascular coagulation in Japan. Thromb Res. 2010; 125: 6-11.
4) Levi M, Toh CH, Thachil J, et al. Guidelines for the diagnosis and management of disseminated intravascular coagulation. Br J Haematol. 2009; 145: 24-33.
5) Di Nisio M, Baudo F, Cosmi B, et al. on behalf of the Italian Society for Thrombosis and Haemostasis.　Diagnosis and treatment of disseminated intravascular coagulation: Guidelines of the Italian Society for Haemostasis and Thrombosis（SISET）. Thromb Res. 2012; 129: e177-84.
6) Wada H, Thachil J, Di Nisio M, et al; The Scientific Standardization Committee on DIC of the International Society on Thrombosis Haemostasis. Guidance for diagnosis and treatment of DIC from harmonization of the recommendations from three guidelines. J Thromb Haemost. 2013; 11: 761-7.

7) 日本版敗血症診療ガイドライン The Japanese Clinical Practice Guidelines for Management Sepsis and Septic Shoch 2016 (J-SSCG2016): http://www.jsicm. org/pdf/haiketu2016senkou_01.pdf

8) Aoki N, Matsuda T, Saito H, et al. A comparative double blind randomized trial of activated protein C and unfractionated heparin in the treatment of disseminated intravascular coagulation. Int J Hematol. 2002; 75: 540-7.

9) Abraham E, Reinhart K, Opal S, et al. Efficacy and safety of tifacogin (recombinant tissue factor pathway inhibitor) in severe sepsis:a randomized controlled trial. JAMA. 2003; 290: 238-47.

10) Warren BL, Eid A, Singer P, et al. High-dose antithrombin in severe sepsis. A randomized controlled trial. JAMA. 2001; 286: 1869-78.

11) Bernard GR, Vincent JL, Laterre PF, et al. Efficacy and safety of recombinant human protein C for severe sepsis. N Engl J Med. 2001; 8: 699-709.

12) Ranieri VM, Thompson BT, Barie PS, et al. Drotrecogin alfa (activated) in adults with septic shock. N Engl J Med. 2012; 366: 2055-64.

13) Saito H, Maruyama I, Shimazaki S, et al. Efficacy and safety of recombinant human soluble thrombomodulin (ART-123) in disseminated intravascular coagulation: results of a phase III, randomized, double-blind clinical trial. J Thromb Haemost. 2007; 5: 31-41.

14) Vincent JL, Francois, B, Zabolotskikh I, et al. Effect of a recombinant human soluble thrombomodulin on mortality in patients with sepsis-associated coagulopathy The SCARLET Randomized Clinical Trial. JAMA. Published online May 19, 2019. doi:10.1001/jama.2019.5358

15) Wada H, Okamoto K, Iba T, et al; Japanese Society of Thrombosis Hemostasis/DIC subcommittee. Addition of recommendations for the use of recombinant human thrombomodulin to the "Expert consensus for the treatment of disseminated intravascular coagulation in Japan". Thromb Res. 2014; 134: 924-5.

〈和田英夫〉

4章　血小板・凝固線溶系疾患

F 先天性血栓性素因

　先天性血栓性素因は，血栓傾向の重要な原因となる．特に深部静脈血栓症（deep vein thrombosis：DVT）や肺血栓塞栓症などの静脈血栓症（venous thromboembolism：VTE）の発症要因として重要である．VTE の発症には先天性血栓性素因に加え，環境要因が複雑に関与し発症する．環境要因としては，手術，妊娠，肥満，外傷，悪性腫瘍，年齢，ホルモン療法，などがあげられる．先天性血栓性素因を持っていても，必ずしも血栓症を発症するわけではない．

1 成因

　先天性血栓性素因の原因は人種によって大きく異なる．欧米で最も頻度の高い，活性化プロテイン C（APC）レジスタンスの原因となる血液凝固第 V 因子 Leiden 変異，プロトロンビン変異は日本人には認めない．日本人の血栓性素因としては，プロテイン S 欠乏・異常症が多く，次にプロテイン C 欠乏やアンチトロンビン欠乏が続く[1]．頻度は少ないものの日本において，アンチトロンビン抵抗性を示すプロトロンビン異常や APC レジスタンスを示す Leiden 以外の第 V 因子変異，特殊なフィブリノゲン異常症が同定されている[2,3]．

　プロテイン C，プロテイン S，アンチトロンビン欠乏症は，通常ヘテロ接合体の状態で成人の血栓性素因となる．よって，先天性血栓性素因の遺伝形式は顕性遺伝（優性遺伝）である．プロテイン C，プロテイン S のホモ接合体は新生児に重篤な電撃性紫斑病を発症する．アンチトロンビンのホモ接合体は存在しない．欠損マウスの結果から，ホモ接合体は胎生期の致死性となることが知られている[4]．

　病型はタイプ 1，タイプ 2 に分けられる．タイプ 1 は抗原量，活性値，ともに低下する．タイプ 2 は点変異によることが多く，分子異常症とも呼ばれる．活性値は低下するが，抗原量は比較的保たれる．プロテイン S 欠乏症は，遊離プロテイン S が抗原よりも低下するタイプ 3 も存在する．

270 ● 4章　血小板・凝固線溶系疾患

2 病態生理

　プロテインC，プロテインS，アンチトロンビンは凝固カスケードの進行に対してブレーキ機構として働く（図4-5）．凝固反応の進行を車のスピードに例えると，アンチトロンビンはフットブレーキ，プロテインC，プロテインSはエンジンブレーキとして機能する．アンチトロンビンは肝臓で産生される抗凝固因子である．半減期は2～4日で，トロンビンや活性化第X因子などの活性化凝固因子に結合し，その活性を直接阻害する．ヘパリン類はアンチトロンビンに結合して，その阻害活性を増強する薬剤である．プロテインC，プロテインSは両者ともに肝臓でつくられるビタミンK依存性の蛋白質で，凝固カスケードの制御機構として機能する．両者ともに半減期はきわめて短い．プロテインSは約半分が補体C4b結合蛋白質に結合し，残りの遊離プロテインSが機能的な蛋白質である．凝固カスケードの進行により生じたトロンビンが血管内皮上のトロンボモジュリンに結合する．この結合により，トロンビンの作用が中和されるだけでなく，プロテインCが切断されAPCとなる．APCはプロテインSを補酵素として，活性化した血液凝固第V因子，第Ⅷ因子を切断して不活性化する．

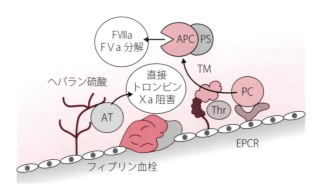

図4-5 ● 抗凝固作用機序

アンチトロンビン（AT）は内皮細胞上のヘパラン硫酸などと結合し，トロンビンや活性化第X因子（Xa）と直接結合して作用を中和する．プロテインC（PC）は内皮細胞上のプロテインC受容体（EPCR）上でトロンビン（Thr）とトロンボモジュリン（TM）複合体によって活性化され，活性化プロテインC（APC）になる．APCはプロテインS（PS）を補酵素として，活性化第V因子（FVa），活性化第Ⅷ因子（FⅧa）を切断して不活性化させる．

欧米で最も多い第 V 因子 Leiden 変異は APC レジスタンスともよばれる血栓性素因である．第 V 因子の変異により，APC による分解が生じないため，血栓傾向となる．欧米人で Leiden 変異の次にプロトロンビン G20210A 変異が多い．プロトロンビン遺伝子の非翻訳領域に起こった変異により血漿プロトロンビン濃度が上昇する．Leiden 変異とプロトロンビン変異は日本人に認めない．

3 疫学 （表 4-6）

欧米で最も多い血栓性素因は第 V 因子 Leiden 変異で，アレルを持つ頻度は白人（コカーサス人）の 4～5％に及ぶ．多くがヘテロ接合体であり，ホモ接合体は 1％程度である．日本においてはプロテイン S 分子異常症（プロテイン S 徳島）の頻度が高く，ヘテロ接合体は 1～2％に認める．アンチトロンビン欠乏症は，他の先天性血栓性素因と比較して，血栓リスクが高い（表 4-6）．60 歳までに 90％の患者で血栓症を発症すると報告されている．先天性アンチトロンビン欠乏症の一般人口における頻度は 0.02～0.2％，血栓症患者の 1～7％と報告されている．

表 4-6 ■ 静脈血栓塞栓症リスクと先天性血栓性素因

血栓性素因	一般人口の有病率	静脈血栓塞栓症患者での有病率	コントロールと比較した血栓リスク
アンチトロンビン欠乏症	0.02～0.2% （日本人では 0.15%）	1～7%	16 倍
プロテイン C 欠乏症	0.2～0.5% （日本人では 0.13%）	3～5%	7 倍
プロテイン S 欠乏症・異常症	0.03～0.13% （日本人では 1.12%）	1～5% （欧米データ）	5 倍
第 V 因子 Leiden 変異*	1～15%	10～50%	4～5 倍
プロトロンビン G20210A 変異*	1～3%	6%	3～4 倍

*データは欧米人．これらの変異は日本人に存在しない．
(UpToDate, Jorine S. Koenderman and Pieter H. Reitsma（November 9th 2011). Inherited Thrombophilia: Past, Present, and Future Research, Thrombophilia, Andrea Luigi Tranquilli, IntechOpen, DOI: 10.5772/26050. を元に著者作製)

4 診断

　日常診療において，血栓症の家族歴，若年発症，非典型部位への血栓症，再発性の血栓症に遭遇したら先天性血栓性素因を疑う．検査で抗凝固因子活性や抗原量を測定し診断する．検査の注意点としては，血栓症発症時には消費性の凝固因子や抗凝固因子の低下を認めるため，状態が安定してから判定することが望ましい．また，プロテインS，プロテインCはビタミンK依存性の抗凝固因子のため，ワルファリン内服時の測定は当てにならない．また，アンチトロンビンはヘパリン使用下で低下傾向を示す．逆に，直接型経口抗凝固薬（DOAC）ではプロテインC，プロテインS活性などが偽高値をしめすことがあるため[5]，トラフ時の採血による判断が望ましい．また，プロテインSは妊娠時に低下するため，分娩後安定してから再検査を行う．血栓リスクが高く，抗凝固療法が中止できない場合には，両親の検査を行い，遺伝性疾患の存在を推定することができる．遺伝子変異の検索も行われるが，保険適用はない．

5 治療

　先天性血栓性素因では，原則的に血栓症を発症していない無症状の状態では，通常抗凝固療法は行わない．他の血栓リスクである長期フライト，臥床，妊娠，外科手術時などの際には注意が必要である．特に臨床で注意すべき点は，妊娠や分娩時の管理である．プロテインSやプロテインC欠乏症の場合，血栓症の既往がなければ，抗凝固療法を行わずに経過観察をする．ただし，これらの抗凝固因子欠乏症は不育症の成因ともなる場合もあり，その場合には低用量アスピリンやヘパリン皮下注の投与を行う．対象者の希望や年齢などを考慮して，その適応を決定する．注意すべきはアンチトロンビン欠乏症の扱いである．アンチトロンビン欠乏症は，他の血栓性素因と比較しても血栓リスクが高い．特に，家族内に血栓症の発症がある場合には，周術期管理や妊娠，分娩時には，積極的な抗凝固療法を行う．筆者の場合，アンチトロンビン欠乏症の妊娠・分娩管理には，無症状でもヘパリン皮下注と低用量アスピリンの投与を推奨している．

　血栓症の発症時には，ヘパリンやワルファリン，DOACによる抗凝固療法を行う．一度，血栓症が生じると永続的な抗凝固療法の適応となる．プロテインCやプロテインS欠乏症の場合，ワルファリン投与の初期に血栓症が悪化し，広範な皮膚壊死を引き起こすことがある．これは，プロテインC，プロテ

インSがビタミンK依存性であり，かつ半減期が他の凝固因子と比較して短いため，投与後初期に急速にこれらの因子が低下するためである．ワルファリンの内服はヘパリン投与下で慎重に増量することが望ましい．また，ヘパリン使用時には，アンチトロンビンが十分かどうかを確認し，必要に応じて濃縮アンチトロンビン製剤の補充療法を行う．アンチトロンビン欠乏症では，手術時や分娩時にも濃縮アンチトロンビン製剤の補充療法を考慮する[6]．また，一般的に先天性血栓性素因をもつ女性において経口避妊薬を避ける指導は必要である．プロテインC，プロテインS欠損のホモ接合体に見られる新生児電撃性紫斑病では新鮮凍結血漿の投与を行う．プロテインC欠損によるものは，活性化プロテインC製剤が適応になる．プロトロンビン複合体製剤（PCC製剤）にもプロテインC，プロテインSが含まれるため[7]，治療効果は期待できるが，保険適用外である．

未来への展望

抗血栓薬は，注射薬としてはヘパリン，経口薬ではワルファリンが唯一の選択肢であったが，アルガトロバン，ダナパロイド，フォンダパリヌクス，DOACの登場により，治療の選択肢が格段に増えた．特にDOACによる血栓症の治療は，血栓症が重症でないかぎり治療が外来で可能となったことから，治療方針のパラダイムシフトを引き起こした．DOACの抗血栓効果はワルファリンと同等であるが，出血合併症，特に脳出血のリスクが低いことも特徴である[8]．日本を含む東アジアでは，抗血栓薬による脳出血合併症が多いことが知られており[9]，DOACによる抗血栓療法は，日本人に副作用の少ない治療ということができる．

これから未来の抗血栓療法はどのような方向性になるだろうか？　これまでの抗血栓薬は病的血栓と正常の止血栓の明確な区別なく，抗血栓療法が開発されてきた．今後は病的血栓と正常止血栓の分子生物学的メカニズムの解析から，病的血栓に特異的な分子・機序を同定し，それを標的とした薬剤の開発が望まれる．これにより，病的血栓に特異的に効果を発現する出血合併症の少ない理想な抗血栓薬に結びつくことが期待される．この「未来への展望」の項では，最近の内因系凝固因子の病的血栓形成の機序をまとめ，開発中である第XI因子（FXI）や第XII因子（FXII）を標的とし

274　4章　血小板・凝固線溶系疾患

た新たな抗血栓薬について簡潔に概説する.

1 内因系凝固反応を介した病的血栓増幅メカニズム

FXIIやプレカリクレイン欠損患者に出血傾向を認めないことから，正常止血に内因系凝固カスケードの開始点である接触相が重要ではないと考えられている．一方，FXIIやFXIの欠損マウスの結果から，FXIIやFXIが血栓の増幅や安定化に関与していることが示唆されている[7]．接触相はFXIIとプレカリクレイン，その補因子である高分子キニノゲンで開始される．これまでに接触相を活性化させるのはカオリンやエラジン酸などの人工物や透析や体外循環が考えられていたが，近年では，生理的にポリリン酸が内因系凝固因子カスケードの接触相を活性化させることが明らかになった[7]．ポリリン酸は細胞傷害によって放出されるDNAやRNA，また好中球からのNETsに含まれる[7]．また，活性化血小板からも放出される．以上より，ポリリン酸は，血管傷害部位において，組織因子の発現とは別のメカニズムで病的血栓形成における内因系の凝固シグナルを増強させる機能をもつ[7]．

2 新たな抗血栓薬ターゲットとしての第XI因子，第XII因子

FXIやFXIIを標的とした創薬として，核酸医薬（アンチセンスオリゴヌクレオチド）で肝臓での凝固因子合成を抑制する手法，活性を阻害する抗体医薬やアプタマー，小分子化合物，ポリリン酸や核酸との結合をブロックするポリアニオンの阻害，などの手法がある（表4-7）．実際にFXI欠乏症の患者では静脈血栓症や虚血性脳卒中が少ないことが示唆されてい

表 4-7 ■ FXI，FXIIを標的とした創薬の特徴

	機序	投与法	効果発現	効果消失	肝，腎の代謝	適応
アンチセンスオリゴヌクレオチド	肝臓での凝固因子産生制御	注射	遅	遅	無	予防
アプタマー	活性阻害	注射	速	速	無	治療，予防
抗体	活性阻害	注射	速	遅	無	治療，予防
小分子化合物	活性阻害	注射，経口	速	速	有	治療，予防

(Fredenburgh JC, et al. Blood. 2017; 129: 147-54[7] を参考に作成)

る[7]. ヒトにおける FXII因子の関与については一定の見解は得られていない. 現在, ヒトで開発が進んでいるのは FXIを標的としたアンチセンスオリゴヌクレオチド (ISIS-416858) である[10]. 皮下注射で用量依存性に血中 FXIを低下させる. 第II相試験において, 膝関節手術を行う 300 症例を対象に, 術前に 200mg, または 300mg の ISIS-416858 を投与し, FXIはそれぞれ 38%, 28%まで低下した[10]. 無症候性を含めた深部静脈血栓症, 肺血栓塞栓症の頻度は, 27%, 4%であり, コントロールの低分子量ヘパリン (エノキサパリン) では 30%であった (それぞれ非劣性, 優位性あり)[10]. 出血合併症は, ISIS-416858 で 3%, コントロールで 8%であった[10]. このように FXIは新たな血栓症治療薬の標的となる可能性を有している. 最近では, BAY1213790, AB023, MAA868 という, FXIに対するヒト化抗体の安全性が報告された[11-13]. FXIを標的とした創薬は, 通常のVTE だけでなく, 内因系凝固カスケードの進行が重要な, 異物を有する患者 (人工弁, グラフト, カテーテル) や体外循環中の抗凝固薬, 敗血症の治療薬としても優れている可能性がある. 事実, 敗血症モデルに対する効果も報告されている[14]. 今後, 様々な血栓性疾患に対して, FXIや FXIIを標的とした新たな治療薬のポテンシャルが徐々に明らかになることが期待される.

■文献

1) Miyata T, Kimura R, Kokubo Y, et al. Genetic risk factors for deep vein thrombosis among Japanese: importance of protein S K196E mutation. Int J Hematol. 2006; 83: 217-23.

2) Miyawaki Y, Suzuki A, Fujita J, et al. Thrombosis from a prothrombin mutation conveying antithrombin resistance. N Engl J Med. 2012; 366: 2390-6.

3) Nogami K, Shinozawa K, Ogiwara K, et al. Novel FV mutation (W1920R, FVNara) associated with serious deep vein thrombosis and more potent APC resistance relative to FVLeiden. Blood. 2014; 123: 2420-8.

4) Ishiguro K, Kojima T, Kadomatsu K, et al. Complete antithrombin deficiency in mice results in embryonic lethality. J Clin Invest. 2000; 106: 873-78.

5) Adcock DM, Gosselin R. Direct oral anticoagulants (DOACs) in the laboratory: 2015 Review. Thromb Res. 2015; 136: 7-12.

6) James AH, Konkle BA, Bauer KA. Prevention and treatment of venous thromboembolism in pregnancy in patients with hereditary antithrombin deficiency. Int J Womens Health. 2013; 5: 233-41.

7) Fredenburgh JC, Gross PL, Weitz JI. Emerging anticoagulant strategies. Blood. 2017; 129: 147-54.

8) Goto S, Zhu J, Liu L, et al. Efficacy and safety of apixaban compared with warfarin for stroke prevention in patients with atrial fibrillation from East Asia: a subanalysis of the Apixaban for Reduction in Stroke and Other Thromboembolic Events in Atrial Fibrillation (ARISTOTLE) Trial. Am Heart J. 2014; 168: 303-9.

9) Shen AY, Yao JF, Brar SS, et al, Racial/ethnic differences in the risk of intracranial hemorrhage among patients with atrial fibrillation. J Am Coll Cardiol. 2007; 50: 309-15.

10) Buller HR, Bethune C, Bhanot S, et al. Factor XI antisense oligonucleotide for prevention of venous thrombosis. N Engl J Med. 2015; 372: 232-40.

11) Koch AW, Schiering N, Melkko S, et al. MAA868, a novel FXI antibody with a unique binding mode, shows durable effects on markers of anticoagulation in humans. Blood. 2019; 133: 1507-16.

12) Lorentz CU, Verbout NG, Wallisch M, et al., Contact activation inhibitor and factor XI antibody, AB023, produces safe, dose-dependent anticoagulation in a phase 1 first-in-human trial. Arterioscler Thromb Vasc Biol. 2019; 39: 799-809.

13) Thomas D, Thelen K, Kraff S, et al. BAY 1213790, a fully human IgG1 antibody targeting coagulation factor XIa: First evaluation of safety, pharmacodynamics, and pharmacokinetics. Res Pract Thromb Haemost. 2019; 3: 242-53.

14) Silasi R, Keshari RS, Lupu C, et al. Inhibition of contact-mediated activation of factor XI protects baboons against S aureus-induced organ damage and death. Blood Adv. 2019; 3: 658-69.

〈大森 司〉

索引

あ行

アザシチジン	84
アスピリン	96, 273
アナグレリド	107
アルガトロバン	274
アンチセンスオリゴヌクレオチド	276
アンチトロンビン	264, 270
イダルビシン	63
遺伝子組換え VWF 製剤	249
遺伝子組換え型 ADAMTS13 製剤	242
遺伝子組換え凝固因子製剤	260
遺伝子治療	55
遺伝性球状赤血球症	50
遺伝性赤血球膜ホスファチジルコリン	
溶血性貧血	51
イノツズマブオゾガマイシン	136
イブルチニブ	146, 186
イマチニブ	90, 124
インターフェロン	101, 108
インヒビター	256
エクリズマブ	38, 42
不応症	45
エミシズマブ	255
エリスロポエチン	57, 83
エルトロンボパグ	12, 232
オビヌツズマブ	145, 173

か行

化学免疫療法	143
活性化プロテイン C	264
過粘稠症候群	213
カルボキシマルトース第二鉄	4
がん遺伝子パネル	132

寛解導入療法	63
完全寛解	134
寒冷凝集素症	213
キメラ抗原受容体導入 T 細胞療法	208
急性骨髄性白血病	63
急性前骨髄球性白血病	72
急性リンパ性白血病	134
胸腺腫	23
強度変調放射線治療	201
クリオプレシピテート	266
クリニカルシークエンス	119
経口鉄剤	2
血管外溶血	45
血管内溶血	42
血漿交換	240
血漿由来 FⅧ・VWF 濃縮製剤	247
血清 IL-5 値	132
血清トリプターゼ値	127
血清フェリチン値	1
血栓症	233
血栓性微小血管症	239
血中 TPO 濃度測定	234
血島	6
血友病 A	253
血友病 B	253
原発性骨髄線維症	114
原発性マクログロブリン血症	213
抗 ADAMTS13 自己抗体	240
抗 C1s 抗体	38
抗 CD20 モノクローナル抗体	36
抗 PD-1 抗体	154
抗 Xa 剤	268
抗エリスロポエチン抗体	22
抗胸腺細胞グロブリン	10

索　引　279

好酸球増多症候群	124
高腫瘍量	168
合成プロテアーゼ阻害薬	263
抗トロンビン薬	268
高分子キニノゲン	275
高用量デキサメタゾン療法	234
骨髄異形成症候群	26, 82
骨髄線維症	233
骨髄増殖性腫瘍	114
骨髄破壊的前治療	118

■ さ行

再生不良性貧血	9
細胞障害性 T 細胞	190
サラセミア	52
三酸化二ヒ素	75
地固め療法	65
シクロスポリン	9, 25
シクロホスファミド	25
自己免疫性溶血性貧血	32
次世代シークエンス	132
シタラビン	63
指定難病	23
ジドブジン	192
重症型 β サラセミア	55
重症敗血症	267
種痘様水疱症	224
シロリムス	37
真性赤血球増加症	96
腎性貧血	57
新鮮凍結血漿	263
深部静脈血栓症	270
髄膜炎菌感染症	44
成人 T 細胞白血病	190
赤芽球島	6
赤芽球癆	21
節外性辺縁帯リンパ腫	181
赤血球 EMA	50
結合能	51
赤血球恒数	2

節性辺縁帯リンパ腫	181
潜在性鉄欠乏	1
先天性血栓性素因	270
全トランス型レチノイン酸	72
造血幹細胞移植	227
増量 BEACOPP 療法	152
測定可能残存病変	134
組織学的転換	168

■ た行

大顆粒リンパ球性白血病	24
第 V 因子 Leiden 変異	272
大量出血	266
ダウノルビシン	63
ダサチニブ	90
脱水型遺伝性有口赤血球症	51
ダナパロイド	274
多発性骨髄腫	204
タミバロテン	74
ダルベポエチン	83
蛋白同化ホルモン	116
チサゲンレクルユーセル	137, 163
中間 PET	153
直接経口抗凝固薬	97, 273
定期補充療法	253
低腫瘍量	168
低分子ヘパリン	265
摘脾	117
デクスプラミペキソール	130
デスモプレシン	248
鉄キレート剤	84
鉄キレート療法	53
鉄欠乏性貧血	1
伝染性単核症	223
同種造血幹細胞移植	84, 191
特発性温式 AIHA	33
特発性血小板減少性紫斑病	231
トファシチニブ	131
トラネキサム酸	249
トロンビン	271

トロンボポエチン受容体作動薬

11, 232

トロンボモジュリン 271

な行

難治性 ITP 235
ニボルマブ 154
ニロチニブ 90
妊娠関連赤芽球癆 23
濃厚血小板 263

は行

肺血栓塞栓症 270
バイスペシフィック抗体製剤 255
胚中心 166
ハイドロキシウレア 98, 117
播種性血管内凝固 263
非凝固因子製剤 260
脾腫 116
微小残存病変 134, 205
脾照射 117
脾摘 34, 51, 231, 233
ヒト T 細胞白血病ウイルス 1 型 190
ヒトパルボウイルス B19 22
脾辺縁帯リンパ腫 181
びまん性大細胞型 B 細胞リンパ腫 158
ピロリ菌 3, 231
フィブリノゲン製剤 266
フォンダパリヌクス 274
副腎皮質ホルモン 231
部分脾臓摘出術 54
プララトレキサート 193
ブリナツモマブ 135
フルダラビン 143
プレカリクレイン 275
プレドニゾロン 25, 232
ブレンツキシマブベドチン 153
プロテアソーム阻害薬 204
プロテイン C 270
プロテイン S 270

プロトロンビン G20210A 変異 272
プロトロンビン複合体製剤 274
蚊刺過敏症 224
分子標的薬 120
ベネトクラックス 148
ヘパリン 273
辺縁帯リンパ腫 181
ベンダムスチン 183
ペンブロリズマブ 154
ベンラリズマブ 129
ホジキンリンパ腫 151
ホスタマチニブ 37, 236
発作性夜間ヘモグロビン尿症 42
ポリリン酸 275
ボルテゾミブ 37, 38, 243
本態性血小板血症 105

ま行

マルチマー 247
慢性活動性 EBV 感染症 200, 223
慢性好酸球性白血病 124
慢性骨髄性白血病 88
慢性リンパ性白血病 142
未成熟血小板割合 15
未分画ヘパリン 263
無効造血 82
メポリズマブ 129
免疫チェックポイント阻害薬 199
免疫調節薬 204
網状血小板 234
網状赤血球 13
モガムリズマブ 192
モノクローナル抗体 204
モノソミー 7 12, 15

や行

輸血後鉄過剰症 26
予後予測モデル 115

ら行

リコンビナントヒトトロンボ モジュリン	264
リサイクリング抗体	45
リツキシマブ	11, 34, 182, 232, 233, 241
ルキソリチニブ	99, 116, 119, 131
レナリドミド	184, 193
濾胞性リンパ腫	166
ロミデプシン	193
ロミプロスチム	13, 232

わ行

ワルファリン	273

数字

2q22/*CXCR4*	218
Ⅱ型クリオグロブリン血症	213
3p22/*MYD88*	218
5q−症候群	83

A

AAV5	259
A−AVD 療法	153
ABO major 不適合	24
ABVD 療法	151, 152
ADAMTS13 (a disintegrin-like and metalloproteinase with thrombospondin type 1 motifs 13)	239, 247
ADAMTS13 inhibitor boosting	241
AIHA (autoimmune hemolytic anemia)	32
ALL (acute lymphoblastic leukemia)	134
Alliance A041202 試験	147
AML (acute myeloid leukemia)	63
APC (activated protein C)	264

APL (acute promyelocytic leukemia)	72
Ara-C	63
ASXL1 変異	118
asymptomatic/smoldering WM	214
AT (antithrombin)	264
ATG (anti-thymocyte globulin)	10
ATL (adult T-cell leukemia)	190
ATO (arsenic trioxide)	75
ATRA (all-trans retinoic acid)	72
α サラセミア	52

B

Bach1	5
BCL2 阻害薬	70
BCR (B cell receptor)	142
BDR 療法	216
BiTE (bispecific T-cell engaging)	135
B 細胞成熟抗原	208
β サラセミア	52

C

C1 エラスターゼ阻害薬	36
C3 阻害薬	38, 39
C5 遺伝子多型	45
CAD (cold agglutinin disease)	36
CAEBV (chronic active Epstein-Barr virus infection)	223
caplacizumab	242
CAR (chimeric antigen receptor)-T	136, 208
CARD11	167
CD5	142
CD19	135
CD22	136
CD23	142
CEL (chronic eosinophilic leukemia)	124
chlorambucil	182
CIT (chemoimmunotherapy)	143

CLL（chronic lymphocytic leukemia） 142
CLL8 144
CLL10 144
CLL11 145
CML-CP（chronic myelocytic leukemia-chronic phase） 88
CMT（combined modality treatment） 151, 152
Coombs 陰性温式自己免疫性溶血性貧血 50
CR（complete remission） 134
CsA（cyclosporine） 9, 10
CTL（cytotoxic T lymphocyte） 190

D

DA-EPOCH 療法 161
DDAVP（1-desamino-8-D-arginine vasopressin） 248
Diamond-Blackfan 貧血 21
DIC（disseminated intravascular coagulation） 263
discordant morphology 167
DLBCL（diffuse large B-cell lymphoma） 158
DNA メチル 5
DNR（daunorubicin） 63
DOAC（direct oral anticoagulant） 97, 268
"double-hit" lymphoma 166

E

EBER 染色 226
EBV（Epstein-Barr virus） 11
ECOG-ACRIN E1912 試験 148
EHL（extended half life）製剤 255
eosin-5-maleimide 50
EPAG（eltrombopag） 12, 16, 17
ET（essential thrombocythemia） 105

F

FcRn 阻害薬 37
FFP（fresh frozen plasma） 263
fit 143
FIXPadua 259
FL（follicular lymphoma） 166
FLIPI（follicular lymphoma international prognostic index） 169, 172
FLT3 阻害薬 68
FOXO1 167
frail 143

G

GATA1 遺伝子 21
GATA 阻害薬 60
G-CSF（granulocyte-colony stimulating factor） 11
GELF（Groupe d'Etude des Lymphomes Folliculaires）基準 168
Gilbert 症候群 52
GIPSS（genetically inspired prognostic scoring system） 118
GPI（glycosylphosphatidylinositol）アンカー型蛋白 42

H

Hb Bart's 55
HD-DEX（high dose dexamethasone） 235
HES（hypereosinophilic syndrome） 124
HLA クラス I アレル欠失血球 15
HPCHA（hereditary high red cell membrane phosphatidylcholine hemolytic anemia） 51
H.pylori 182
HTLV-1（human T-cell leukemia virus type1） 190

索　引　● 283

HTLV-1 キャリア	190	MDS（myelodysplastic syndromes）	82

HTLV-1 キャリア　190
HVS（hyperviscosity syndrome）　213

I

IDH（isocitrate dehydrogenase）1/2
　阻害薬　69
IDR（idarubicin）　63
IGHV（*immunoglobulin heavy chain
　gene variable region*）　144
IM（infectious mononucleosis）　223
in situ hybridization of Epstein–Barr
　virus-encoded mRNA　226
IPF％　15
IPSS（International Prognostic
　Scoring System）　115
IPSS-R（Revised International
　Prognostic Scoring System）　82
IPSSWM（International Prognostic
　Scoring System for WM）　215
iPS 細胞由来血小板　17
ITP（idiopathic thrombocytopenic
　purpura）　231

J・K

JALSG（Japan Adult Leukemia
　Study Group）　73
kiss-and-run　6

L

LMWH（low molecular weight
　heparin）　265
LPL（lymphoplasmacytic lymphoma）
　213
LPL 病変　213
luspatercept　85
lymphoid HES　128

M

MALT（mucosa associated lymphoid
　tissue）リンパ腫　181, 182

MDS（myelodysplastic syndromes）82
Mentzer Index　53
MIPSS70-plus　118
MRD（measurable residual disease）
　134, 148
MRD（minimal residual disease）
　134, 148, 205
MYD88-BTK　219
MYD88 L265P　213

N

NAC（N-acetylcysteine）　243
NGS（next-generation sequencing）
　132
NK/T 細胞リンパ腫　197
NUDT15 遺伝子　137
N- アセチルシステイン　243

P

PC（platelet concentrate）　263
PCM1-JAK2　127
PD-1 阻害薬　200
PDGF（platelet-derived growth
　factor）受容体　125
pebonedistat　85
PHD（prolyl hydroxylase domain）
　阻害薬　59
PI3K（phosphoinositide 3-kinase）
　阻害薬　186
PIGA（*Phosphatidylinositol glycan class
　A*）　42
PINK（prognostic index of natural
　killer lymphoma）　197
PMF（primary myelofibrosis）　114
PML-RARA　72
PNH（paroxysmal nocturnal
　hemoglobinuria）　42
PNH 型血球　15
POD24　169
PPI（patient public involvement）　156

PRIMA-PI 172
PV (polycythemia vera) 96

R

rADAMTS13 242
Rai 分類 142
R-Benda 療法 216
R-CHOP 療法 159
rebalancing 257
REP (renal EPO producing) 細胞 57
Resinate-2 147
rhTM (recombinant human
　thrombomodulin) 264
ROMI (romiplostim) 13, 16

S

SMILE 療法 198
SPI (synthetic protease inhibitor)
　264
STAT3 遺伝子 27
STAT3 変異 28
Syk (spleen tyrosine kinase) 阻害薬
　236
symptomatic WM 214

T

t (14;18) (q32;q21) 166
TMA (thrombotic microangiopathy)
　239
TPO (thrombopoietin) 12, 15
TPO-RA (thrombopoietin receptor
　agonist) 233
triple negative 118
tumor burden 168

U

UFH (unfractionated heparin) 263
unfit 143

V

von Willebrand 因子 (VWF) 239
von Willebrand 病 246

W

WHIM (warts, hypogammaglobulinemia,
　infection, and myelokathexis) 219
WM (Waldenström
　macroglobulinemia) 213
WT-1mRNA 15

未来型血液治療学　　　　　　　　　　　　　　　　　©

発　行　2019年10月15日　初版1刷

編集者　小　松　則　夫

発行者　株式会社　　中 外 医 学 社
　　　　代表取締役　青 木　　滋
　　　　〒162-0805　東京都新宿区矢来町62
　　　　電　　話　　(03) 3268-2701 (代)
　　　　振替口座　　00190-1-98814番

印刷・製本 / 三和印刷(株)　　　　＜SK・YT＞
ISBN978-4-498-22518-3　　　　Printed in Japan

JCOPY ＜(社)出版者著作権管理機構 委託出版物＞

本書の無断複製は著作権法上での例外を除き禁じられています.
複製される場合は,そのつど事前に,(社) 出版者著作権管理機
構 (電話 03-5244-5088, FAX 03-5244-5089, e-mail: info@jcopy.
or. jp) の許諾を得てください.